女性生殖健康

主　编　张　丹
副主编　徐向荣　张润驹　刘益枫

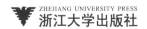
浙江大学出版社

图书在版编目（CIP）数据

女性生殖健康 / 张丹主编 . — 杭州：浙江大学出版社，2022.5
 ISBN 978-7-308-20977-9

Ⅰ.①女… Ⅱ.①张… Ⅲ.①女性－生殖医学－高等学校－教材 Ⅳ.①R339.2

中国版本图书馆CIP数据核字（2020）第252752号

女性生殖健康

主　编　张　丹
副主编　徐向荣　张润驹　刘益枫

责任编辑	张　鸽（zgzup@zju.edu.cn）
责任校对	季　峥
封面设计	雷建军
出版发行	浙江大学出版社
	（杭州市天目山路148号　邮政编码　310007）
	（网址：http://www.zjupress.com）
排　　版	杭州林智广告有限公司
印　　刷	浙江省邮电印刷股份有限公司
开　　本	710mm×1000mm　1/16
印　　张	17.75
字　　数	308千
版 印 次	2022年5月第1版　2022年5月第1次印刷
书　　号	ISBN 978-7-308-20977-9
定　　价	78.00元

版权所有　翻印必究　　印装差错　负责调换

浙江大学出版社市场运营中心联系方式：0571-88925591；http://zjdxcbs.tmall.com

《女性生殖健康》编委会

主　编　张　丹
副主编　徐向荣　张润驹　刘益枫
编　者（以姓氏笔画为序）

　　　　王思雯　木良善　叶筱航　刘益枫
　　　　汤欢娜　李　丹　李雪娇　李静怡
　　　　吴伊青　应　悦　张　丹　张润驹
　　　　陈建鹏　陈瑞雪　范扬帆　林一峰
　　　　赵　炜　倪飞达　徐向荣　徐矜群
　　　　涂米雪　黄秀峰　黄　赟

前言

生殖健康是人类永恒的主题，维护生殖健康与防治生殖障碍是世界卫生组织（WHO）21世纪重要目标，也是"健康中国"战略的重要组成部分。《中国妇女发展纲要（2021—2030）》明确提出，妇女是人类文明的开创者、社会进步的推动者，是全面建设社会主义现代化国家的重要力量。为促进妇女事业发展，不仅要完善保障妇女健康的制度机制，加强妇幼健康服务体系建设，建立妇女全生命周期健康管理模式，更要提高妇女生殖健康水平，提升妇女健康素养。青年学生正值从青春期到育龄期的关键时期，青年学生的生殖健康教育不仅关系到其本人的未来生殖健康和家庭幸福，更与社会和谐及中国未来出生人口质量相关。为了让更多学生尤其非医学生全面地了解自己的身体，了解正确的生殖健康维护行为，非常有必要编写一部学术和科普相结合、学习难度适宜的医学通识教材。

本书紧密围绕当代大学生关注的生殖健康相关问题进行论述，具体从女性生殖健康的历史和核心概念、影响女性生殖健康的主要因素、女性生殖健康的维护方案、女性常见疾病防治、女性常见肿瘤和癌症的防治、女性体重管理、避孕与人工流产及女性不孕症的防治8个方面介绍理论知识，并结合案例讨论。全书共16章，采用案例分析方式引导学生展开讨论，由此切入各章主题。将理论知识、最新文献资料与科普常识相结合，不仅满足不同专业本科生的学习需求，而且能提高青年学生的生殖健康知识储备。本书还设置了专门的案例分析和课后习题，旨在巩固学生的理论知识，正确运用所学解决生活中常见的生殖健康问题。在形式上，采用"纸质理论教材＋在线教学课堂资源库＋数字化课程资源"的一体化课程设计，例如随书加入二维码，在实现阅读纸质教材的同时，可以观看专业教师讲授视频等相关教学数字资源。

  本书不仅可以作为"女性生殖健康"通识核心课程的教材，而且可以作为学生尤其非医学生的科普读物。本书旨在通过大力推动女性生殖健康保健知识的宣传和普及，使广大学生正确认识女性生殖健康的重要性，树立科学的健康理念，从而为我国推广女性全生命周期健康维护、尤其是生育力保护做出一份贡献。

  本书的内容和编排难免有不妥之处，殷切希望各位读者批评指正，以期再版时进一步完善。

张丹
2022 年 3 月

目录

第一章 女性生殖健康的历史和核心概念

案例导入——引人深思的母亲指数 / 1
第一节　生殖健康的历史和现状 / 2
第二节　女性生殖系统解剖学及生理学要点 / 4
第三节　妇女保健要点 / 8
第四节　生育调节要点 / 9
第五节　女性生殖系统常见病要点 / 12
第六节　不孕症及 ART 技术 / 14
回顾和小结 / 15
练习题 / 16

第二章 女性生殖健康与生殖障碍案例

案例一　女孩的烦恼 / 19
案例二　焦虑的夫妻 / 24
案例三　"人造"的孩子 / 28

第三章 影响女性生殖健康的主要因素

案例导入——医生，我还能有孩子吗？ / 32
第一节　影响女性生殖健康的自身因素 / 33
第二节　影响女性生殖健康的性伴侣因素 / 41
第三节　影响女性生殖健康的社会因素 / 45
第四节　影响女性生殖健康的环境因素 / 50
练习题 / 54

第四章　女性生殖健康影响因素案例

案例一　日益增长的体重 / 57
案例二　我做错了什么？ / 60
案例三　医生，我怀孕了吗？ / 62

第五章　女性生殖健康的维护方案

案例导入——世界上唯一的后悔药 / 65
第一节　维护女性生殖健康的政策法规 / 66
第二节　维护女性生殖健康的科技手段之一：生殖冷冻技术 / 69
第三节　维护女性生殖健康的手段之二：子宫颈癌的预防 / 74
第四节　维护女性生殖健康的手段之三：科学避孕、安全分娩 / 78
练习题 / 86

第六章　维护女性生殖健康案例

案例一　一波三折 / 89
案例二　错误的决定 / 91
案例三　请再爱惜些自己 / 93

第七章　月经失调、痛经、盆腔炎、阴道炎等女性常见疾病防治

案例导入——痛经，痛到怀疑人生 / 94
第一节　月经及月经周期的调节，月经失调 / 95
第二节　外阴阴道炎症及盆腔炎 / 108
第三节　子宫内膜异位症、子宫腺肌病及子宫肌瘤 / 115
回顾和小结 / 120
练习题 / 122

第八章　月经失调、痛经、盆腔炎、阴道炎等女性常见疾病防治案例

案例一　我的月经不正常 / 124
案例二　外阴瘙痒难耐 / 126
案例三　为什么我的月经量越来越多 / 128

第九章　女性常见肿瘤和癌症的防治

案例导入——被忽略的妇科检查 / 130
第一节　子宫肌瘤 / 131
第二节　子宫内膜癌 / 136
第三节　卵巢癌 / 142
第四节　子宫颈癌 / 148
练习题 / 159

第十章　女性常见肿瘤和癌症的防治案例

案例一　小 E 的疑惑 / 162
案例二　一针难求的 9 价 HPV 疫苗 / 164

第十一章　体重管理与生殖健康

案例导入——肥胖与月经 / 166
第一节　体重的评价指标 / 166
第二节　肥胖、超重与生殖健康 / 169
第三节　体重过低与生殖健康 / 180
第四节　体重管理 / 184
回顾和小结 / 189
练习题 / 189

第十二章　体重管理与生殖健康案例

案例一　体重与月经 / 192
案例二　肥胖与不孕 / 193
案例三　骨感的不安 / 195

第十三章　避孕和人工流产

案例导入——我明明避孕了，却还是怀孕了 / 197
第一节　避孕的历史和发展 / 198
第二节　避孕的概念和方法 / 203

第三节　避孕失败的补救措施 / 216
　　回顾和小结 / 218
　　练习题 / 220

第十四章　避孕和人工流产案例

　　案例一　第一次是不会怀孕的？ / 223
　　案例二　尴尬的新婚夜 / 225
　　案例三　新手妈妈的困惑 / 227

第十五章　女性不孕症的防治

　　案例导入——怀个宝宝有多难？ / 229
　　第一节　不孕症的概念和流行病学 / 230
　　第二节　不孕症的病因 / 232
　　第三节　不孕症的诊断 / 238
　　第四节　不孕症的治疗和预防 / 243
　　练习题 / 248

第十六章　生殖障碍疾病诊治案例

　　案例一　生不出孩子是谁的问题？ / 251
　　案例二　高龄妈妈的苦恼 / 253
　　案例三　生男生女一样好 / 256

附录：各章练习题参考答案　/ 259

第一章

女性生殖健康的历史和核心概念

案例导入——引人深思的母亲指数

在开始学习之前,请先阅读以下新闻,并思考下列问题。同时希望大家能带着对问题的思考,进行本章的学习。

🕒 新 闻

2012年5月8日葡萄牙卢萨社报道,美国非政府组织救助儿童会(Save the Children)公布了2012年度"母亲指数排名"(Mothers' Index Ranking)[1]。救助儿童会针对女性健康营养、女性受教育程度和政治参与率等因素进行母亲指数的评估。对于母亲来说,当前的粮食危机导致尼日尔成为待遇最差的国家,其次为阿富汗、也门、几内亚比绍以及马里。母亲待遇差的国家有42个,包括其他三个葡语国家——安哥拉、东帝汶和莫桑比克。在这些国家,女性分娩死亡率高,避孕措施缺乏,且家庭收入低。在母亲指数总排名中,葡萄牙位于第15位,巴西第55位,佛得角第79位,莫桑比克第133位,东帝汶第136位,安哥拉第143位,几内亚比绍第162位。评估报告指出,挪威是全球母亲待遇最好的国家,女性的预期寿命为83岁,平均受教育年限为18年;而几内亚比绍女性预期寿命仅为50岁,没有受到5年教育的低学历妇女在该国占很大比例。

根据上述案例,回答以下问题:
(1)新闻中的母亲指数让你对全球的女性生殖健康现状有什么认识?

（2）如果要你就女性生殖健康拟定一个"女性生殖健康指数"，你会纳入哪些方面？

（3）针对新闻中提出的低指数地区母亲生存现状，你认为在医疗保健方面医生可以做些什么？

第一节　生殖健康的历史和现状

一、生殖健康的基本概念

生殖健康（reproductive health）一词出自1994年9月5日至10日在埃及首都开罗举行的国际人口与发展大会（International Conference on Population and Development，ICPD）。该次会议是第三次世界性的人口与发展大会，共有182个国家和地区的政府代表团成员和非政府组织代表参加会议。该次会议首次指出，生殖健康指在与生殖系统及其功能和过程有关的所有事项上，身体、精神和社会的健康状态，而不仅仅是没有疾病或虚弱。会议表示，生殖健康意味着人们能够过上令人满意和安全的性生活，拥有生育能力，并有决定是否、何时和如何生育的自由，其中最后一项意味着男/女性有权了解并选择安全、有效、可承担、可接受的计划生育方法及合法节育方法，并获得合理健康的保健服务。这一概念的提出为推动生殖健康发展做出了里程碑式的贡献。

二、生殖健康的发展简史

历史上，女性怀孕及产后的健康状况长期未得到国际健康议题的高度重视。孕产妇死亡率高、孕期保健覆盖率低、青少年怀孕率高等都是长期存在的历史问题。时至今日，仍存在诸多问题：青少年性成熟提前，性行为普遍而结婚年龄推迟；全球非意愿妊娠与不安全流产每年达数百万人次；子宫颈癌发病年轻化；生殖道感染发病率尤其淋病、梅毒、尖锐湿疣等性传播疾病发病率增高等。WHO关于孕产妇死亡情况的报道指出，1985年约有50万名妇女死于妊娠或分娩相关的并发症；至2005年，每天约有1500名妇女死于妊娠或分娩相关的并发症，全球共有约53.6万名孕产妇死亡，其中绝大部分发生在发展中国家。1990－2017年，全球孕产妇死亡率从385/10万降至211/10万（见图1-1）。

在青少年群体中，2019年10月刊登在《中国公共卫生》的赵芮等的"中国11省市青少年性与生殖健康知识、态度及行为调查"指出，8.98%的未成年学生、10.85%的高中生及26.61%的大学生有过性经历。34.12%的高中生和38.81%的大学生表示在校期间没有接触过关于艾滋病的科普讲座或课程。66.54%的高中生和75.08%的大学生没有学习过避孕及人工流产的相关知识。41.83%的高中生和37.12%的大学生表示学校没有开设生理健康课程。而家庭性教育更是微乎其微，75.29%的高中生和76.78%的大学生表示其家长从未与他们聊过关于性以及性病的知识。这份调查显示了中国青少年性与生殖健康知识水平整体偏低，性观念与性行为开放，性行为趋向低龄化。

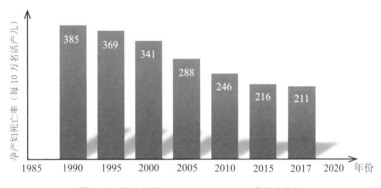

图1-1 孕产妇死亡率变化（每10万名活产儿）

随着人们对女性生殖健康的逐渐重视，1985年，《柳叶刀》（Lancet）发表文章，提出了此前母婴健康（maternal and child health，MCH）观念的短板——只重视新生儿及儿童保健需求而忽略孕产妇保健需求，并总结了全球孕产妇死亡率普遍高的现状，强调孕妇健康在孕妇及新生儿健康中的重要地位。

1994年国际人口与发展大会上，大会行动纲领在生殖健康领域提出三个目标：①确保简明实用的全面生殖保健服务，其中包括计划生育方面，能以负担得起、可接受和方便的方式向所有使用者提供；②促进并资助在生育方面所选定的计划生育方法，以及他们所选定的、不违反法律的其他调节生育率方法上做出负责任的自愿决定，并获得这方面所需的资料、教育和措施；③满足一生中不断改变的生殖健康需求，以适应各地方、社区不同情况的方式进行。此外，改善孕产妇健康也是2000年联合国千年峰会时国际社会通过的8个千年发展目标之一。

我国也在不断推动女性生殖健康工作。习近平在2015年全球妇女峰会上的讲话中指出：第一，要推动妇女和经济社会同步发展。发展离不开妇女，发展要惠及包括妇女在内的全体人民。第二，要积极保障妇女权益。我们要保障妇女基本医疗卫生服务，特别要关注农村妇女、残疾妇女、流动妇女、中老年妇女、少数族裔妇女的健康需求。第三，要努力构建和谐包容的社会文化。男女共有一个世界，消除对妇女的歧视、偏见和暴力。第四，要创造有利于妇女发展的国际环境。习近平于2020年10月1日在联合国大会纪念北京世界妇女大会25周年高级别会议上指出，5年前所提出的一系列全球妇女事业合作倡议，已经得到全面落实。我国将继续加大对全球妇女事业支持力度，并倡议在2015年再次召开全球妇女峰会。

经过多国长期的实践推动，女性生殖健康已发展成为一门相对独立的学科。

第二节　女性生殖系统解剖学及生理学要点

一、女性生殖系统组成

女性生殖系统由内、外生殖器组成。内生殖器包括生殖腺（卵巢）、生殖管道（输卵管、子宫和阴道）（见图1-2）。外生殖器包括阴阜、大小阴唇、阴蒂和阴道前庭，统称为"外阴"。

二、女性一生各阶段的生理特点

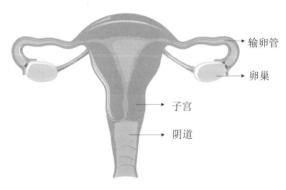

图1-2　女性内生殖器

女性从胚胎形成到衰老是一个渐进的生理过程，它体现了下丘脑-垂体-卵巢轴功能发育、成熟和衰退的变化过程。根据年龄和生理特征，可将女性一生分为以下七个阶段：胎儿期、新生儿期、儿童期、青春期、性成熟期、绝经过渡期、绝经后期。其特点见表1-1。

表 1-1 女性一生各阶段生理特点

阶段	特点
胎儿期 （fetal period）	指从卵子受精至出生。胚胎 6 周后原始性腺开始分化；至胚胎 8～10 周，性腺组织出现卵巢样的结构
新生儿期 （neonatal period）	出生后 4 周内为新生儿期。女性胎儿受胎盘及母体性腺产生的女性激素影响，其外阴较丰满，子宫、卵巢有一定程度的发育，乳房略隆起或有少许泌乳。出生后脱离母体环境，其血中女性激素水平迅速下降，可出现少量阴道流血。这些均属于生理现象，短期内即可消退
儿童期 （childhood）	出生后 4 周至 12 岁左右为儿童期。儿童早期（8 岁以前），下丘脑-垂体-卵巢轴功能处于抑制状态，此期生殖器为幼稚型。儿童后期（大约 8 岁起），下丘脑促性腺激素释放激素（gonadotropin releasing hormone，GnRH）抑制状态解除，卵巢内卵泡受促性腺激素的影响有一定发育并分泌性激素，但仍达不到成熟状态。此时期初步显露女性特征
青春期 （adolescence/puberty）	WHO 规定，青春期为 10～19 岁，这一时期出现第一性征的发育，即卵巢增大，卵泡开始发育和分泌雌激素，生殖器从幼稚型变成成人型等；出现第二性征，即乳房萌发，音调变高，初现阴毛及腋毛等；初现肾上腺功能，即青春期肾上腺雄激素分泌增加引起阴毛和腋毛的生长；生长加速，即 11～12 岁青春期少女的体格生长呈直线加速的表现；月经来潮等
性成熟期 （sexual maturity）	是卵巢生殖功能与内分泌功能最旺盛的时期，一般从 18 岁开始，历时约 30 年
绝经过渡期 （menopausal transition period）	WHO 规定，围绝经期是指从卵巢功能开始衰退直至绝经后 1 年内的时期。而绝经过渡期则指开始出现绝经趋势直至最后一次月经的时期，一般始于 40 岁，短则历时 1～2 年，长则历时 10～20 年
绝经后期 （postmenopausal period）	为绝经后的生命时期

三、卵巢功能与卵巢周期性变化

卵巢的功能主要是生殖功能和内分泌功能。其生殖功能主要包括产生卵子并排卵。其内分泌功能为分泌性激素。卵泡是卵巢的基本生殖单位。女性一生中一般只有 400～500 个卵泡发育成熟并排卵。卵细胞和它周围的卵丘颗粒细胞一起被排出的过程称为排卵,时间在下次月经前14日左右。排卵后,卵泡形成黄体;黄体衰退后,月经来潮。

四、子宫内膜周期性变化与月经

女性初潮在10～18岁,月经时间为(3～7)日/(21～35)日,月经量一般在20～60毫升。40岁以后进入围绝经期。月经规律性反映了下丘脑、垂体、卵巢的相互协调:下丘脑(促性腺激素释放激素)→脑垂体(卵泡刺激素、黄体生成素)→卵巢(雌激素、孕激素)(见图1-3)。而当月经改变时,对有性生活者,月经延迟首先要考虑妊娠的可能;月经也可能因为环境、情绪变化而延迟。

五、正常妊娠

妊娠(pregnancy)是非常复杂且变化极为协调的生理过程,是胚胎和胎儿在母体发育成长的过程,过程中包括胎儿及其附属物的形成与母体各系统适应性的改变。成熟卵子受精(fertilization)是妊娠的开始,而胎儿及其附属物自母体排出表示着妊娠终止。妊娠全过程一般为38周(即266日)。

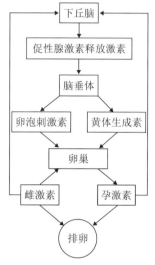

图1-3 下丘脑-垂体-性腺轴

妊娠的发生主要包括受精、输送及着床三个环节。其中,受精指精子与卵子在输卵管内结合形成受精卵;输送指受精卵借助输卵管蠕动和输卵管上皮纤毛推动向宫腔方向移动;着床指受精后第6～7日,晚期胚泡逐渐埋入子宫内膜并被覆盖。

不同孕龄的胚胎发育有不同特征(见图1-4)。8周末,胚胎初具人形,B型超声见心脏搏动;12周末,胎儿身长9厘米,体重20克;16周末,胎儿身长16厘米,体重110克,可确认胎儿性别,经产妇能自觉胎动;20周末,胎儿身长25厘米,体重300克,检查孕妇时可听到胎心音;24周末,胎儿身长30厘米,体重630克;28周末,胎儿身长35厘米,体重1100克;32周末,胎儿身长40厘米,体重约1800克,出生后注意护理能存活;36周末,胎儿身长45厘米,体重2500克,出生后能啼哭及吸吮,生活力良好;40周末,胎儿身长50厘米,体重3400克,出生后哭声响亮,吸吮能力强。

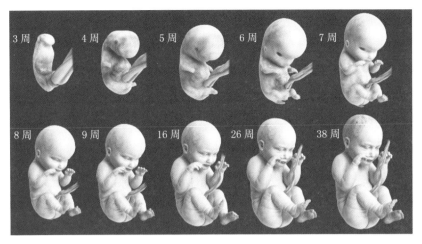

图 1-4　不同孕龄胚胎发育示意

胎儿附属物包括胎盘、胎膜、脐带、羊水（见图 1-5）。

胎盘（placenta）由羊膜、叶状绒毛膜和底蜕膜构成。羊膜是构成胎盘的胎儿部分，是胎盘最内层附着在绒毛膜板的半透明薄膜，有一定弹性，厚 0.02～0.05 毫米。叶状绒毛膜是构成胎盘的胎儿部分，占胎盘主要部分。底蜕膜是构成胎盘的母体部分，占胎盘很小部分。胎盘功能众多，主要有以下几个方面。①气体交换，即 O_2 和 CO_2 以简单扩散交换。②供应葡萄糖、氨基酸、脂肪酸、电解质及维生素等营养物质，能将复杂化合物分解为简单物质，也能将简单物质合成后供给胎儿；排出胎儿代谢产物，如尿素、肌酐等。③有防御功能，但屏障作用有限。分子量小、有害的药物、病毒可以直接通过胎盘屏障，有可能导致胎儿畸形甚至死亡；细菌、弓形虫、衣原体、螺旋体需在胎盘部位先形成病灶，破坏绒毛结构后进入胎体；母血免疫抗体（IgG）能通过胎盘使胎儿在出生后短时间内获得被动免疫力。④可合成激素和酶，其中激素有蛋白激素和甾体激素两类，蛋白激素有 hCG、PRL 等，甾体激素有雌激素、孕激素等，

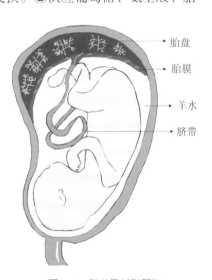

图 1-5　胎儿及其附属物

酶有缩宫素酶、耐热性碱性磷酸酶等，此外还能合成前列腺素、多种神经递质和多种细胞因子与生长因子。

胎膜（embryolemma）由平滑绒毛膜和羊膜组成，在分娩发动上有一定作用。

脐带（umbilical cord）是连接胎儿与胎盘的条索状组织，胚胎及胎儿借助脐带悬浮于羊水中。体蒂是脐带的始基，脐带一端连于胎儿腹壁脐轮，另一端附着于胎盘胎儿面。

羊水（amniotic fluid）是充满在羊膜腔内的液体。妊娠早期，羊水是来自母体血清，经胎膜进入羊膜腔的透析液；妊娠中期后，胎儿尿液为羊水的主要来源；妊娠晚期，胎肺参与羊水生成。

第三节　妇女保健要点

一、妇女保健学的定义

妇女保健学（women's health care）是应用预防医学和临床医学的方法，按照生物 - 心理 - 社会模式，研究妇女生命周期中不同时期的生理、心理特点及其影响因素，并提出保健对策，以保障和增进妇女生殖健康水平、提高出生人口素质的一门医学学科。

二、妇女保健的内容

妇女保健主要可分为青春期保健、婚前期保健、孕前期保健、产时保健、产褥期保健、哺乳期保健、围绝经期保健和老年期保健。其各阶段的保健内容要点见表1-2。

总之，妇女保健工作的首要任务是普查，需定期进行妇女恶性肿瘤的普查普治工作。在城市，一般应对35岁以上的妇女每年普查一次；在农村，也应每2～3年普查一次。具体包括妇科检查（外阴、阴道、宫颈、双合诊甚至三合诊）、白带检查、宫颈刮片检查、超声检查等。若普查发现异常，应进一步进行阴道镜、宫颈活检、分段诊刮术、CT、MRI等特殊检查或操作。

表1-2　不同阶段妇女保健要点

阶段	保健要点
青春期	重视健康与行为方面的问题，以一级预防为重点；重视体格与功能迅速发育和社会心理的变化。预防发生意外伤害、少女妊娠、月经异常、性发育延迟等。保健内容：营养卫生指导、个人卫生指导、心理卫生和健康行为指导、月经期指导和青春期性教育等
婚前期	婚前期保健主要包括婚前卫生指导，婚前健康检查，性保健和婚前卫生咨询，并对性传播疾病、传染病、严重遗传疾病、精神疾病、女性生殖系统疾病、男性生殖系统疾病及主要脏器疾病提出婚育医学意见
孕前期	孕前期保健主要分为早孕期保健、中孕期保健和晚孕期保健。早孕期保健注意防病、防致畸，旨在尽早确诊妊娠，进行高危妊娠初筛，避免接触有害化学制剂和放射线，避免病毒感染、精神刺激，患病时遵照医嘱服药。中孕期保健，检查早孕期各种影响因素对胎儿是否有损伤，进行产前诊断和产前治疗，预防妊娠晚期并发症，加强营养，适当补充铁剂和钙剂，预防和及早发现胎儿发育异常，预防和治疗生殖道感染。晚孕期保健，补充营养要注意营养均衡，定期行产前检查，防止妊娠并发症，及早发现并矫正胎位异常，注意胎盘功能和胎儿宫内安危的监护，做好分娩前的心理准备，指导孕妇做好乳房准备
产时	注重"五防、一加强"。"五防"为防出血、防感染、防滞产、防产伤、防窒息，"一加强"为加强产时监护和产程处理
产褥期	旨在观察产妇有无乳房、生殖道感染，子宫复旧、手术伤口情况，产前有并发症者有无后遗疾病，并注意精神心理护理，保证营养要丰富
哺乳期	保护、促进和支持母乳喂养。WHO发布了促进母乳喂养的十项措施，具体宣传母乳喂养的好处，为母乳不足的女性提供相应处理方法。哺乳期用药需慎重，并指导哺乳期的避孕方法
围绝经期	针对性激素减少引发的躯体和精神心理症状，合理安排生活，重视营养摄入，保持心情舒畅，注意锻炼身体，预防萎缩的生殖器发生感染，加强盆底组织的支持力，每年定期体检，早发现和早治疗妇科肿瘤，正确使用激素替代治疗
老年期	定期体格检查，加强身体锻炼，合理运用激素类药物，以利于健康长寿

第四节　生育调节要点

女性的节育包括避孕和绝育。常用节育方法有工具避孕、药物避孕、其他避孕方法及人工终止妊娠方法。

一、工具避孕

（一）宫内节育器

宫内节育器（intrauterine device，IUD）分为两类。①惰性宫内节育器：国内主要为不锈钢圆环及其改良型，如宫型环等，但其避孕效果较差，目前大部分已被淘汰。②活性宫内节育器：内含有活性物质（如金属、激素、药物及磁性物质等），可提高避孕效果，减少副反应（见图1-6）。

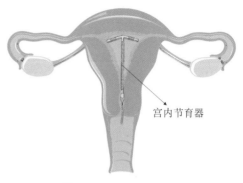

图1-6 宫内节育器示意

宫内节育器的避孕原理多种多样，主要有以下几个方面。①机械作用：宫内节育器可使子宫内膜产生轻度、慢性、非细菌性炎症反应，从而改变子宫环境，阻止孕卵着床。②吞噬细胞作用：主要通过巨噬细胞、中性白细胞发挥吞噬破坏精子的作用。着床前的胚泡也可被溶解吞噬，吞噬细胞产生的蛋白酶也可溶解胚泡。③炎性细胞作用：宫内节育器可引起子宫内膜非细菌性炎症反应，产生大量白细胞和吞噬细胞，进而释放出胚胎毒性物质，不利于孕卵着床。④前列腺素作用：宫内节育器可刺激宫腔内膜产生前列腺素，前列腺素使子宫、输卵管收缩蠕动异常，使受精卵与子宫内膜发育不同步。⑤活性物质作用：宫内节育器可由金属铜制成，它可通过改变宫腔内膜、宫腔液等局部内环境和对精子的毒性作用达到避孕目的。

放置宫内节育器的禁忌证有：妊娠或可疑妊娠者；宫内有妊娠组织物残留或感染者；生殖器官炎症者；生殖器官肿瘤、子宫畸形者；宫颈口过松、有严重撕裂伤或子宫脱垂者；严重全身性疾病者。

宫内节育器的放置以月经干净3～7日无性交为最佳时间。宫内节育器放置术后需保持外阴清洁休息3日，1周内需禁止重体力劳动，2周内禁止性交及盆浴，以避免感染。放置宫内节育器后出现流血、腰酸、下腹坠胀，或月经量较前稍多的情况均属正常，轻者可不处理，症状严重者可用止血药及消炎药治疗。另外，要进行定期随访，3个月内每次月经期或排便时需注意有无宫内节育器脱落。

（二）避孕套（阴茎套）

避孕套（阴茎套）避孕的优点有很多，包括利于防止早泄、防止性传播疾病、防止对精子和精液过敏、防止由抗精子免疫反应所致的不孕症、妊娠晚期性交时防止带细菌的精子污染羊水等。使用避孕套时需注意型号要适合，并检查有无漏气等。

应用避孕套的禁忌证有：勃起功能障碍的患者；对避孕套橡胶过敏者。

此外还有女用避孕套、阴道隔膜、宫颈帽等避孕工具。

二、药物避孕

药物避孕适合健康的生育年龄妇女，其原理为抑制排卵、改变宫颈黏液性状、干扰子宫内膜发育、改变输卵管蠕动、抑制精子获能、抑制或杀死精子等。避孕药物的种类有短效避孕药、长效避孕药、长效避孕针、探亲避孕药、缓释避孕药、杀精剂、皮下埋植剂等。

药物避孕的禁忌证：重要器官病变、血液系统疾病、内分泌疾病、恶性肿瘤、癌前病变、子宫病变或乳房肿块者，月经稀少或年龄 > 45 岁者，年龄 > 35 岁的吸烟妇女，哺乳期、产后未满半年或月经未来潮者，精神病或生活不能自理者。

避孕药物存在一定的副作用，如：类早孕反应、阴道流血、月经过少或闭经、体重增加、面部色素沉着。

避孕药物的咨询指导有：短效药要坚持规则用药，其最常见的失败原因是漏服。糖衣片避孕药应放在密封瓶内，置于阴凉干燥处。避孕针剂要深部肌内注射。服药期间若发生严重头疼、视觉障碍或胸痛，应立即停药就医。

三、其他避孕方法

其他避孕方法有自然避孕法（安全期避孕法）、体外排精避孕法、紧急避孕法（指在无避孕或避孕措施失误的情况下，几小时或几日内立即采用的、防止妊娠形成的短效补救措施）、输卵管绝育术。

四、人工终止妊娠方法

人工终止妊娠方法主要包括药物流产和人工流产术。停经 49 日以内者可考虑药物流产，2 个月以内的妊娠以负压吸引术为主，妊娠 2～3 个月者可选用负压吸引或钳刮术，妊娠3个月半以上者以引产为主。

药物流产常用米非司酮配伍米索前列醇，其适应证：确诊为宫内妊娠，停经49日内，自愿终止妊娠者；具有人工流产高危因素者；对手术恐惧者；哺乳期妊娠者。

人工流产术指在妊娠14周以内，因疾病、防止先天畸形或遗传病患儿的出生及非意愿妊娠等原因而采用的人工终止妊娠的手术。在行人工终止妊娠术前，应讲清楚手术的风险以及可能出现的并发症，术后注意个人卫生，防止心理障碍，做好术后保健和避孕方式的指导。人工流产术的并发症防治是术前沟通与术后护理的重点，并发症主要包括子宫出血、人工流产综合反应、子宫穿孔、宫颈裂伤、漏吸、不全流产、羊水栓塞、感染、宫颈管与宫腔粘连、子宫内膜异位症、人工流产后月经失调等。

关于避孕的MOOC课程可扫二维码1-1进入学习。

二维码1-1

第五节　女性生殖系统常见病要点

妇科常见疾病的普查内容及方法主要有健康教育、病史询问、妇科检查。常见疾病有排卵障碍相关的异常子宫出血、生殖道感染疾病、子宫颈癌等。

一、排卵障碍相关的异常子宫出血

排卵障碍相关的异常子宫出血指由调节生殖的神经内分泌机制失调引起的异常子宫出血，而全身及内外生殖器无器质性病变存在。其分为排卵性和无排卵性两类，可发生在月经初潮至绝经间的任何年龄。

排卵障碍相关的异常子宫出血常发生在青春期和围绝经期。青春期，下丘脑和垂体的调节功能未成熟；而围绝经期，卵巢功能逐渐衰退，雌激素分泌减少。临床表现：最常见的症状是子宫不规则出血，特点是月经周期紊乱，经期长短不一，出血量时多时少，甚至有大量出血；出血多或时间长者常继发贫血。

排卵障碍相关的异常子宫出血的诊断是排除性的。诊断方式包括：诊断性刮宫；超声检查；宫腔镜检查；基础体温测定；激素测定；妊娠试验；宫颈细胞学检查；宫颈黏液结晶检查（经期出现羊齿状结晶）；阴道脱落细胞涂片检查（中、高度雌激素影响）；血红细胞计数、血细胞比容及凝血功能测定。需要鉴别诊断的其他疾病有：异常妊娠及妊娠并发症；生殖道肿瘤；生殖道感染；性激素类药物使用不当及宫内节育器或异物引起的子宫不规则出血；全身性疾病等。

排卵障碍相关的异常子宫出血的治疗主要分为一般治疗和药物治疗。治疗原则：青春期，以止血和调整周期为主；围绝经期，以止血调整周期、减少经量、防止子宫内膜癌变为主。

关于月经失调的MOOC课程可扫二维码1-2进入学习。

二维码1-2

二、生殖道感染疾病

生殖道感染是指进入生殖道的微生物引起的一组感染性疾病。其可分为内源性感染、外源性感染（包括性传播感染和医源性感染）。

性传播疾病是主要经性接触、类似性行为而感染的一组传染性疾病，它们不仅在性器官上发生病变，而且可以通过淋巴系统侵犯性器官所属的淋巴结、皮肤黏膜甚至通过血行播散侵犯全身重要的组织器官。常见病症有生殖器溃疡病症（生殖器部位溃疡、水疱、糜烂）、阴道分泌物异常等。

生殖道感染对女性生殖健康影响较大，常见的不良结局有盆腔炎性疾病后遗症、女性不孕、异位妊娠、死胎、早产、胎膜早破和新生儿感染等。严重者甚至可危及性命，如子宫颈癌和艾滋病。

生殖道感染性传播疾病的预防措施主要有减少性伴侣、避免不洁性行为、提高安全意识、坚持正确使用避孕套、一旦发生感染及早到正规医院就医等。专业技术人员在正确治疗患者的同时还需对其进行健康教育。

二维码1-3

常见的生殖道感染疾病有非特异性外阴炎、前庭大腺炎、滴虫阴道炎、外阴阴道假丝酵母菌病、盆腔炎症、性传播疾病（淋病、沙眼衣原体性宫颈炎、梅毒、尖锐湿疣、生殖器疱疹、艾滋病）等。

关于生殖道感染疾病的MOOC课程可扫二维码1-3和1-4进入学习。

二维码1-4

三、子宫颈癌

子宫颈癌是最常见的女性恶性肿瘤,其危险因素有初次性交年龄过小、生育过早过多过密、有多个性伴侣及性生活紊乱、社会学因素(如洗澡次数和清洗阴道次数少)、换洗内裤不勤、男性有关因素、吸烟等,其高发年龄在 50～55 岁。其主要病因是人乳头瘤病毒,特别是高危型(HPV16 型或 18 型)的持续感染。其好发部位为子宫颈的移行带,大体分为外生型、内生型、溃疡型、颈管型。

关于子宫颈癌的 MOOC 课程可扫二维码 1-5 进入学习。

二维码 1-5

第六节　不孕症及 ART 技术

不孕症是指性生活规律的夫妇在未避孕状态下至少 12 个月未孕,对女性称为不孕,对男性称为不育。其主要病因包括精子或卵子发育异常,或生殖道障碍导致精子与卵子不能相遇、受精和着床失败。

不孕症可分为绝对不孕与相对不孕。绝对不孕指无法自然妊娠或分娩在遗传学上属于自己的孩子,如卵巢功能衰竭(先天/后天)、精子发生障碍、无子宫(先天或切除)、子宫无能(先天畸形、结核、手术创伤)等,能否治疗主要受科学技术发展及国情的影响。相对不孕指可治疗的生育能力低下(subfertility),如排卵障碍、输卵管阻塞、内异、免疫性不孕、输精管阻塞、生精功能低下、精子异常、性交障碍等。

针对不孕症的治疗包括:以纠正生殖道病变及异常为目的的手术治疗,以免疫调节为主的免疫治疗,以期待与辅导为主的心理治疗,以促排卵为基础的辅助生殖技术(assisted reproductive technology,ART)助孕等。

ART 指采用医疗辅助手段使不育夫妇妊娠的技术,包括人工授精(artificial insemination,AI)和体外受精-胚胎移植(*in vitro* fertilization and embryo transfer,IVF-ET)及其衍生技术两大类(见图 1-7)。

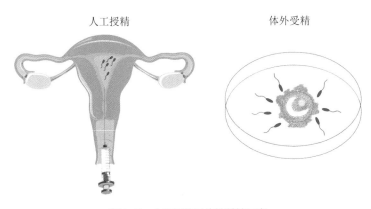

图1-7 人工授精及体外受精示意

•••• 回顾和小结 ••••

本章着重介绍了女性生殖健康研究的兴起和学术渊源、女性生殖健康的概念及相关重要知识点。

各位同学,经过上述内容的介绍,你是否对女性生殖健康的内容与进展有了初步的了解?请再次阅读本章的案例。如果要你就女性生殖健康拟定一个"女性生殖健康指数",你会纳入哪些方面?事实上,女性生殖健康在学科上涉及医学、心理学、公共卫生学、妇女保健学等多个方面,需关注女性生殖系统的常见疾病,保护女性的生育权利,重视女性各时期保健需求,普及避孕方法,推动辅助生殖技术的发展。特别在针对贫困地区的女性医疗保健方面,同学们可通过阅读妇产科学相关专业书籍、登录 WHO 网站 Department of Reproductive Health and Research、登录联合国网站"人口与发展"模块进行进一步课外阅读。

练习题

一、选择题

1. 关于早期妊娠的诊断，正确的是（　　）

    A. 停经 6 周左右都会有早孕反应

    B. 月经过期未来潮，黄体酮试验阳性，应疑为妊娠

    C. 子宫增大变软是确定早孕最可靠的依据

    D. 已婚生育年龄的妇女，平时月经规则，一旦月经过期 10 日应疑为妊娠

    E. 哺乳期妇女月经尚未恢复，不会再次妊娠

2. 不提示早孕的是（　　）

    A. B 型超声检查见到来自羊膜囊的圆形液性暗区

    B. 尿 hCG 阳性

    C. 宫颈黏液检查：宫颈黏液涂片干燥后，光镜下见到排列成行的椭圆体

    D. 黄体酮试验有撤退性出血

    E. 基础体温测定具有双相型体温的妇女，停经后高温相持续 18 日不下降

3. 阴茎套的避孕作用是（　　）

    A. 抑制排卵，改变宫颈黏液及子宫内膜功能

    B. 阻挡精卵结合，干扰受精

    C. 导致子宫内膜非细菌性炎性反应，干扰精子生存、受精及着床

    D. 杀死精子

4. 女性不孕因素中，最常见的病因是（　　）

    A. 输卵管因素　　　　B. 无排卵　　　　C. 子宫内膜异位症

    D. 宫颈糜烂样改变　　E. 子宫肌瘤

5. 女性，30 岁，原发不孕 3 年，月经（5～6）日/（20～50）日，量中等，无痛经。妇科检查未发现特殊体征。进一步检查应首选（　　）

    A. 输卵管通液　　　　B. 性交后试验　　　C. B 型超声

    D. X 线腹部平片　　　E. 基础内分泌测定和排卵监测

二、判断题

1. 女性青春期保健包括加强体育锻炼。（　）
2. 生殖健康的意义是指人们能够过上令人满意和安全的性生活。（　）
3. 痛经是指月经期出现的子宫痉挛性疼痛，可伴腰酸、下腹坠痛或其他不适，严重者可影响学习、生活和工作。（　）
4. 痛经的原因是盆腔器质性病变。（　）
5. 女性月经周期中，月经来潮是由于血中的 E_2 浓度下降，P 浓度升高。（　）
6. X 女性经过辅助生殖技术治疗后，现停经 54 日，黄体酮试验无出血。为明确诊断，首选的实验室检查是血 hCG 检查。（　）

三、填空题

1. 生殖健康的定义：_____。
2. 月经规律性反映了下丘脑、_____、卵巢的相互协调。
3. 排卵时间在下次月经前_____日左右。
4. 胎儿在第_____周末的特点是：胚胎初具人形，B 型超声见心脏搏动。

四、多选题

1. 与月经形成有关的器官包括（　　　　）
   A. 子宫　　　　　　B. 输卵管
   C. 卵巢　　　　　　D. 垂体
   E. 下丘脑
2. 对不孕者检测排卵功能，可以选择的辅助检查方法有（　　　　）
   A. B 型超声检测卵巢排卵　　B. 月经周期后半期宫颈黏液检查
   C. 肾上腺功能检测　　　　　D. 基础体温检测
   E. 月经周期后半期子宫内膜活检
3. 女性诊断不孕症可做（　　　　）检查
   A. STD　　　　　　B. 内分泌测定
   C. B 型超声　　　　D. 输卵管通液
   E. 免疫学

4. 干扰受精过程从而达到避孕目的的有效生育调节方法包括（　　　　）

  A. 外用杀精剂　　　　　B. 人工流产

  C. 避孕套　　　　　　　D. 输精管结扎术

  E. 安全期避孕

参考文献

[1] Mother's Index Rankings, ChartsBin.com, viewed 25th February, 2020, http://chartsbin.com/view/38890.

[2] http://www.qstheory.cn/yaowen/2020-10/01/c_1126568157.htm.

[3] 国际人口与发展会议的报告，1994年9月5日至13日，开罗[C]. 联合国，1994：57.

[4] 谢幸，孔北华，段涛. 妇产科学[M]. 9版. 北京：人民卫生出版社，2018.

第二章

女性生殖健康与生殖障碍案例

案例一

女孩的烦恼

⏰ 第一部分

小A是一名大一新生,进入大学以来,她积极参加社团活动,认识了很多新同学和新朋友,其中就包括社团里的大二学长小Z。在学习和社团工作中,小A和小Z有了很多交流的机会,一来二去,他们俩暗生情愫,成了男女朋友。

这天,两人相约去自习,一路上,小Z发现小A脾气明显比以往暴躁,动不动就发火,心里正纳闷。突然,小A蹲在路边,手捂着肚子,表情痛苦。小A轻声说:"今天生理期,好痛!"小Z这才知道小A痛经了,于是幽幽地说:"那你多喝点热水。"小A抬头白了他一眼。

讨 论

1. 什么是月经?痛经的原因有哪些?
2. 如果你是小Z,除了"多喝点热水",从医学角度来说,你会怎么做?你能提出痛经的防治方法吗?

参考答案

1. 月经(menstruation)指伴随卵巢周期性排卵(ovulation)而出现的子宫内膜(endometrium)周期性脱落及出血(生理性撤退性出血)。月经的特点主要包括：①周期性：女性月经周期一般为21～35日，平均28日；②经期：一般为2～8日，平均4～6日；③经量：20～60毫升，超过80毫升为月经过多。月经期一般无特殊症状，可有下腹及腰骶部下坠不适或子宫收缩痛，胃肠功能紊乱，头痛等。

痛经（dysmenorrhea）指行经前后或月经期出现的子宫痉挛性疼痛，可伴腰酸、下腹坠痛或其他不适，严重者可影响学习、生活和工作。痛经分为原发性痛经和继发性痛经两类。原发性痛经是无盆腔器质性病变的痛经；继发性痛经为盆腔器质性病变引起的痛经，如子宫内膜异位症、子宫腺肌病、子宫肌瘤等。

处于月经期的妇女大约45%～95%有不同程度的痛经。在青少年及年轻女性，原发性痛经占16%～94%，重度痛经占50%以上。其中，仅6%的青少年得到专业的医学指导，70%选择自我调理。继发性痛经通常需明确病因，对因治疗。

目前已有的研究资料显示，原发性痛经是因子宫痉挛性收缩引起的子宫缺血，其原因与子宫内膜前列腺素类物质分泌量增多或失平衡有关。前列腺类中的 $PGF_{2\alpha}$ 是导致痛经的主要介质，引起子宫平滑肌的高张力、异常节律的收缩，造成子宫缺血和疼痛。同时，$PGF_{2\alpha}$ 进入血液循环引起胃肠道、泌尿道、血管等处的平滑肌收缩，从而引发相应的症状。这就是为什么有的痛经患者会同时出现全身不适。

原发性痛经还受精神、神经因素的影响，与个体痛阈及遗传因素也有关。那么痛经有什么有效的治疗方案呢？很遗憾，目前对原发性痛经尚没有根治的方法，只能通过一些辅助治疗和药物治疗缓解疼痛和伴随症状。

对痛经的患者，应重视心理治疗，告诉患者月经时的轻度不适是生理反应，消除紧张和顾虑可缓解疼痛。另外，足够的休息和睡眠、规律而适度的锻炼、戒烟均对缓解疼痛有一定的帮助。疼痛不能忍受时可辅以药物治疗。常用的药物有以下几类。①口服止痛药（前列腺素合成酶抑制剂）：减少前列腺素合成，防止子宫过强收缩和痉挛，降低子宫压力。常见的药物包括布洛芬、酮洛芬、双氯芬酸、萘普生等，可有效缓解疼痛。②含低剂量雌孕激素的口服避孕药：如左炔诺孕酮等，通过抑制下丘脑-垂体-卵巢轴，抑制排卵，抑制子宫内膜生长，降低前列腺素、血管加压素的水平，达到缓解痛经的效果。适用于有避孕需求的痛经妇女，疗效在90%以上。

2.关于预防,目前并没有系统的临床研究证明某种方法对预防痛经有效,但有部分研究表明,健康规律的生活,注意经期保暖,戒烟,适度锻炼,可能可以预防痛经的发生。由于痛经的临床异质性很大,所以这些预防手段的有效性也因人而异。

第二部分

小A的室友小B两个月前与男朋友分手了,小B很难过,觉得是因为自己不够优秀,尤其身材不好。于是,小B开始疯狂减肥,每天只吃一顿蔬菜沙拉,还夜跑3千米。小A屡次劝她要注意身体,小B都充耳不闻。

两个月来,小B的体重从52千克骤然下降至41千克,她终于对自己的体重满意了。但同时也有一件事情让小B苦恼了:自己上次月经已经是两个多月前的事情了。而小B的月经素来十分准时。

又过了一个多月,小B的月经还是没有出现,于是在小A陪同下来到医院就诊。

讨 论

1.你知道什么叫闭经吗?小B的情况属于闭经吗?
2.闭经的原因有哪些?
3.你认为小B的月经一直没有出现,有可能是哪些原因?

参考答案

第1问和第2问合并回答。

闭经(amenorrhea)是指月经从未来潮或异常停止,可分为原发性闭经和继发性闭经两类。

(1)原发性闭经:女性年逾14岁而无月经及第二性征发育;或年逾16岁,虽有第二性征发育,但无月经。原发性闭经约占5%。多由遗传学原因或先天性缺陷引起。若体内有一定雌激素水平,则第二性征发育正常或接近正常;若体内无雌激素分泌,则第二性征缺乏。常见病因包括染色体异常(如Turner综合征)、先天性无子宫综合征、其他生殖道畸形、性腺先天性发育不全(gonadal dysgenesis）、抵抗性卵巢综合征等。

（2）继发性闭经：曾有月经，但月经停止时间超过6个月，或大于等于原3个月经周期的时间，约占95%。常由器质性或功能性障碍、肿瘤或药物引起。按下丘脑－垂体－卵巢－子宫轴解剖部位可进一步分类。①下丘脑性：包括精神应激、体重下降、过度运动、药物或肿瘤引起的下丘脑分泌促性腺激素释放激素分泌失调或抑制。②垂体性：垂体瘤、垂体卒中导致促性腺激素水平降低。③卵巢性：卵巢功能不全、卵巢功能性肿瘤、多囊卵巢综合征、卵巢组织破坏或切除。④子宫性：如Asherman综合征、子宫内膜结核等引起的子宫内膜破坏。

第3问为开放性讨论。根据题干，结合年龄、个人史，首先考虑下丘脑性闭经。

第三部分

经过一系列检查，小B被诊断为功能性下丘脑性闭经（functional hypothalamic amenorrhea，FHA）。医生告诉小B，这是一种常见的继发性闭经，主要是由小B过度运动、饮食不当、体重下降过多导致的内分泌失调所引起的。医生嘱咐小B不能再无节制地减肥了，要调整心态、规律饮食、合理锻炼、适当增加体重。

小B经过医生和小A的耐心劝导，终于认清了自我的心理和生理状态，开始恢复正常的饮食。不久后，小B的月经周期又重新变得有规律了。但是这几天，小A的另一个室友小C却提心吊胆了，原来小C平时月经周期都很规律，而这个月的月经已经推迟2周了。

"小B的月经才刚刚变正常，你怎么也开始不规律了？说吧，你是不是也瞒着我们偷偷减肥了？"小A问。

小C却向小A坦白，1个月前她和男朋友有过无保护性行为。小A听完心里一惊。

讨 论

1.小C月经异常的可能原因有哪些？如果你是医生，你想为小C做什么检查？

2. 早期妊娠的检测方法有哪些？这些方法最早在什么时候就可以检测到妊娠？

参考答案

1. 育龄期女性，既往月经规律，1个月前有无保护性行为史，应首先行妊娠测试。

2. 常见妊娠检测方法：

（1）绒毛膜促性腺激素（human chorionic gonadotropin，hCG）检查：①尿 hCG：定性试验；②血 hCG：定量试验，受精后 7 日可检出。

（2）B 超检查：①经阴道超声 4～5 周、经腹 5～6 周可测得孕囊；② 5.5 周可见卵黄囊；③ 6 周可见胚芽和原始心管搏动。

第四部分

小 C 在小 A 的陪同下买来了尿 hCG 试纸，测试结果显示阳性。小 C 一下子懵了……哭了一阵之后，小 C 在男朋友和室友们的安慰下，渐渐平静了下来，她觉得自己还没有准备好当一个妈妈，因此决定人工流产。小 C 在男友和小 A 的陪同下前往医院，在医生的建议下进行了药物流产。小 C 和男朋友两人都十分后悔当初对生殖健康太过陌生，男朋友更是悔恨自己的无知对小 C 造成了伤害。

小 A 建议小 B、小 C 下个学期和自己一起选修"女性生殖健康"通识核心课程。

讨 论

1. 人工流产（artificial abortion）的方式有哪几种？有哪些常见并发症？
2. 人工流产对女性健康有哪些长期的负面影响？
3. 你对人工流产有什么看法？你赞同人工流产吗？

参考答案

人工流产的方式可分为早期人工流产和中期妊娠引产。凡在妊娠 3 个月内采用人工或药物方法终止妊娠称为早期妊娠终止。早期人工流产可分为手术流产与药物流产两种方法。手术流产方法又可分为负压吸引术和钳刮术。人工流产仅作为避孕失败的补救措施,不能作为常用的节育方法。

需了解常见人工流产术后并发症,如宫腔粘连、穿孔、出血、感染等。且需要讨论人工流产对女性心理健康的近期、远期影响。

案例二

焦虑的夫妻

🕐 第一部分

患者 S 女士今年 29 岁,结婚 2 年未避孕,G2P0A2,既往有 1 次人工流产刮宫史、1 次不全流产刮宫史。

讨 论

1. 自然受孕有哪些必备条件?

2. 什么叫不孕不育?

3. 你知道不孕不育的原因有哪些吗? S 女士不孕的原因可能是什么?

参考答案

1. 自然受孕的必备条件

(1)卵巢(ovary)排出正常卵子。

(2)精液(sperm)正常,并有正常的精子。

(3)卵子和精子能够在输卵管内相遇并结合成受精卵(fertilized egg),受精卵被顺利地输送入子宫腔。

(4)子宫内膜已充分准备,适于受精卵着床。

(5)胚胎发育和子宫内膜发育同步。

2. 不孕症(infertility)

凡未避孕、有正常性生活、尝试 12 个月未受孕者,称为不孕症。约 10% 的夫妻患有不孕症。

(1)绝对不孕:无法自然妊娠或分娩在遗传学上属于自己的孩子,不能产生配子、无子宫或子宫无能，如卵巢功能衰竭、无子宫（先天或切除）、子宫无能（先天畸形、结核、手术创伤）等。

（2）相对不孕：指生育能力低下（subfertility）（可治疗），如排卵障碍、输卵管阻塞、子宫内膜异位症、免疫性不孕、输精管阻塞、生精功能低下、精子异常、性交障碍等。

3. 不孕症的病因小结（女性不孕因素）

（1）盆腔因素：①输卵管炎症；②盆腔、输卵管结构和功能的破坏；③子宫内膜异位症；④子宫内膜病变，如宫腔息肉、炎症、粘连等；⑤子宫肌瘤；⑥生殖器官肿瘤；⑦生殖道发育畸形等。

（2）排卵障碍：①持续性无排卵症；②多囊卵巢综合征；③高催乳素血症；④黄素化卵泡未破裂综合征；⑤卵巢早衰或卵巢功能减退；⑥先天性性腺发育不良；⑦低促性腺激素性性腺功能减退等。

（3）免疫因素：①抗精子抗体；②抗子宫内膜抗体等。

附：女性不孕症的临床表现

1. 月经异常：月经周期改变，月经周期缩短或延迟；经量过多、过少；经期延长；出现闭经、痛经、不规则阴道流血等情况。

2. 乳房及分泌异常：非哺乳期乳房自行或挤压后，乳头有分泌物溢出。这种情况多提示有下丘脑功能不全、垂体肿瘤（泌乳素瘤）或原发性甲状腺功能低下、慢性肾功能衰竭等，有时也可能由服用避孕药或利血平等降压药而引起。溢乳常合并闭经、不孕等。

3. 外阴、阴道、盆腔炎性疾病：外阴肿痛、瘙痒，阴道分泌物增多，附件积水、增厚及压痛等。

4. 月经前后诸症：一些女性在月经前后，周期性出现乳房胀痛、头痛、腹泻、浮肿、发热、抑郁或烦躁等一系列症状，常由内分泌失调、黄体功能不全引起，可导致不孕。

5. 子宫发育不良：子宫畸形等导致不孕。

6. 重度营养不良：导致不孕。

⏰ 第二部分

S女士的性激素、妇科检查正常。

子宫输卵管造影：经宫颈管注入造影剂后透视观察，见子宫显示正常。两侧输卵管各段充盈尚可，走行正常，左侧输卵管伞部轻度迂曲扩张。动态观察示左侧输卵管末端弥散欠佳，可见造影剂稽留于输卵管伞部。

初步诊断为：输卵管积水（hydrosalpinx）。

讨 论

1. 输卵管积水的常见病因有哪些？
2. 输卵管积水有哪些临床症状？

参考答案

1. 炎症是输卵管积水的主要原因，因不孕前来就诊的输卵管病变者多为慢性输卵管炎（chronic salpingitis）。常见病因包括以下几个方面。

（1）急性输卵管炎治疗不彻底、不及时而导致输卵管黏膜粘连或盆腔炎，常见原因有人工流产、自然流产、药物流产、引产、不洁性交、盆腔感染等。

（2）外阴阴道上皮或子宫内膜局部形成病灶而引起上行感染，如不全流产、残留胎盘引发炎症等。

（3）个别带宫内节育器者（intrauterine device，IUD）继发慢性输卵管炎。

（4）输卵管周围器官或组织炎症继发，如化脓性阑尾炎、急性肠憩室炎等。

2. 临床症状方面，不孕往往为输卵管积水的唯一表现。由于输卵管积水时，输卵管扩张部和未扩张部的管腔仍可相通，故患者可有间断性阴道排液。伴有输卵管阻塞的患者大多有慢性盆腔炎表现，如小腹一侧或两侧疼痛、下坠感、分泌物多、腰痛等。

⏰ 第三部分

患者C女士今年34岁，结婚3年后未怀孕。于1年半前开始出现月经量减少、阴道干涩、性交困难，常感觉潮热。性激素六项检查显示激素已为绝经后水平。

初步诊断为卵巢功能不全（primary ovary insufficiency，POI）。

讨 论

1. 什么是卵巢功能不全（卵巢早衰）？
2. 卵巢功能不全如何治疗？

参考答案

1. 卵巢功能不全定义：女性在40岁之前出现卵巢活动衰退的临床综合征，以月经紊乱（包括闭经或稀发月经）、伴有高促性腺激素和低雌激素水平为特征。其中，月经紊乱需达4个月以上，间隔大于4周，连续两次FSH＞25U/L或FSH＞40U/L。其机制常为卵泡功能障碍或卵泡衰竭。

（1）病因：①遗传性：Turner综合征，X染色体结构异常，X连锁基因突变；②代谢性：半乳糖血症，17-羟化酶缺陷；③自身免疫性：合并重症肌无力、干眼综合征；④医源性：化疗、放疗、手术；⑤病毒性：HIV感染等；⑥环境毒素。

（2）临床表现：①低性腺激素；②排卵异常（或无排卵）；③月经稀发或闭经；④潮热；⑤盗汗；⑥阴道干涩、性交困难；⑦心血管系统疾病风险增高；⑧骨质疏松。

2. 绝经症状治疗：①雌孕激素替代治疗（hormone replacement therapy，HRT）；②预防骨质疏松；③对有生育要求者予以辅助生殖技术。

第四部分

C女士非常渴望有自己的孩子，但医生说C女士的卵巢功能已经"衰竭"，也许只能通过供卵或领养获得自己的孩子。C女士和丈夫在诊室外默默流泪……

讨 论

如果你是一名医生，如何对不孕夫妻做好心理关怀？

参考答案

不孕患者（家庭）可能会经历每个月一次的失落、哀伤，对怀孕夫妻的羡慕、嫉妒、家庭矛盾，以及漫长治疗带来的生理、心理、社会经济压力等。

长期不孕带来的情绪压力导致肾上腺皮质素分泌增加和雄激素分泌过度，

影响排卵；情绪起伏过大可致儿茶酚胺分泌、增加输卵管痉挛，甚至由此形成恶性循环。

医者角色可以从以下几个方面做工作：①倾听、同情，以温和、耐心的态度取得患者的信任；②尽量为不孕夫妇提供选择机会，鼓励他们参与决策，提高他们的自我控制感；③诊疗过程中尊重患者的隐私；④避免使用负面、批判词汇，以免因误解而加重患者的沮丧、无能感等；⑤主动为患者提供心理疏导。

案例三

"人造"的孩子

第一部分

34岁的M女士和丈夫已经结婚2年了，平时性生活正常，他们一直想生一个孩子，所以没有采取避孕措施，但M女士2年来一直没有怀孕。

这天，M女士和丈夫决定去医院就诊。来到医院诊室，D医生发现M女士体型偏胖，既往月经不规则，体毛较浓密，脸上还有一些痤疮，经过一些实验室和影像学检查后，M女士被诊断为多囊卵巢综合征（polycystic ovary syndrome，PCOS）。丈夫的各项指标均正常。

M女士忧心忡忡，一连抛出几个问题："这个病严重吗？我还能生育吗？我是不是应该选择辅助生殖技术？"

讨 论

1. 多囊卵巢综合征可有哪些临床表现？诊断标准是什么？
2. 辅助生殖技术有哪几种？

参考答案

1. 多囊卵巢综合征的典型临床表现有以下几个方面。

（1）月经异常、排卵障碍：主要表现为月经稀发、量少，有时表现为无排卵性异常子宫出血、闭经等。

（2）不孕：主要表现为无排卵或子宫内膜生长不佳，不利于受精卵的着床与发育。

（3）多毛症：如眉毛较浓密，上唇、四肢、外阴及肛周的毛发增多，或出现面部痤疮、阴蒂肥大等。

（4）腰围增粗、盆腔肿块：患者可觉察到衣服、腰带显得紧小，按压下腹部发现盆腔内有肿物，伴有腹胀不适等。

（5）肥胖症：多开始于青春期前后，与高雄激素血症的同化作用和性腺外雌激素促进细胞肥大过程有关。

（6）双侧卵巢增大：通过妇科双合诊检查，发现双侧卵巢比正常大 1～3 倍，有坚韧感。

诊断标准（2003 鹿特丹标准）：①有高雄激素的临床表现和（或）生化改变。②稀发排卵或无排卵。③ PCO：超声提示卵巢体积 ≥ 10 毫升 [卵巢体积 = 0.5 × 长（厘米）× 宽（厘米）× 厚（厘米）]，和（或）同一个切面上直径 2～9 毫米的卵泡 ≥ 12 个。

在该诊断标准中，患者只需满足上述三条中的两条即可确立诊断。当然，多囊卵巢综合征诊断仍是一项排除性诊断，任何可导致多囊卵巢综合征表型的其他疾病均应排除。

2. 辅助生殖技术有以下几种。

（1）人工授精：用人工方法将精液注入女性体内以取代性交途径使其妊娠的一种方法。根据供精者不同，可分为丈夫精液 AI、供精 AI 以及混合精液 AI 三种。

（2）体外受精 – 胚胎移植（*in vitro* fertilization and embryo transfer，IVF-ET）：俗称试管婴儿及衍生技术，指在自然周期中或在用人促性腺激素刺激多个卵泡发育后，在卵泡成熟时，将卵子从卵巢中取出体外受精并培养，再将胚胎移植至子宫内的高新技术。

第二部分

D 医生让 M 女士先尝试调整生活方式和减轻体重。但半年后，M 女士仍未怀孕。D 医生决定为 M 女士进行促排卵治疗。

这天早上，M 女士来到 D 医生这里复诊。检查结果显示：M 女士成功怀孕了！她和丈夫都非常高兴，D 医生也替他们感到高兴。

送走 M 女士后，D 医生又接诊了一位患者 N 女士。N 女士 24 岁，是一个几年没来复诊的老患者，她也患有多囊卵巢综合征。

N 女士之前的情况与 M 女士类似，比较肥胖、血糖偏高，在通过生活方式调整和促排卵治疗后，也成功怀孕了。可是，在成功生下宝宝之后，N 女士觉得万事大吉了，就不再管理自己的生活方式，渐渐地月经又变得不规则了，几个月才来一次，还会出现反反复复的阴道流血。

D 医生安排 N 女士做子宫内膜活检，结果显示 N 女士子宫内膜不典型增生。

讨 论

1. N 女士的血糖偏高与多囊卵巢综合征有关吗？为什么？

2. 多囊卵巢综合征患者的病情长期控制不佳会有什么后果？应采取何种治疗方法？

参考答案

1. 多囊卵巢综合征患者可有胰岛素抵抗和（或）高胰岛素血症。当胰岛素促进器官、组织和细胞吸收、利用葡萄糖的效能下降时，称为胰岛素抵抗。为维持正常的血糖水平，机体代偿性分泌更多的胰岛素，形成高胰岛素血症，有发展为糖耐量受损和 2 型糖尿病的危险。高水平的胰岛素可促进肾上腺和卵巢产生雄激素，另外可使性激素结合球蛋白下降，从而增加循环血液中有生物活性的雄激素水平，导致高雄激素血症。

2. 多囊卵巢综合征患者病情控制不佳除上述月经失调（闭经）、痤疮、胰岛素抵抗、男性化表现、不孕外，长期病情控制不佳会增加发生 2 型糖尿病、心血管病变以及子宫内膜癌的风险。

其治疗应遵循下述流程（见图 2-1）。

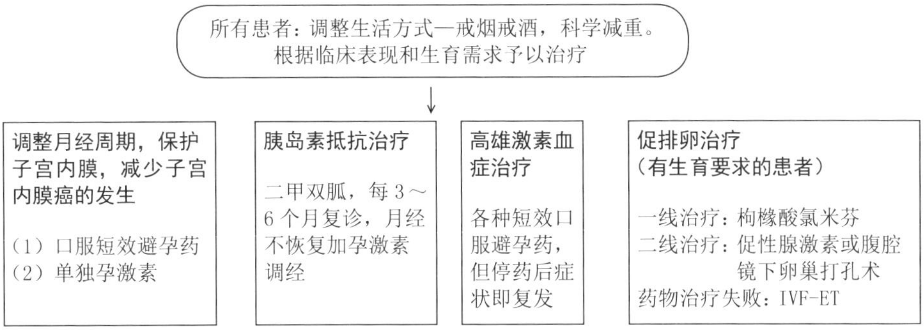

```
┌─────────────────────────────────────────┐
│ 所有患者：调整生活方式—戒烟戒酒，科学减重。 │
│    根据临床表现和生育需求予以治疗         │
└─────────────────────────────────────────┘
                    ↓
```

调整月经周期，保护子宫内膜，减少子宫内膜癌的发生	胰岛素抵抗治疗	高雄激素血症治疗	促排卵治疗（有生育要求的患者）
(1) 口服短效避孕药 (2) 单独孕激素	二甲双胍，每3~6个月复诊，月经不恢复加孕激素调经	各种短效口服避孕药，但停药后症状即复发	一线治疗：枸橼酸氯米芬 二线治疗：促性腺激素或腹腔镜下卵巢打孔术 药物治疗失败：IVF-ET

图 2-1　PCOS 患者的治疗流程

第三部分

N 女士离开后，D 医生接诊了下一位患者 P 女士。P 女士告诉 D 医生，自己是 M 女士的朋友，患有多囊卵巢综合征的 M 女士成功怀孕后，对医院的生殖专科非常满意和信任，因此推荐 P 女士前来咨询。

P 女士正在考虑怀孕，但是由于她的妈妈和阿姨都有乳腺癌的病史，她听说乳腺癌会遗传，也曾听说国际某女演员因基因检测发现自己携带高危乳腺癌基因而接受了双侧乳腺切除手术。P 女士因自己的家族史而感到十分忧虑。

开放讨论

1. 你是否支持 P 女士进行基因检测？
2. 针对 P 女士可能出现的检查结果，你会给出什么建议？

第三章

影响女性生殖健康的主要因素

案例导入——医生，我还能有孩子吗？

生殖科门诊来了一位三四十岁、衣着打扮靓丽的女士。该女士名叫美美，今年 39 岁，因为和丈夫结婚 6 年未顺利生下孩子而十分苦恼，在好友的建议下想做"试管婴儿"。医生仔细询问后，得知美美平素月经周期不规律，长则 2 个多月，短则 20 天，月经期出血量较大。近期，美美还出现了白带增多伴有异味，时常感觉外阴部瘙痒，但无明显痛感。结婚 6 年来，美美共经历了 4 次流产：第 1 次为意外怀孕，后行药物流产（因为夫妻俩还没有做好生育的准备）；后 3 次怀孕，夫妇俩原本是希望要生育的，但不幸的是均在孕 50～60 天自然流产。美美患 Ⅰ 级高血压 3 年，目前未接受降压治疗。曾在 2016 年因左侧卵巢"巧克力囊肿"在当地医院手术切除了左侧卵巢和输卵管，2017 年因急性阑尾炎做过"阑尾切除术"，此外无其他疾病或手术史。美美补充说她姐姐在两年前也被诊断患有卵巢囊肿，已经做手术摘除；母亲在 70 岁因卵巢癌去世，父亲身体健康。

问及婚姻时，美美哭诉平时常常因为生育问题和丈夫争吵，并且夫妻关系存在问题。近期，美美因就职的化学试剂厂裁员而感到精神压力大。虽然会接触有毒化学物质，但美美说自己工作时都格外小心。因为种种压力，美美习惯在夜里独自饮酒，常常因此失眠，有时干脆熬夜追剧。

之后，医生给美美做了一些体格检查：身高 155 厘米，体重 70 千克，血压 145/91mmHg，心率 70 次 / 分，妇科检查发现其阴道有较多分泌物伴少量暗红色血丝，白带有异味，宫颈口闭合，轻度糜烂样改变，子宫前位、大小正常、质地中等、无压痛，双侧附件区未扪及明显包块、无压痛。

根据上述案例，回答以下问题：
（1）在美美的主诉中，有哪些影响生殖健康的因素？
（2）美美接下来需要做什么检查？
（3）请为美美制订一份生活计划以改善生殖健康。

第一节　影响女性生殖健康的自身因素

目前，我国存在人口总量持续增长、人口老龄化日益严峻、不孕不育人群占比高（约10%）、性功能障碍者增加、出生缺陷比例较高、性传播疾病逐年上升、部分地区环境污染严重等问题。我国政府已经高度重视生殖健康工作，并将生殖健康纳入国家发展战略计划。

女性生殖健康的影响因素涉及很多方面。其中，女性自身因素是影响女性生殖健康的一大重要因素，包括遗传、年龄、生活习惯、生理病理、心理因素等。

一、遗　传

（一）单基因病

根据人类孟德尔遗传数据库（Online Mendelian Inheritance in Man，OMIM）及遗传性疾病频数数据库（Frequency of Inherited Disorders Database，FZNDbase）收录的信息，目前有80余种泌尿生殖系统单基因病，其中Noonan综合征、脆性X综合征等先天性疾病会严重影响女性生殖健康。

1. Noonan综合征

Noonan综合征（Noonan syndrome）是在1963年由Noonan和Ehmke首次认定的一种疾病。其发病率约为1/2500～1/1000，患者出生起即起病，男女发病率无差异。它是一类常染色体显性遗传性疾病，伴有多器官系统受累，主要临床特征为特殊面容、先天性心脏病（congenital heart disease，CHD）、身材矮小、发育迟缓、肾脏畸形、凝血功能障碍等；在女性生殖系统方面，主要表现为青春期延迟，卵巢功能和第二性征发育异常。一方面，Noonan综合征患者存在心血管系统和神经系统等严重的先天性疾病，已有调查发现该类患者中有80%的患者存在先天性心脏病，导致 Noonan 综合征患者有较高的死亡率，严重影响患者的健康。尽管该类患者可采取对症治疗以提高健康水平和生命状态，但目前仍无特异性治疗方案。另一方面，Noonan 综合征患者本身的生殖系统可能存在缺陷，包括激素水平、卵巢功能和生殖器官发育异常，这也会导致该类患者更容易出现生殖问题，尤其可能对下一代的健康造成影响。因此，建议患者在生育前应进行遗传咨询，有遗传病史或可疑突变者，于妊娠期间可采母亲血液或抽取羊水进行产前诊断（prenatal diagnosis）。

2. 先天性卵巢发育不全

先天性卵巢发育不全（Turner 综合征）是由 X 染色体部分或全部缺失引起的先天性疾病。该类患儿身材矮小，部分躯体发育畸形，生殖器与第二性征不发育，并常常伴有心血管、肾脏等系统疾病。在生殖健康方面，原发性性腺功能减退（性腺发育不全）是 Turner 综合征最常见的特征之一，患者往往表现为卵巢早衰、子宫小或缺如、乳头间距大、乳房及乳头均不发育等，严重影响生殖健康。

（二）排卵异常

正常的排卵依赖于完整的下丘脑-垂体-卵巢性腺轴，该轴中任何一个环节的器质损伤或功能失调都可以造成卵巢功能障碍，导致排卵异常。根据 WHO 分型，排卵障碍可以分为三型（见表 3-1）。引起排卵障碍的病因多种多样，基因突变是其中较为常见的遗传因素。Stewart 等在大鼠模型中发现编码 GnRH 受体的基因突变可以导致 GnRH 受体活性降低，最终引起大鼠排卵障碍（Ⅰ型排卵障碍）。多囊卵巢综合征（polycystic ovary syndrome，PCOS）则是引起Ⅱ型排卵障碍的重要病因。研究发现，LH/hCG 受体（LH/hCG receptor，LHCGR）基因、

表 3-1 排卵障碍的三种分型（WHO）

分型	表现
Ⅰ型排卵障碍	病变在下丘脑或垂体，表现为内源性雌激素水平低落，促卵泡激素、促黄体生成素水平低下
Ⅱ型排卵障碍	表现为促性腺激素与血清雌二醇水平正常，内源性促卵泡激素和促黄体生成素水平失调
Ⅲ型排卵障碍	卵巢功能衰竭，表现为促卵泡激素、促黄体生成素水平升高，雌激素水平低落

单核苷酸多态性（single nucleotide polymorphism，SNP）与 PCOS 的易感性相关。此外，研究发现透明带状糖蛋白 3（ZP3）突变会导致卵丘细胞与卵母细胞之间的通讯受到阻碍，导致卵母细胞变性衰竭，可能导致Ⅲ型排卵障碍。

（三）先天性生殖系统发育畸形

1. 阴道发育畸形

阴道发育畸形包括先天性阴道缺如、阴道纵隔、阴道斜隔、双阴道、阴道闭锁、处女膜闭锁等，常常表现为闭经、痛经、性生活障碍等，会严重影响女性生殖健康。阴道横隔（vaginal diaphragm）是副中肾管与尿生殖窦发生融合失败而形成的一种先天性生殖系统发育畸形，主要表现为外生殖器外观正常，而体内阴道缩短。这些横隔可位于阴道内不同水平，约 46% 位于阴道上部，约 35%～40% 位于阴道中部，约 15%～20% 位于阴道下端（见图 3-1）。

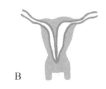

图 3-1　阴道横隔

A. 不同位置的阴道横隔；B. 阴道上腔闭锁；C. 阴道横隔形成阴道积血

2. 子宫畸形

子宫畸形又称子宫发育异常，也是生殖器官畸形中最常见的一种先天性疾患，其发病率在人群中约为 5.5%，在不孕女性中约占 8.0%。常见的子宫畸形有双子宫双阴道、子宫纵隔、双角子宫、单角子宫等（见图 3-2）。有些子宫畸形患者可无任何自觉症状，于体检时偶然发现。但亦有一部分患者的生殖功能受到不同程度影响，如月经异常、不孕、病理妊娠等。

其中，纵隔子宫（septate uterus）是较常见的一类女性生殖道畸形。患者面临较高的自然流产风险（21%～44%）、早产风险（12%～33%），

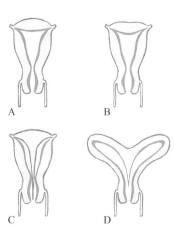

图 3-2　子宫形态及分类

A. 正常子宫；B. 弓形子宫；
C. 纵隔子宫；D. 双角子宫

活产率为 50%～72%；并且子宫纵隔较长的患者发生反复妊娠丢失的风险似乎更高。纵隔子宫还可增加臀先露风险和胎盘早剥风险。针对该类患者，可以借助妇科检查、子宫输卵管造影、盆腔 B 超、MRI 来明确诊断。一经确诊，可以通过宫腔镜下子宫成形术改善妊娠结局，从而提高女生生殖健康水平。

3. 先天性无阴道综合征

先天性无阴道综合征是由于双侧米勒氏管发育不良导致的先天性生殖系统畸形，主要表现为无子宫或始基子宫，无阴道或阴道发育不全，有正常发育的卵巢和输卵管。尽管该类患者的乳房发育、激素水平和卵巢发育无异常，但因其阴道和子宫存在缺陷，所以其性生活和生育能力受限，从而影响生殖健康。

二、年 龄

随着年龄增加，女性生育能力明显下降，尤其在 35 岁以后。英国人类受精与胚胎管理局（Human Fertilisatian and Embryology Authority，HFEA）。指出，35 岁女性的生育能力仅为 25 岁时的 50%，到 40 岁时则下降至 35 岁的 50%。

女性超过 35 岁妊娠将被视为高龄产妇，其可能带来的影响包括异位妊娠（ectopic pregnancy）、自然流产（spontaneous abortion）、胎儿染色体异常（见图 3-3）、前置胎盘（placenta previa）、妊娠期糖尿病（gestational diabetes）、妊娠期高血压疾病，这些并发症可能导致流产、早产、围产期死亡率增加的风险。在妊娠早期，以自然流产为例，一项大型的研究数据表明，自然流产率随着年龄的增加而升高（见图 3-4）。来自斯堪的纳维亚的研究数据显示，各年龄组自然流产的预期风险分别为：30 岁以下，12%；30～34 岁，15%；35～39 岁，25%；40～44 岁，51%；45 岁以上，93%。而在妊娠后期，许多内科和外科疾病的患病率随着年龄的增加而增加，如心血管疾病、肾脏疾病、肥胖、自身免疫性疾病、癌症等。其中，高血压病（hypertension）是影响女性生殖健康最常见的疾病之一。研究发现，高血压与年龄存在正相关，35 岁以上的女性被诊断为慢性高血压的概率是 30～34 岁女性的 2～4 倍。35 岁以下，女性子痫前期的发病率为 3%～4%；40 岁以上，发病率增加至 5%～10%；50 岁以上，发病率则高达 35%。

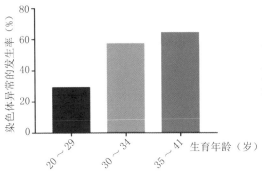
图 3-3 染色体异常率随着年龄的增加而升高

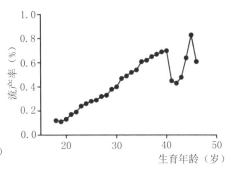
图 3-4 自然流产率随着年龄的增加而升高

关于年龄影响生育能力的机制已被广泛研究。随着年龄增加,女性卵母细胞数目减少,染色体数目、形态和功能异常发生率增加,导致卵母细胞质量和卵巢储备功能下降。女性在胎龄 5～6 个月时卵泡数达到高峰,可有 600 万～700 万个;在出生后,降至约 100 万个;此后随着年龄的增长,卵泡数逐渐减少,直至围绝经期约为 1000 个(见图 3-5)。由体内激素水平改变所致的排卵障碍发生率增加,也会导致女性生殖健康水平下降。即使针对高龄女性使用促排卵药物,其中也仅有约 5% 的人能成功妊娠。此外,高龄女性由于免疫力下降等,更易患妇科疾病,如生殖道炎症、子宫内膜息肉、子宫内膜异位症和肿瘤等,都会对女性生殖健康造成不良影响。目前已有的机制仍无法解释高龄女性生育能力下降的所有临床表现,仍需要进一步的研究。

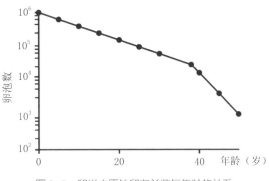
图 3-5 卵巢中原始卵泡总数与年龄的关系

因此,针对高龄妇女,应该做好体检以提高生殖健康水平,尤其是有生育计划的高龄女性。建议 35～40 岁女性如未避孕未孕半年,则应进行生育能力评估;40 岁以上的女性,应尽快进行评估。

三、生活习惯

妇科疾病可大可小，轻者影响生活质量，重者威胁生命安全。妇科疾病的原因主要与两个方面有关，一方面是生殖器官自身的病变，另一方面是由不良的生活习惯所致的。生活习惯所涉及的方面有很多，诸如饮酒、熬夜、吸烟、压力、化妆、饮食等。

（一）饮　酒

饮酒是女性不良生活习惯最常见的原因之一。一般认为，怀孕期间母亲饮酒会对胎儿的生长发育造成不良影响。多项临床研究已发现，孕期母亲饮酒会导致子代生长缺陷、器官病变、颅面畸形、头部变窄及皮质萎缩、中枢神经系统功能障碍、智力迟钝、认知异常、癫痫和免疫功能低下等。孕期母亲若在胎儿大脑发育期间饮酒，则这种不良影响会更加严重。另外，孕妇饮酒可能还会导致子代尿道下裂、精液质量下降、睾丸癌、隐睾症、睾丸发育不全综合征等。在严重的情况下，孕期母亲饮酒甚至可导致胎死宫内或新生儿死亡。

目前已提出许多不同的酒精致畸机制，包括氧化应激、细胞黏附破坏、胎盘血管收缩增长及表观遗传学改变等。以氧化应激（oxidative stress）理论为例（见图3-6）。在CYP2E1氧化乙醇时，会产生氧自由基，作用于脑组织膜中的多种不饱和脂肪酸侧链，导致胎儿脑组织损伤，表现为分娩后中枢神经系统功能障碍。此外，自由基和活性氧还可诱导脑组织细胞凋亡。动物实验已证明，乙醇可以增加内在细胞凋亡途径的组分。

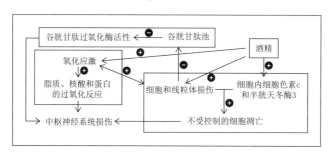

图3-6　乙醇诱导中枢神经系统功能障碍的氧化应激机制

（二）其　他

此外，熬夜、吸烟、化妆等也可能会对女性生殖健康造成影响。因此，无论是为了女性本身健康还是为了下一代的健康，妇女应响应国家政策号召，主动学习控制烟草危害、拒绝酗酒、远离毒品等宣传教育知识，投身爱国卫生运动，养成文明健康生活方式。

四、生理病理

生理病理因素涉及多个层面，包括代谢综合征，激素水平和菌群改变，药物服用史，心理因素等。

（一）代谢综合征

代谢综合征（如糖尿病和高血压）可严重影响女性生殖健康。孕前糖尿病影响了大约1%的孕妇。妊娠合并糖尿病易发生自然流产、胎儿畸形、胎儿生长受限（fetal growth restriction，FGR）、早产、巨大儿、妊娠期高血压疾病、羊水过多、酮症酸中毒等。孕前糖尿病的妊娠相关并发症见表3-2。其中，胎儿先天性畸形是孕前糖尿病最重要的并发症之一，约30%～50%的围产期死亡是由胎儿畸形造成的。

表3-2 孕前糖尿病的妊娠相关并发症

对象	妊娠相关并发症
产妇	・自然流产 ・糖尿病酮症酸中毒 ・高血压 ・子痫 ・早产 ・剖宫产 ・会阴部严重损伤 ・传染病（绒毛膜羊膜炎，子宫内膜炎）
胎儿	・先天性异常 ・巨眼 ・宫内生长受限 ・晚期胎儿死亡
新生儿	・出生创伤（缺氧缺血性脑损伤，颅骨、锁骨和长骨骨折，肩难产和臂丛神经损伤） ・低血糖症 ・新生儿败血症 ・器官成熟延迟（呼吸窘迫综合征、高胆红素血症）

针对高血压，不同的研究之间可能存在一些争议。但大部分研究认为轻度妊娠期高血压并不会对新生儿造成严重影响，中重度妊娠期高血压会导致剖宫

产率上升、胎盘早剥率上升、早产率明显上升、新生儿评分明显下降、胎儿窘迫和胎儿窒息情况增加等，严重影响女性生殖健康。高血压还可能是性功能障碍的一个危险因素。一些研究已报道，高血压女性的性功能障碍发生率高于血压正常的女性，性交痛的发生率也高于正常女性。

（二）激素水平和菌群改变

体内激素水平和菌群改变可以通过多种途径对女性生殖系统产生影响，如经期女性雌激素降低，导致局部上皮变薄，抵抗力下降，从而易发生病菌入侵。

绝经期泌尿生殖系综合征（genitourinary syndrome of menopause，GSM）是绝经期女性低雌激素状态造成的外阴阴道和膀胱-尿道改变。研究发现，绝经后雌激素产生急剧下降，绝经后雌二醇浓度相比绝经前下降大约95%，并由此导致阴道萎缩、生殖道干涩等绝经后表现。由于阴道上皮变薄，该类患者往往更容易受到创伤、溃疡、阴道pH改变引起的微生物滋生等影响，出现各种生殖健康问题。

宫腔内手术消毒不严、月经期不注意卫生以及生殖道的损伤都可能导致生殖道菌群生长；阴道本身因乳杆菌的影响为酸性，若菌群改变或者其他刺激造成阴道酸碱度改变，也会增加发生感染或者其他妇科疾病的风险，从而影响女性的生殖健康。其病因包括细菌性阴道炎、吸烟、阴道灌洗和不安全的性行为等。其中50%～75%的该类患者无症状，有症状的女性通常表现为阴道分泌物异常和（或）伴有异味。研究发现，患有细菌性阴道炎的女性更容易发生子宫内膜细菌定植、浆细胞性子宫内膜炎、产后发热、流产后感染等疾病。

（三）药物服用史

药物在保持人体健康中发挥着重要的作用，但也可能因为药物的不良反应或者药物滥用对女性生殖健康产生影响。

奥利司他是一种常见的减肥药，可通过抑制胰脂肪酶而改变脂肪消化，从而达到减脂减肥的效果。已有研究发现，部分人群服用奥利司他后可能出现月经失调、失眠等不良反应。关于避孕药，也有研究发现，使用长效甲羟孕酮、孕激素植入剂的女性相比于使用宫内节育器的女性更有可能出现性生活兴趣下降等性功能障碍，影响女性的生殖健康。

（四）心理因素

女性自身的心理因素也是影响女性生殖健康的重要因素之一。心理应激可以来自工作压力、生活状态、情感问题等，也可以来自一些精神或者躯体疾病，如抑郁症、焦虑症等。

既往研究发现，不孕女性会出现高水平的应激，通常表现为焦虑或抑郁症状。一方面，心理应激可能对妊娠结局造成不利影响，与不育症有关的压力对女性健康有直接和间接的干扰作用。另一方面，心理干预能够缓解心理症状，并可能增加妊娠率。一篇meta分析纳入了6项随机试验，在对800多对不孕（不育）夫妇的分析中，研究者发现心理干预组的妊娠率高于对照组。不孕（不育）夫妇在接受认知行为治疗后，许多躯体和心理症状得到了缓解，如抑郁、疲劳、头痛、焦虑、失眠等。研究还发现，大约45%的患者在接受认知行为治疗后6个月内获得了妊娠。

不健康的心理因素还会导致女性性功能下降。研究发现，主诉性欲低下的女性中，有大约20%的人存在心理障碍，主要表现为抑郁障碍。抑郁不仅让女性性欲下降，而且会让女性有痛苦的性体验。此外，婚姻关系不佳、工作压力大、经济状况低下、精神和身体健康状况不良等，都可以通过影响心理状况对性功能造成负面影响。

鉴于内外环境都可以通过心理因素影响女性性功能、妊娠结局等健康问题，保持良好的心理素质也是实现女性生殖健康的必要条件。中国妇女发展纲要提到，应加强心理健康相关知识宣传，根据妇女需要开展心理咨询、评估和指导，促进妇女掌握基本的心理调适方法，预防抑郁、焦虑等心理问题。

关于影响女性生殖健康的自身因素的MOOC课程可扫描二维码3-1进入学习。

二维码3-1

第二节　影响女性生殖健康的性伴侣因素

我国八成以上的女性存在不同程度的生殖道感染等生殖健康问题。其中，性伴侣因素是影响女性生殖健康的重要因素之一。一项涉及多国的女性健康研究调查了不同种族的中年女性性功能的相关因素，结果发现与性功能最相关的变量包括伴侣关系因素。该研究证实了性伴侣因素对女性生殖健康的重要性。

长期的性生活、频繁的性生活频率、性伴侣个数多、性伴侣存在性传播疾病等，会使女性的生殖健康遭到严重的损害。此外，女性的生理构造特点也使女性的疾病感染风险远远高于男性。

一项关于国际女性健康与性研究的问卷调查研究（Women's International Study of Health and Sexuality，WISHeS）一共纳入 2000 名以上的女性。该研究结果表明，女性对性和性伴侣的满意度会影响女性性功能，严重时会导致女性性功能障碍，从而影响女性生殖健康。对性伴侣的满意度不单单局限于性伴侣的面容、经济状况和社会地位，还包括年龄、性生活频率和持续时间、性行为方式、伴侣关系维持时间等。

一、性伴侣年龄

随着年龄的增长，男性生育能力逐渐下降，包括内分泌水平变化、精液质量下降和自身基础疾病增多等。目前，已有多项研究证实男性睾酮（testosterone）水平会随年龄的增长而下降，并且睾酮水平下降速率在不同年龄段也存在差异（见图 3-7）。睾酮水平下降不仅影响男性身体健康（如骨骼肌肉强度），还导致男性性欲下降，影响女性性满意程度。此外，高龄还伴随精子质量下降等一系列问题，同样影响女性生殖健康。

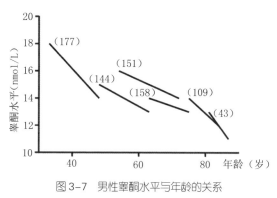

图 3-7 男性睾酮水平与年龄的关系

二、性伴侣性功能

男性性欲减退的患病率估计为 5%～15%。随着年龄的增长，男性性欲减退的发生率增加，并且常伴随其他性功能障碍，如勃起障碍、射精障碍等。在伴侣的性问题中，最常见的是阴茎勃起功能障碍，这将直接影响女性的性体验。

三、性生活频率

性生活频率也是影响性满意度的一个重要方面。一方面，性生活频率过低或过高会降低女性的性体验；另一方面，考虑到女性生殖道的解剖结构，女性生殖道比较容易引起病原体感染。在此基础上，性生活频繁会加剧外来细菌侵入的可能性，使女性生殖系统极易发生不同程度的炎症，并可能由此引发一系列的合并症，如宫颈炎、子宫内膜炎、输卵管炎和淋菌性盆腔炎等。若输卵管损坏严重，会导致女性不孕。目前，美国有一个 20～79 岁的性爱频率计算方法，对不同年龄段人群推荐的性爱频率见表 3-3。此外，如果存在性虐待或者其他与性有关的身体虐待既往史，那么她们的性满意度相比于正常女性要低。

表 3-3 美国 20～79 岁的性爱频率推荐表

年龄	算法	频率
20～29 岁	2×9=18	10 天 8 次
30～39 岁	3×9=27	20 天 7 次
40～49 岁	4×9=36	30 天 6 次
50～59 岁	5×9=45	40 天 5 次
60～79 岁	6×9=54	50 天 4 次

四、性伴侣个数

我国女性的性伴侣数量较少，六成左右的女性只有过一个性伙伴。有多个性伴侣、新的性伴侣或者性伴侣又有多个其他的性伴侣，这些都是影响女性生殖健康的高危因素。国外已有研究报道，女性白带异常率与性伴侣个数存在正相关。性伴侣个数过多，会使女性患性传播疾病的概率大大增加，同时也会对女性造成一定的心理负担，不利于女性的生殖健康。此外，性伴侣过多也是子宫颈癌的高危因素之一。女性的宫颈容易受到包皮垢中的多种致病细菌、病毒的侵袭，尤其是拥有多个性伴侣的女性，容易感染人乳头瘤病毒（human papillomavirus，HPV），如果没有及时发现，还会发展至癌前病变，甚至转化为子宫颈癌。

五、性生活开始的时间

调查发现，HPV 感染与距离首次性交的时间密切相关。另一项研究发现，有性行为的青少年女性衣原体阳性率为 29%，远高于无性行为的青少年女性。这说明青春期早期和中期发生性行为与沙眼衣原体感染密切相关。

六、伴侣关系的持续时间

一项研究纳入了 1800 例以上的 19～32 岁处于稳定关系且有性行为的男性和女性，结果显示随着伴侣关系持续时间的增加，性行为次数和性满意感逐渐下降。

七、性伴侣健康

性传播疾病（sexually transmitted diseases，STD）是指各种通过性接触、类似性行为及间接接触传播的疾病。经典的性传播疾病有梅毒、淋病、软下疳、性病性淋巴肉芽肿和腹股沟肉芽肿等，其他还包括滴虫、HIV、HPV 感染等。目前，性传播疾病的涵盖范围已扩展至 50 多种致病微生物感染所致的疾病（见表 3-4）。性病传播途径包括直接性接触传染、间接接触传染、胎盘产道感染、医源性传播和日常生活接触传播等。其中，直接性接触传染是性传播疾病主要的传染方式。因此，性伴侣健康与女性生殖健康息息相关。国家规定应全面普及性传播疾病等疾病防控相关知识，可在学校开展与性传播疾病介绍、健康教育及提高自我保护能力相关的科普活动。

表 3-4 常见的性传播疾病及其病原体

疾病	病原体	疾病	病原体
淋病	淋病双球菌	软下疳	杜克雷嗜血杆菌
梅毒	梅毒螺旋体	生殖器疱疹	Danchun 疱疹Ⅱ型
艾滋病	人类免疫缺陷病毒	传染性软疣	传染性软疣病毒
滴虫病	阴道毛滴虫	尖锐湿疣	人乳头瘤病毒
外阴阴道假丝酵母菌病	假丝酵母菌	乙型肝炎	乙型肝炎病毒
细菌性阴道病	厌氧菌等	性病性淋巴肉芽肿	衣原体

性伴侣的健康状况将严重影响女性的生殖健康。性传播疾病的危险因素主要包括：有多个性伴侣，性伴侣又同时有多个性伴侣，过去 2 个月有新的性伴侣，与其他性伴侣性交过程未使用避孕套，性伴侣近期接受性传播疾病治疗，与性工作者进行性接触等。推荐有高危因素女性应主动接受性病筛查，筛查推荐因性别、年龄以及性行为而不同，美国加州公共卫生部（California Department of Public Health）颁布的性病筛查推荐方法见表 3-5。

表 3-5　不同女性人群的推荐性病筛查方法

人群		常规筛查建议	筛查频率	其他筛查建议和评论
女人	<25 岁	生殖器衣原体 生殖器淋病 艾滋病病毒	每年 每年 至少 1 次	如果风险增加，筛查梅毒、滴虫病、乙肝和丙肝
	≥25 岁	艾滋病病毒	至少 1 次	如果风险增加，筛查淋病、衣原体、梅毒、滴虫病、乙肝和丙肝
	孕妇	生殖器衣原体 生殖器淋病 梅毒 艾滋病病毒 乙肝病毒	头 3 个月 头 3 个月 头 3 个月 头 3 个月 头 3 个月	如果风险增加，请在妊娠晚期重复筛查这些感染 所有有感染乙肝风险的孕妇都应在第一次产前检查时进行筛查 感染艾滋病病毒的孕妇也应在第一次产前检查时接收滴虫病筛查
	艾滋病感染者	生殖器衣原体 生殖器淋病 生殖器滴虫病 梅毒 乙肝病毒 丙肝病毒	每年 每年 每年 每年 第一次检查时 第一次检查时	

八、安全措施

在性爱期间是否使用避孕套也是影响女性健康的重要因素之一，因为避孕套是减少性传播疾病的重要措施。但避孕套隔离病原体的效果是有限的，洁身自好才是保障女性生殖健康的重要措施。

关于影响女性生殖健康的性伴侣因素的 MOOC 课程可扫二维码 3-2 进入学习。

二维码 3-2

第三节　影响女性生殖健康的社会因素

弗洛伊德曾说：人是一种部落动物，是生活在一个有一个首领的部落中的个体动物。人类生活在群体社会中，这也意味着影响女性生殖健康的因素还包括社会因素。社会因素是指社会的各项构成要素，主要包括环境、人口与文明程度等。社会因素具有持久性、广泛性和积累性，在女性生殖健康的维护和对疾病的防治过程中起着重要的作用。影响女性生殖健康的社会因素涉及很多层面，概括而言，有社会经济、社会工作、政策生育和人工流产等。

一、社会经济

经济是实现梦想的物质基础，是提升人民生活水平的根本保障，也是提高女性生殖健康的重要条件。

（一）保障女性定期体检

女性健康体检能够帮助女性清除体内的定时炸弹、逆转病情，从而达到女性生殖健康的要求，它是一种具有超前意义的自我保健方式，是实现"早发现、早预防、早诊断、早治疗"的重要条件。其中，妇科检查包括对外阴、阴道、宫颈以及子宫的大小、形态、位置，以及输卵管、卵巢等的检查。此外，妇科检查还涉及下腹部和盆腔B超、宫颈刮片、白带常规等项目。产科检查对于产妇和胎儿的健康也是至关重要的，尤其在遗传病的检测上。

子宫颈癌筛查（cervical cancer screening）能检出宫颈的癌前病变和早期子宫颈癌，实现早发现、早治疗。已有研究证实，应用子宫颈癌筛查可大大降低子宫颈癌的发病率和死亡率（见图3-8）。因此，所有发达国家和许多发展中国家实施了子宫颈癌筛查计划。我国要求适龄妇女子宫颈癌人群筛查率达到70%以上。对于免疫功能正常的无症状女性，美国推荐开始子宫颈癌筛查的年龄为21岁。而我国针对不同社会经济层次的妇女分别制定了子宫颈癌筛查方案：①对于经济条件较好的妇女，建议液基薄层细胞检测（thinprep cytologic test, TCT）加HPV检查；②对于经济条件一般的妇女，建议TCT检查。总之，社会经济可以为女性提供更高水平的体检，及时发现早期病变，及时进行恰当的处理与治疗，以更好地实现女性生殖健康事业的发展。

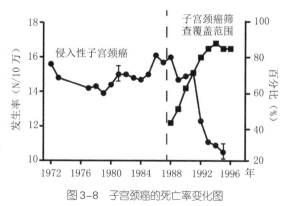

图3-8 子宫颈癌的死亡率变化图

（二）保证女性营养供应

相比于神经系统和心血管系统，女性生殖系统的营养供应是必需的，尤其在女性营养供应不足的情况。因此，保证女性营养是保证女性生殖健康的重要条件。营养供应可以通过多种途径直接或间接地影响女性生殖健康。营养不良可以通过影响内分泌功能，进而影响女性性腺功能，导致女性出现闭经、不孕等不良状况。研究发现，孕妇营养不良较易出现早产、死产、胎儿先天性营养缺乏或先天性畸形等。对于哺乳期妇女，充足、均衡的膳食对于补充妊娠期消耗掉的母体营养储备、促进减轻超标的体重和哺乳喂养婴儿也是非常重要的。美国国家医学院针对单胎妊娠的营养推荐见表3-6。

表3-6 美国国家医学院针对单胎妊娠的营养推荐

人群	推荐
BMI<18.5kg/m^2（体重低下）者	增重12.5～18.0kg
·早期妊娠增重0.5～2.0kg，之后每周增重约0.5kg	
BMI为18.5～24.9kg/m^2（正常体重）者	增重11.5～16.0kg
·早期妊娠增重0.5～2.0kg，之后每周增重约0.5kg	
BMI为25.0～29.9kg/m^2（超重）者	增重7.0～11.5kg
·早期妊娠增重0.5～2.0kg，之后每周增重约0.25kg	
BMI≥30.0kg/m^2（肥胖）者	增重5.0～9.0kg
·早期妊娠增重0.5～2.0kg，之后每周增重约0.25kg	

二、社会工作

社会工作中有许多因素会对女性生殖健康产生不利影响，如灰尘、噪音、辐射、工作压力等，这些因素可能导致女性月经不调、闭经、流产、胎儿生长受限和先天畸形等不良后果。对此，国家已出台许多政策以改善女性劳动者劳动安全状况，并且广泛开展劳动安全和健康宣传教育，加大《女职工劳动保护特别规定》宣传执行力度，维护中国妇女发展。

（一）噪　音

在动物模型研究中已发现，噪音可以通过影响皮质脂酮的分泌水平，导致小鼠的生殖能力下降，并且该途径还会影响胎盘和胎儿的发育速度。此外，女性在噪音的长期影响下，神经系统处于持续紧张状态，导致内分泌系统紊乱、激素比例失衡，从而影响女性生殖健康。

（二）辐　射

研究发现，辐射可以使细胞发生改变，主要体现在胞内 DNA 合成和核糖核酸转录受到干扰，染色体损伤，导致遗传基因突变，最终引起胎儿畸形、肿瘤、急性白血病等相关疾病。在女性生殖系统方面，辐射可导致巨大损伤，包括乳腺、卵巢、子宫等的不可逆损伤；而在该基础上还会诱发癌症、月经紊乱、闭经、不孕、流产、胎儿生长受限等。美国核管理委员会（Nuclear Regulatory Commission，NRC）列出了产前辐射暴露的限值，规定妇女在怀孕期间的辐射暴露不得超过 0.5 mSv。

（三）工作压力

当工作场所中的社会心理因素超出人体的调节能力时，会产生有害的生理和心理反应。高强度的工作压力容易产生不良情绪，可能造成大脑皮质功能紊乱，导致内分泌及生殖障碍，严重时还会造成不孕。一般认为，压力可使下丘脑 – 垂体 – 肾上腺轴（hypothalamic-pituitary-adrenal axis，HPA）功能亢进，直接或间接影响下丘脑 – 垂体 – 卵巢轴（hypothalamic-pituitary-ovarian axis，HPO）的内分泌，改变多种雌性激素的释放，如促性腺激素释放激素（gonadotrophin releasing hormone，GnRH）、卵泡刺激素（follicle stimulating hormone，FSH）、黄体生成素（luteinizing hormone，LH）、催乳素（prolactin，PRL）、睾酮（testosterone）、雌二醇（estradiol）、孕酮（progesterone）等的分泌，影响女性生殖健康。

三、政策生育

晚婚晚育政策的实施、两孩政策的开放，加上现代女性教育程度高、工作机会多，这都会导致女性结婚、生育年龄推迟，高龄产妇的占比增加，甚至会有越来越多的女性选择不婚。这给女性生殖健康事业带来了一定的挑战。

女性健康在健康社会中扮演着重要的角色。健康的女性对于健康下一代的孕育、健康家庭的关爱以及健康社会的发展至关重要。近年来，我国发布了一系列重大方针政策，以提高女性健康水平，包括女性生殖健康。《"健康中国 2030"规划纲要》提出，提高妇幼健康水平对实现从胎儿到生命终点的全程健康服务和健康保障至关重要。国务院关于印发中国妇女发展纲要和中国儿童发展纲要的通知中也提到：健全妇幼健康服务体系，提升妇幼健康服务能力，妇女健康水平不断提高。因此，一定要制定实施好相关的政策措施，完善生育保障制度和医疗保障制度，以高龄产妇为重点，全面加强高龄、高危孕产妇的管理服务和临床救治。

四、人工流产

近年来，意外妊娠并且选择人工流产的人数与日俱增，部分女性甚至多次人工流产。我国每年约有1300万名女性做人工流产。由此可见，人工流产是一个常见的社会因素，需要引起社会足够的重视。国家提倡应减少非医学需要的人工流产，维护女性生殖健康。

一般而言，人工流产常见的不良反应包括腹痛和阴道流血等。阴道流血量通常多于月经量，但是一般不会过多。一项基于1506名未经历手术选择药物终止妊娠的妇女的研究发现，药物流产后 1～15 日，月经出血类型以斑点为主，流血类似于正常的月经出血或比正常的月经出血重（见图3-9）。一项大样本的回顾性研究发现，人工流产的总体并发症发生率为2.1%，其中早期妊娠负压吸引术流产的主要并发症发生率为0.16%，药物流产的主要并发症发生率为0.31%。其主要并发症有宫腔粘连、宫腔感染或者附件炎、子宫内膜炎、功能失调性出血、闭经、子宫穿孔、自然流产、不孕症等。子宫穿孔是其中较为常见的一个并发症。对于早期和中期的流产，子宫穿孔的发生率低于0.6%。子宫穿孔的具体位置决定了出血的严重程度与临床表现。此外，有部分研究发现人工流产可能会导致乳腺癌的发生率增加。中国一项纳入36项对比研究的 meta 分析发现（发表于2014年），人工流产史与乳腺癌风险显著增加相关（OR 1.44，95% CI 1.29～1.59），证实了这一结果。目前关于人工流产史是否增加乳腺癌风险仍存在争议。美国一项共纳入8万多例女性的 meta 分析结果则显示，有人工流产史的女性发生乳腺癌的风险并未增加。

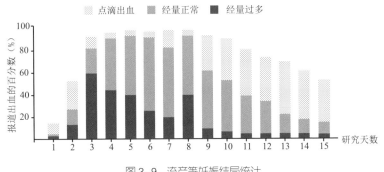

图 3-9　流产等妊娠结局统计

一般情况下，在终止妊娠后 1 周以内，妊娠症状通常应已消失；而 6 周内，应恢复正常月经。如果没有出现上述情况，可能提示宫内或异位继续妊娠或者不全流产，需要尽快处理以减少妊娠和流产对女性生殖健康的进一步损伤。

关于影响女性生殖健康的社会因素的 MOOC 课程可扫描二维码 3-3 进入学习。

二维码 3-3

第四节　影响女性生殖健康的环境因素

世界卫生组织曾指出，生殖健康不仅仅是生物医学的问题，也是整个人类健康与环境、社会、经济发展密切相关的问题。环境也是影响女性生殖健康的一大重要因素。不良的环境因素可能导致女性出现生殖道炎症、月经不调、妇科肿瘤、不孕不育、流产、胎儿先天畸形等问题。由于女性生殖道的解剖结构相比于男性对外界的影响更为敏感，所以保护女性生殖系统免受环境因素的影响尤其重要。

一、大气污染

大气是各类气体的混合物，大气污染主要包括粉尘、烟、雾等小颗粒状污染物，也包括二氧化碳、一氧化碳等气态污染物。此外，大气中的生物性污染和放射线污染也是大气污染的一大来源。

大气中的微小颗粒、有害气体都会对女性生殖健康产生影响。大气中的细小成分能通过血气屏障（blood gas barrier, BGB）进入血液循环，渗透、沉积到人体的深部组织，并能透过胎盘屏障进入胎体，直接对胎儿各系统的发育产生毒性效应（如心血管系统），从而对女性生殖健康及胎儿造成影响（见图 3-10）。已有研究发现，长期暴露于 PM 2.5 与不良妊娠结局有所关联。围产期的大气

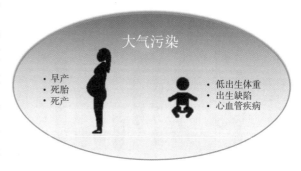

图 3-10　大气污染对胎儿的影响

污染物暴露可能导致早产、低出生体重、出生缺陷等不良妊娠结局,甚至是导致死胎、死产的危险因素。美国乔治亚州的一项调查研究采用多元 Logistic 回归分析,结果显示 PM 2.5 暴露在 75～95 个百分点浓度后,低出生体重婴儿的风险明显增加,OR 值为 1.36(95% CI:1.03～1.79)。另一项研究同样证明,妊娠期 PM 10 暴露也会增加低出生体重婴儿的风险,但该研究未发现脐动脉的 pH 值、胎盘重量与 PM 10 暴露的相关性。另外,汽车尾气中含有上百种不同的化合物,包括固体悬浮微粒、一氧化碳、二氧化碳、碳氢化合物、氮氧化合物、铅及硫氧化合物等,这些污染物都有可能影响胎儿,破坏女性生殖健康。

虽然关于大气污染物造成不良妊娠结局的发生机制还没有统一明确的定论,但已有越来越多的研究证实孕期暴露大气污染物的确会对胎儿生长发育产生不利影响。因此,建议妊娠期女性要尽量避免到人口密集、车流较大的地方,也不要在污染严重的工业区长时间逗留。

二、金属离子

金属离子,尤其重金属离子(如铅、汞、砷、镉等),在水中不能被分解,而在人饮用或长期接触后会对人体造成不良影响,包括对中枢神经系统(central nervous system,CNS)、泌尿生殖系统、心血管系统等的损伤。不同重金属对人体的损伤不同(见表 3-7),其对女性生殖健康的损害同样不容忽视。

表 3-7 常见重金属离子对人体的影响

重金属离子	影响
铅	伤害人脑细胞,致癌、致突变
汞	食入后直接沉入肝脏,破坏中枢神经系统,对口腔黏膜和牙齿有不良影响
砷	会使皮肤色素沉着,导致异常角质化
镉	导致高血压,引起心脑血管疾病;破坏骨钙;引起肾功能失调
铝	引起儿童智力低下;引起中年人记忆力减退;引起老年人痴呆
锰	超量时引起甲状腺功能亢进

(一)铅

铅是一种常见的毒物,可对神经、造血系统、肾脏及女性生殖系统造成损伤。一般认为,低水平的铅暴露与自然流产风险增加有关。研究发现,妊娠期女性血液中铅离子水平在 5 ～ 20μg/dL 内每增高 5μg/dL，自然流产发生的比值比为 1.8（95% CI，1.1 ～ 3.1）。在认知发育方面，已有文献报道，产前有低水平铅离子暴露史的儿童存在不同程度的认知发育损伤。其他研究也证实了这一观点，并补充在胎儿各个发育阶段，早期妊娠暴露于低水平铅离子对认识发育的不良影响最为显著。

（二）汞

水体中汞污染主要来自氯碱、塑料、电池、电子等工业排放的废水以及废旧医疗器械的处置。妊娠期摄入鱼类补充长链不饱和脂肪酸也会增加孕妇体内汞含量。汞对胎儿的损伤主要表现在对胎儿脑部的损伤，长期暴露于汞可造成广泛性的神经系统损伤，包括失明、耳聋和脑瘫等。新西兰的一项前瞻性研究发现，食用大量海产品导致的产前高甲基汞暴露减弱了后代的注意力、语言能力、言语记忆、运动速度和视觉空间等功能。但也有研究持反对意见。一项针对塞舌尔群岛的队列研究发现，产前甲基汞暴露对儿童直至 19 岁的发育情况无害。考虑到鱼类中的汞可能对胎儿生长发育有不利影响，全球专家组建议准备妊娠、正处于妊娠期或正在哺乳期的女性，鱼类 DHA 的最少摄入量应为每天 200 ～ 300 毫克，尽量食用富含 DHA 且低汞的鱼类，如凤尾鱼、大西洋鲱鱼、大西洋鲭鱼、贻贝、牡蛎、养殖或野生鲑鱼、沙丁鱼、鲷鱼和鳟鱼等。

（三）镉

在动物模型中已经证实，镉离子会抑制生物排卵、刺激子宫增长、促进性腺发育、影响类固醇激素水平；对胎鼠的发育也会造成不良作用，包括胎鼠体重减轻、胎鼠早产、胎儿胎盘中镉浓度升高等。而在临床研究中，统计后发现镉离子可影响女性类固醇激素水平、月经周期异常、痛经发生率增加等；此外，还会造成新生儿的体重减轻、与婴儿身高呈负相关、胎儿早产、不孕症发生率增高等。这些研究都说明镉离子会严重影响女性生殖健康。

三、其他环境因素

其他环境因素包括化学溶剂、农药污染、辐射、噪音、环境内分泌干扰物等。

化学溶剂。环境中的有机化学溶剂品种繁多，常用的有苯、甲苯、二甲苯、二硫化碳、汽油等。已有研究证实，长期暴露于甲苯、四氯乙烯和脂肪族烃类会增加自然流产的风险。其中，三氯乙烯、四氯乙烯暴露可能导致受孕率下降。

因此，建议备孕以及受孕女性应减少接触染料、涂料、化纤等环境，减少化学溶剂对女性生殖健康的不利影响。

农药污染。长期接触农药可导致农药在体内蓄积。考虑到女性特殊的生殖解剖结构，农药可能对女性生殖健康造成严重的不良影响，包括月经异常、妊娠合并症、自然流产、难产、低出生体重、先天性缺陷等，还可能增加不孕的风险。但关于农药污染对妊娠结局的影响，尚存在争议，有关农药对孕期并发症的影响还有待进一步深入研究。

不同的环境暴露会造成不同的影响，其暴露与结局的因果关系强度也因环境因素而异。以环境中不同物质对胎儿的影响为例，一氧化碳、可卡因、乙醇和烟对胎儿的不良影响最大（见表3-8）。

表3-8 环境中不同物质对胎儿生长的影响等级

等级	代表物质
有限	四氯化碳、二噁英、全氟酸、苯氧乙酸、邻苯二甲酸盐等
中等	空气污染、金属（铅、汞、砷）、五氯苯酚、除草剂等
强大	一氧化碳、可卡因、乙醇和烟

当然，环境问题涉及海、陆、空，直接影响千家万户的生活，环境造成的后果还会影响子孙后代。国务院关于印发中国妇女发展纲要提到，持续改善妇女生活的环境质量，包括加强生态环境监测和健康监测，开展环境污染因素影响研究，监测分析评估环境政策、基础设施项目、生产生活学习环境等。而个人也应积极贯彻政府的政策，提高自我警惕性和防控意识，保护环境，维护自身健康。

关于影响女性生殖健康的环境因素的MOOC课程可扫描二维码3-4进入学习。

二维码3-4

练习题

一、填空题

1. 女性青春期最早出现的是_____。
2. 毒大米中含有的_____（金属离子）严重影响女性生殖健康。
3. 建议有过性行为的未婚女性、20～39岁年龄段的已婚女性应该_____（频率）主动到专科医院做一次女性疾病检查。
4. 大气中的细小成分能通过血气屏障进入血液循环，渗透、沉积到人体的深部组织，并能透过_____屏障进入胎体，直接对胎儿各系统的发育产生毒性效应（如心血管系统）。

二、选择题

1. 影响女性生殖健康和胎儿发育的因素有很多，其中最易受外界不良因素影响而导致胎儿夭折、先天畸形或者遗传性疾病的发生于（　　）
   A. 12周　　　　　　　　　　　　B. 16周
   C. 20周　　　　　　　　　　　　D. 24周
   E. 28周

2. 在性与生殖健康咨询中，下列哪项不是开放性问题（　　）
   A. 你知道月经期需要注意哪些吗？
   B. 你听说过的避孕方法有哪些呢？
   C. 你计划如何防止再一次感染性传播疾病呢？
   D. 你是什么时候停止哺乳的？
   E. 你知道性传播疾病有哪些危害吗？

3. 下列哪种对象需要限制生育（　　）
   A. 双方均为先天性聋哑患者　　　B. 一方为先天性聋哑者
   C. 男女有一方诊断为精神分裂症　D. 母亲卵巢功能储备低下
   E. 父亲常年酗酒、抽烟

4. 女性30岁，外阴痒7天，白带多，有异味。为了明确诊断，首选哪项检查（　　）

A. 盆腔 B 超　　　　　　　　　　B. 白带常规
C. 血常规　　　　　　　　　　　D. 细胞学检查
E. 肿瘤指标

5. 下列防止内源性生殖道感染的措施中，不正确的是（　　）
A. 经常使用清洁剂或消毒剂冲洗阴道　　B. 避免过量或长期使用抗生素
C. 避免长期使用激素　　　　　　　　　D. 控制血糖
E. 勤换内裤

6. 性伴侣因素会严重影响女性生殖健康，在性传播疾病的传播过程中，最主要的性病传播方式是（　　）
A. 接吻　　　　　　　　　　　　B. 血液传播
C. 性行为　　　　　　　　　　　D. 共用餐具
E. 拥抱

三、简答题

1. 什么是妇女病普查？普查的目的是什么？
2. 简述避孕套除避孕作用外还有哪些益处。
3. 月经期应该如何保健？

参考文献

[1] 沈铿，马丁. 妇产科学[M]. 3版. 北京：人民卫生出版社，2015.
[2] Han TT, Chen J, Wang S, et al. Vaginal atresia and cervical agenesis combined with asymmetric septate uterus[J]. Medicine (Baltimore), 2018, 97(3): e9674.
[3] Van Baal S, Kaimakis P, Phommarinh M, et al. FIND base: a relational database recording frequencies of genetic defects leading to inherited disorders worldwide[J]. Nucleic Acids Res, 2007, 35(Database issue): D690-D695.
[4] Girguis MS, Strickland MJ, Hu X, et al. Maternal exposure to traffic-related air pollution and birth defects in Massachusetts[J]. Environ Res, 2016, 146: 1-9.

[5] Rikken JF, Kowalik CR, Emanuel MH, et al. Septum resection for women of reproductive age with a septate uterus[J]. Cochrane Database Syst Rev, 2017: 1.

[6] Liang XX. The effect of hypertension on pregnancy outcome was observed in different stages of pregnancy[J]. Guide of China Medicine, 2018, 16(34): 14-15.

[7] Zhang R, Chen XB, Wang D, et al. Prevalence of chromosomal abnormalities identified by copy number variation sequencing in high-risk pregnancies, spontaneous abortions, and suspected genetic disorders[J]. J Int Med Res, 2019, 47(3): 1169-1178.

[8] Cohain JS, Buxbaum RE, Mankuta D. Spontaneous first trimester miscarriage rates per woman among parous women with 1 or more pregnancies of 24 weeks or more[J]. BMC Pregnancy Childbirth, 2017, 17(1): 437.

[9] Wilt TJ, Harris RP, Qaseem A. Screening for cancer: advice for high-value care from the American College of Physicians[J]. Ann Intern Med, 2015, 162(10): 718.

[10] Giovannini N, Schwartz L, Cipriani S, et al. Particulate matter (PM10) exposure, birth and fetal-placental weight and umbilical arterial pH: results from a prospective study[J]. J Matern Fetal Neonatal Med, 2018, 31(5): 651-655.

第四章

女性生殖健康影响因素案例

案例一

日益增长的体重

第一部分

一位女性患者慌张地跑进医生的诊室,神情略显紧张。医生粗粗打量了一下面前的这位女性:体型肥胖,头发浓密,额头散布着几颗肉眼可见的痘痘,下巴还长有细须。医生询问信息后,得知该女士名叫丽丽,今年36周岁,身高160cm,体重75kg。丽丽早在6年前结婚,丈夫为一家上市公司的经理,夫妻生活美满。现在,丽丽十分委屈地抱怨已经3个月没有来月经了,这让丽丽很害怕,因为她还没有孩子。丽丽称,这1年来一直在为自己日益增长的体重烦恼,体重半年增加了6kg。昨天和好友美美去逛街买衣服,发现自己的腰围粗了许多。丽丽很疑惑,自己平时会健身,而且因为害怕体重增加一直不敢多吃,为何体重还是一个劲地往上涨。

讨 论

1. 请概况丽丽的信息。
2. 在病史采集中,还需要询问丽丽哪些信息?

参考答案

1.①丽丽,女,36岁,已婚;②停经3个月;③未生育;④身高160cm,体重 75kg，BMI 为 29.29kg/m²，体重半年增加 6kg；⑤头发浓密，额头散布痘痘，下巴长有细须。

2. 还需询问的信息有既往史（既往重大疾病史，手术史，外伤史，中毒史，输血史，食物药物过敏史，疫苗接种史）、个人史（居住史，学历，经济，医保，兴趣，不洁性生活史）、月经史、婚姻史（是否避孕，避孕措施）、生育史（是否流产过）、家族史。

第二部分

在耐心安慰和询问下，医生了解到丽丽平时体健，没有过妇科、心脏、肾脏、肝脏等的重大疾病史。但有 6 年的高血压病史，目前在服药控制。丽丽是一名资深印刷女工，她为自己的这门手艺感到自豪。丽丽喜欢甜食和油炸食品；虽然健身，但是每周 1 次，每次只能坚持 10 分钟。30 岁结婚，丈夫今年 29 岁，体健。2 年前备孕，结果到现在还未怀上，这让丽丽夫妇很是着急，因为他们觉得，这是他们美满的婚后生活中唯一的遗憾。丽丽之前有过 2 次流产史。3 年前，月经开始不规律；1 年前，月经量越来越少；近 3 个月，没有来过月经。母亲有子宫内膜异位症病史。

讨 论

1. 目前怀疑丽丽患了什么疾病？
2. 接下来丽丽还需要做什么检查？

参考答案

1. 拟诊多囊卵巢综合征。
2. 还需做的检查包括妇科检查，白带检查，激素测定，腹部盆腔 B 超，血压，其他（基础体温、血糖、尿 hCG、肿瘤指标、腹腔镜、血常规、血生化、CT 或 MRI 等）。

🕒 第三部分

丽丽在医生的建议下，做了各项检查。

生命体征：体温 37.2℃，脉搏 92 次 / 分，呼吸 16 次 / 分，血压 117/67mmHg

一般状况：发育正常，营养良好，体型偏胖，面部痤疮，毛发浓密，神志清楚，语言清晰，精神尚可，查体合作。

妇科检查：阴毛分布正常，外阴发育正常。双合诊检查无异常。

白带：正常。

血常规：正常。

肿瘤指标：正常。

激素水平：卵泡刺激素（FSH）5.1U/L，黄体生成素（LH）19.1U/L，雄激素（T）4.2pg/mL，雌激素（E_2）16pg/mL，催乳素（PRL）21.2pg/mL。

尿妊娠试验 hCG：（－）。

B 超：子宫正常大小；双侧卵巢增大，其中左侧卵巢皮质的周边有 10 个以上直径超过 2.0mm 的液性小暗区。

做完各项检查，丽丽身心疲惫，严重怀疑自己会越来越胖并且已经绝经，以后不会再有孩子了，在医生的诊室放声大哭。

讨 论

1. 现在基本已经确诊丽丽的病情。请从女性生殖健康的影响因素角度，叙述丽丽平时应该注意什么？

2. 此时，丽丽已经泣不成声，医生应该怎么安慰丽丽？

参考答案

1. 丽丽目前的诊断是多囊卵巢综合征、高血压，可以从年龄、饮食、运动、性伴侣因素、社会因素（工作、体检、流产）、环境因素展开讨论。

2. 医生可以从以下几个方面安慰丽丽。①多囊卵巢综合征患者，目前可以通过生活干预及药物、手术等方式治疗；②肥胖问题主要是由多囊卵巢综合征引起的，平时控制饮食、多运动，不需过于担忧；③多囊卵巢综合征患者不是不能怀孕的。整个过程要人文关怀。

案例二

我做错了什么？

⏰ 第一部分

Tina，31 岁，是一个上市公司的高管。3 天前，Tina 突然发现外阴有稀薄的脓性分泌物，这让 Tina 感到非常诧异。仔细观察后，Tina 发现这些分泌物呈黄绿色，上面漂浮着一些泡沫，并且可以闻到一股臭味。此外，Tina 觉得外阴有些瘙痒，有点像火烧的灼热感。于是，Tina 用清水清洗外阴，并决定隔日再看看症状是否会好转。接下来几天，无论 Tina 一天清理几回，外阴分泌物依然反复出现，Tina 才意识到问题的严重性。于是，Tina 不得已放下了手中的项目，前往医院就诊。

接诊 Tina 的是一名年轻的女医生。在医生的耐心询问下，得知 Tina 以前没有"肝炎、结核、伤寒"等病史，也没有经历过手术、外伤等需要住院的情况。Tina 称自己现居住于 A 城，但是因为工作需要经常往来于各个城市开会。1 个月前，Tina 曾在疫区 M 城居住 1 周，但 Tina 自认为每天戴口罩，防范措施很到位。在生活方面，Tina 喜欢抽烟、喝酒，常常熬夜与朋友聚会。

医生递给 Tina 一杯水后，继续询问。Tina 称自己平时的月经不太规律，月经周期为 1～2 个月，经期大致正常，月经量多，有血块，有轻微痛经。但从未去医院检查过妇科方面的问题。Tina 与前夫有一女，后采用避孕套避孕，意外怀孕 2 次，均药物流产。在医生的仔细询问下，Tina 才说出自己 1 周前有过不洁性生活史，不清楚对方是否有性传播疾病。此外，Tina 平时并不注意生殖卫生，虽然偏胖但依旧喜爱吃甜食和油炸食品。

讨 论

1. 医生怀疑 Tina 所患为滴虫阴道炎，那么如需确诊还需要做哪些检查？
2. 滴虫阴道炎需要与哪些疾病鉴别诊断？

参考答案

1. 妇科检查，阴道分泌物检查（观察是否有滴虫）。

2. 滴虫阴道炎需与细菌性阴道病、外阴阴道假丝酵母菌病鉴别诊断。

第二部分

Tina 在做完各项检查后又来到医生的诊室。目前，Tina 体温 37.3℃，脉搏 83 次/分，呼吸 14 次/分，血压 107/76mmHg，粗测发育正常，营养中等。其他检查如下。

妇科检查结果如下。外阴：已产式，有抓痕；阴道：有黄绿色脓性分泌物，有臭味；宫颈：肥大，轻度糜烂样改变；宫体：前位，无压痛，大小正常；附件：无殊。

B 超：子宫前位，形态正常，附件无殊。

阴道分泌物检查：滴虫阳性。

Tina 表示很懊悔，她把自己所有的问题都归结到 1 周前的不洁性生活。她觉得只要不再有不洁性生活，自己就处于生殖健康状态。

讨 论

1. Tina 的看法正确吗？如不认同，请指出 Tina 有哪些行为和生活习惯影响生殖健康。

2. 从女性生殖健康角度，说说对其概念和内涵的理解。

参考答案

1. 影响生殖健康的行为和生活习惯有：偏胖；饮食习惯；熬夜；抽烟；喝酒；各地奔波劳累；不洁性生活；流产史；不注意生殖卫生；不良月经史。

2. 生殖健康指在生命所有阶段与生殖系统、生殖功能和生殖过程中有关的一切事物中，身体、心理和社会适应都处于完好的状态，而不仅仅是没有疾病和功能失调。因此，生殖健康不仅仅指身体上的健康，还包括心理和社会适应上的健康。相比于男性，女性由于解剖结构特殊更容易受到外界威胁，加上女性还承受养育胎儿的任务，所以女性生殖健康更需要得到个人和社会的关注。

案例三

医生，我怀孕了吗？

⏰ 第一部分

3 天前，晴晴在家里做家务时突然出现了阴道流血，但由于流血量少，大概几分钟后阴道不再流血，晴晴就没有在意。半小时后，晴晴小腹部隐隐作痛，阴道依旧间断性流血，量与之前差不多。晴晴自诉阴道流暗红色的血，没有肉状组织流出。若干分钟后，症状再次好转，没有继续在意。次日晨，晴晴再次出现阴道少量流血伴小腹隐痛。晴晴仔细一想，自己已经 2 个月没有来月经了，莫不是怀孕了？但为什么又会阴道流血？与丈夫诉说后，遂至妇产科医院就诊。

了解晴晴的病情后，医生又问了她几个问题。得知晴晴没有发烧，也没有胸闷、气急等不适。晴晴回忆自己 1 年前曾做过胆囊切除术，此外就没有其他重大疾病史。

医生还了解了晴晴的其他情况：今年 26 岁，家里承包了一片果林，平时的工作就是各种农活和家务活。2 年前结婚，丈夫现在 27 岁，身体健康。婚后一直采用避孕套避孕，没有怀孕过。在月经方面，晴晴 14 岁初潮，最后一次月经是在 60 天前，平时月经规律，经量正常，无痛经，白带无殊。父母健在，有一姐姐，母亲和姐姐均有子宫颈癌病史。

讨 论

1. 目前考虑晴晴存在哪些症状？
2. 接下来晴晴还需要做什么检查？

参考答案

1. 停经、腹痛、阴道流血。
2. 还需要做妇科检查，腹部或盆腔 B 超检查，尿 hCG、血 hCG、血激素检查。

第二部分

生命体征：体温 37.0℃，脉搏 83 次 / 分，呼吸 14 次 / 分，血压 107/76mmHg。

一般状况：发育正常，营养良好，体型正常，毛发正常，神志清楚，语言清晰。

妇科检查：阴毛分布正常，外阴发育正常。阴道可见少量流血、色暗红、无肉状组织排出。宫颈口未开，子宫大小与停经周数相符。

尿 hCG：阳性。

B 超：可见子宫后壁有孕囊，有胎芽、胎心发育。

根据以上信息，可以得出结论：晴晴已经怀孕 2 个月，并且有先兆流产的迹象。

讨 论

1. 晴晴的孩子能保得住吗？针对先兆流产，应该如何处理？
2. 试阐述流产的类型。

参考答案

1. 先兆流产还是有可能保住孩子的。晴晴需要卧床休息，严禁性生活，保持良好的心情，如孕激素水平低可用孕激素支持治疗等。对晴晴解释的时候要注意人文关怀。

2. 流产主要有 5 种类型，见表 4-1。

表 4-1 流产类型

类 型	特征表现
先兆流产	妊娠 28 周前，先出现少量的阴道流血，继而出现阵发性下腹痛或腰痛，盆腔检查宫口未开，胎膜完整，无妊娠物排出，子宫大小与孕周相符
难免流产	不可避免流产，一般多由先兆流产发展而来，但阴道流血更多，阵发性腹痛更加剧烈，宫颈口已开，组织未排出，子宫大小与孕周相符或略小
不完全流产	宫颈口已经扩开，组织部分排出，子宫大小小于孕周
完全流产	妊娠物已全部排出，阴道流血量减少，逐渐停止，腹痛消失，妇科检查时宫颈口关闭，子宫迅速复旧，子宫大小接近正常
稽留流产	宫颈口未扩开，子宫大小小于孕周

⏰ 第三部分

晴晴和丈夫商量后,决定生下这个宝宝。晴晴回想起之前还会做农活喷农药,晚上在家做手工到半夜,平时喜欢吃奶油蛋糕和碳酸饮料,周末还会化妆和好友去商场购物。晴晴因此很焦虑,不知道怀孕期间应该做什么、不应该做什么。

讨 论

为了可以诞下健康的宝宝,请从女性生殖健康的影响因素方面给晴晴制定一份方案。

参考答案

可以从自身因素、性伴侣因素、社会因素、环境因素四个方面出发展开讨论。可以涉及以下几个方面:①饮食;②运动;③注意阴道卫生;④避免性生活;⑤控制血糖、血压;⑥定期体检;⑦改变不良生活习惯,如戒酒、不熬夜等。

第五章

女性生殖健康的维护方案

案例导入——世界上唯一的后悔药

蕾蕾来到了生殖科门诊咨询她的烦恼,她是一位事业有成的单身女性,目前正在事业上升期,不想在此时怀孕生子影响自己的职场生涯,也暂时没有结婚生子的意愿。但是她在网上了解到随着女性年龄的增高,卵子的数量和质量都会下降。她虽然现在不想生孩子,但也不确定几年后自己是否想生孩子,她担心将来有一天想有自己的孩子时卵子质量已无法保证拥有一个健康的孩子,她觉得这对孩子和自己都很不负责任。所以她来生殖科门诊,想咨询有没有办法能够保存她的卵子或者说生殖能力,让她为将来上一道"保险"。在门诊,医生告诉她,对于这种情况只能使用冻卵这种方法,取出一些现在的卵子并冷冻保存,在将来想要孩子时解冻,然后使用辅助生殖技术受精受孕。蕾蕾很开心,觉得这就是她寻找的"后悔药",并询问医生什么时候可以进行操作。

然而医生告诉她,目前在国内无法对单身女性进行该操作,这不符合国家的管理规定,取卵对女性的身体有一定的损伤,并且冻存的卵复苏正常受精以及受精卵正常着床的概率都不高,不建议蕾蕾在没有病理原因的情况下接受这样的操作。蕾蕾很失望,表示自己需要好好考虑一下,谢过医生后离开了。

几个月后,医生收到了蕾蕾的来信,得知她在做了各种调查后,犹豫了很久,还是想利用冻卵这种技术。于是她只身前往美国接受取卵手术并冻存了一些健康的卵子。

根据上述案例，回答以下问题。
1. 你怎么理解冻卵这个行为？
2. 冻卵在女性生育力保存方面的意义是什么？
3. 冻卵可以解决蕾蕾的困扰吗？

第一节　维护女性生殖健康的政策法规

生殖健康是指在生命所有阶段与生殖系统、生殖功能和生殖过程中有关的一切事物中身体、心理和社会适应都处于完好的状态，而不仅仅是没有疾病和功能失调。这是我国对生殖健康的定义。我国和世界上其他国家都关注生殖健康的整体性，而不仅仅是生理意义上的没有疾病。因此，对生殖健康的维护涉及各方面、各时期。女性生殖健康的维护需贯彻女性生命周期的各个阶段，在每个时期有不同的侧重点，例如青春期、育龄期（婚前）以保证健康发育为重点，已婚（备孕期）以调整机体状态为主，其他还有孕期（早孕期、中孕期、晚孕期）、分娩期、产褥期、哺乳期等各有不同侧重点。维护女性生殖健康是公共卫生领域的重点，是国家的大事，需要政府的大力支持。在我国，多种科技手段、相关政策为女性生殖健康保驾护航。

我国出台了众多保护女性权益、维护女性生殖健康的政策法规，有《中华人民共和国劳动法》《中华人民共和国妇女权益保障法》《女职工劳动保护特别规定》《中国妇女发展纲要（2011—2020年）》《"健康中国2030"规划纲要》及《女职工劳动保护特别规定（国务院令）》，以及新发布的《中国妇女发展纲要（2021—2030年）》等。

党和国家高度重视妇女事业发展，先后制定实施了三个周期的中国妇女发展纲要，为优化妇女发展环境、保障妇女合法权益提供了重要保障。《中国妇女发展纲要（2011—2020年）》是实行男女平等基本国策，保障妇女合法权益，优化妇女发展环境，提高妇女社会地位，推动妇女平等依法行使民主权利，平等参与经济社会发展，平等享有改革发展成果的指导性文件。它从妇女与健康、妇女与教育、妇女与经济、妇女参与决策和管理、妇女与社会保障、妇女与环境、妇女与法律七个方面全面保障妇女合法权益，在维护女性生殖健康的身体、心理、社会适应等方面均起到了指导性的作用，对各个方面均提出了主要目标及相关的策略措施。例如在妇女与健康这部分，提出了：孕产妇死亡率控制在20/10万以下；逐步缩小城乡区域差距，降低流动人口孕产妇死亡率；妇女常见病定期筛查率达到80%以上；提高子宫颈癌和乳腺癌的早诊早治率，降低死亡率；妇女艾滋病感染率和性病感染率得到控制等目标。在其指导下，我国维护女性生殖健康的工作取得了巨大成就。《中国妇女发展纲要（2011－2020年）》中期统计监测报告指出，自《中国妇女发展纲要（2011－2020年）》颁布以来，女性平均预期寿命延长，孕产妇死亡率持续降低，妇女保健水平不断提高，妇女享有避孕方法选择权。中期报告的具体内容可扫描二维码5-1进行详细了解。新发布的《中国妇女发展纲要（2021－2030年）》依照宪法和民法典、妇女权益保障法等有关法律法规，按照国家经济社会发展的总体目标要求以及男女平等和妇女发展实际，参照联合国《消除对妇女一切形式歧视公约》和2030年可持续发展议程等国际公约和文件宗旨制定，致力于把握新发展阶段、贯彻新发展理念、构建新发展格局中，科学规划妇女全面发展的新目标、新任务，健全完善制度机制，团结引领妇女建功新时代、奋进新征程。新纲要在上一个阶段发展纲要的基础上，增加了"妇女与家庭建设"这一方面，并在其他七个方面提出了更高的要求，并给出相应的指导意见和具体的策略措施。例如在妇女与健康这一部分，提出了：孕产妇死亡率控制在12/10万以下；适龄妇女宫颈癌人群筛查率达到70%以上；艾滋病母婴传播率下降到2%以下等具体目标。

二维码5-1

2013年底，我国正式启动实施一方是独生子女的夫妇可生育两个孩子的政策，2015年开始全面实施一对夫妇可生育两个孩子的政策。2021年开始全面实施一对夫妻可生育三个子女的政策。生育政策的调整预期可为降低长期偏高的出生人口性别比以及促进人口的长期均衡发展起到积极作用。国家统计局发布的数据显示，开放"全面两孩"政策初期，我国人口出生率持续小幅上涨（见图5-1），二孩

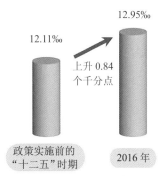

图5-1 "全面两孩"政策实施后出生率变化

出生人数显著增多，比重逐渐增大。近年来，我国人口年龄结构不断变化，育龄妇女人数呈现逐年减少趋势。2017 年，15～49 岁育龄妇女人数比 2016 年减少 400 万人，其中 20～29 岁生育旺盛期妇女人数减少近 600 万人。保护育龄期女性生殖健康对维持生育率是至关重要的。同时，随着"全面两孩"政策的实施，二孩出生人数的明显增加在很大程度上缓解了一孩出生数量减少的影响，有利于改善人口年龄结构，促进人口均衡发展。"全面三孩"政策预计也将取得可观的效果。

在《国民经济和社会发展第十三个五年规划纲要》中明确提出，要提高女性生殖健康、妇幼保健等公共服务水平；建立免费提供计划生育基本技术服务和免费供应避孕药具的国家基本公共服务制度；提供青少年生殖健康服务。这些公共卫生领域的政策支持对维护我国女性生殖健康有着至关重要的作用，在后面相关章节将详细讨论。

除国家性纲要之外，各个省份也为维护女性生殖健康制定了结合本省实际情况的政策。以浙江省为例，浙江省政府颁布了《浙江省女职工劳动保护办法》《浙江省卫生和计划生育事业发展"十三五"规划》《浙江省人民政府关于实施全面两孩政策改革完善计划生育服务管理的实施意见》等。这些文件十分详尽，从性别平等到权益维护，从产检到痛经的准假规则，涵盖了女性工作生活中的方方面面，体现了政府对女性生殖健康的重视。在《浙江省妇女发展规划（2016－2020 年）》中，结合《中国妇女发展纲要（2011－2020 年）》的指导，提出了十一项主要目标。①妇女在整个生命周期享有良好的基本医疗卫生服务，妇女的平均预期寿命延长。②孕产妇死亡率稳定控制在 9.5/10 万以下，孕产妇死亡中因产科出血死亡比例控制在 30% 以下，缩小城乡、区域差距，降低流动人口孕产妇死亡率。③降低孕产妇中重度贫血患病率。④生殖健康和优生知识宣传普及率达到 80% 以上。⑤保障妇女享有避孕节育知情选择权，减少非意愿妊娠，降低人工流产率。⑥节育手术并发症发生率稳定控制在 60‰ 以下。⑦妇科常见病筛查率达到 80% 以上，扩大子宫颈癌、乳腺癌（简称"两癌"）检查的覆盖面。⑧控制妇女艾滋病感染率和性病感染率。⑨提升妇女心理健康素质，提高妇女心理健康和精神疾病预防知识的知晓率。⑩流动育龄妇女基本享有与居住地户籍人口同等的生育和卫生保健服务。⑪提高妇女经常参加体育锻炼的人数比例等。并均取得了良好的结果。《浙江省妇女发展规划（2016－2020 年）》

的具体内容可扫描二维码 5-2 进行详细了解。

各级政府出台的政策规范为女性生殖力保护提供了强有力的保障，制定了详细的目标。各类技术为保护女性生殖力提供了具体的手段。

二维码 5-2

第二节　维护女性生殖健康的科技手段之一：生殖冷冻技术

在开篇的案例中提到了"冻卵"这种方式，这是生殖冷冻技术中的一种，是维护女性生殖健康、保存生殖力的重要手段之一。

一、女性卵子发育

女性一生中一般只有 400～500 个卵泡发育成熟并排卵。卵子的发生开始于原始生殖细胞的形成，在胚胎期便已存在并开始不断有丝分裂。胚胎 16～20 周时，生殖细胞数目达到高峰，两侧卵巢共含有 600 万～700 万个，其中初级卵母细胞占 2/3，这些初级卵母细胞由颗粒细胞围绕后形成始基卵泡，这是女性的基本生殖单位，也是卵细胞储备的唯一形式。胎儿期的卵泡不断闭锁，出生时剩 100 万～200 万个。儿童期，多数卵泡退化。至青春期，只剩下 30 万～40 万个。进入生育期后，每月发育一批（3～11 个）卵泡，经过募集、选择，一般只有一个优势卵泡可达完全成熟状态，并排出卵子；其余卵泡发育到一定程度后通过细胞凋亡机制自行退化，称卵泡闭锁。最终发育成熟并排卵的卵泡仅占总数的 0.1% 左右。

实际上，女性在 30～40 岁时已消耗储备的初级卵母细胞的 90% 左右，且在 30 岁后随着年龄的增长，卵子质量逐渐下降，卵细胞染色体异常率上升，卵细胞功能异常率上升，临床上表现出受精率、着床率均下降。

因此，生殖冷冻是在女性年轻、身体健康、生育能力强时冷冻卵子、卵巢或胚胎并长期储藏在冷冻库，以备未来生育解冻使用的一种保护女性生殖力的手段。

二、生殖冷冻技术

人类精子、卵或卵巢组织和胚胎冷冻等技术是生殖工程技术中非常重要的部分，不仅使长期保存生殖细胞或生殖组织成为可能，还能为肿瘤患者手术、化疗或放疗前以及目前不想生育但担心将来可能因生育能力下降而致不育的正常女性"储备"生育力。

然而，卵子冷冻存在一定的技术及伦理限制。

首先，卵细胞冷冻对卵细胞本身会造成损伤。目前，冷冻卵子主流技术为快速冷冻技术，也称玻璃化冷冻，这种方法使保护液在短时间内降到 -196□ 而呈玻璃态，可以较好地避免卵细胞在冷冻过程中产生冰晶而被损伤。但减数分裂期的卵细胞纺锤体对冷冻敏感，易发生染色体、DNA损伤。且卵细胞外围的透明带会阻碍细胞冻存剂进出卵母细胞，进而加大冻存的难度。尽管冻存卵细胞的成功复苏率已经提升到90%以上，但是冷冻导致的透明带变硬使得卵细胞受精率下降。即使复苏后的卵子成功受精着床，冻存过程对胎儿本身以及之后的成长过程中是否存在不良影响，目前仍缺乏大样本研究，尚无确定的答案。

其次，女性取卵并非像男性取精一样为无创操作。正常情况下，一个生理周期女性仅有一颗卵子成熟，为在一次取卵操作中取得多颗成熟卵子，首先需接受促排卵治疗。促排卵药物易过度刺激卵巢，使女性患卵巢过度刺激综合征，引发腹水、腹胀、呼吸困难等，严重者甚至会出现心、肺功能降低，肝肾功能受损，静脉血栓形成甚至危及生命等，而且激素依赖性肿瘤（如乳腺癌、子宫内膜癌）患者需慎用促排卵药物。另外，取卵子需要经阴道穿刺（见图5-2），穿刺取卵可能导致盆腔出血、盆腔脏器损伤、盆腔感染等并发症，危害女性健康。

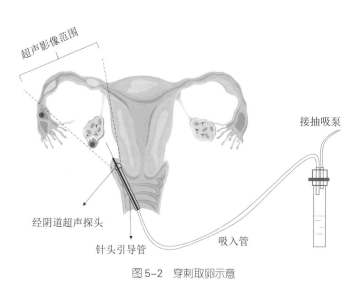

图 5-2　穿刺取卵示意

最后，卵子冷冻意味着最终要使用辅助生殖技术进行妊娠，而卵子冷冻后做体外受精、胚胎移植妊娠的最终成功率仅为 40%～50%。

除冷冻卵子外，生殖冷冻技术还包括冷冻精子、冷冻胚胎等技术。冷冻胚胎是将通过体外受精、培养技术得到的胚胎予以冻存的技术，使用的冷冻技术有慢速冷冻技术和玻璃化冷冻技术，可冻存原核期、分裂早期、囊胚期胚胎。其主要的优势为可长期保存胚胎，不影响胚胎活力；解冻胚胎对流产率、植入率、出生率无影响（复苏胚胎的临床妊娠率为 48.28%）；可有效减少体外受精患者反复接受激素刺激促排卵治疗的次数。不同生殖冷冻技术的适用情况见表 5-1。

表 5-1　生殖冷冻技术适用情况

技　术	适用情况
卵子冷冻	①不孕症女性在取卵当日由于各种原因无法获得男方精子。 ②接受放化疗前保存生殖能力
精子冷冻	①主观意愿想要冻存精子。 ②客观需求保存生殖能力
胚胎冷冻	①一个超排卵周期得到的胚胎数量多、质量好，不能一次全部移植时，可将多余的胚胎冷冻保存，在以后的自然周期或人工周期中再次移植。 ②对于发生严重卵巢过度刺激综合征的患者，及不宜在治疗周期移植胚胎者，可先冷冻胚胎，待以后的自然周期或人工周期进行胚胎复苏移植。 ③对于可能丧失卵巢功能的患者（如要接受化学治疗、放射线治疗或切除手术等），可在治疗前先行保存胚胎

三、辅助生殖技术

辅助生殖技术就是俗称的"试管婴儿"。目前，常用的辅助生殖技术有人工授精和体外受精-胚胎移植（in vitro fertilization and embryo transfer，IVF-ET）及其衍生技术两大类。

（一）人工授精

根据精子来源，分为夫精人工授精和供精人工授精技术；根据精液放置位置，可以分为阴道后穹隆、宫颈管内和宫腔内人工授精。人工授精不需要药物促排及穿刺取卵，对女性的损伤较小。由于供精人工授精技术实施中存在很多伦理问题，所以实施的医疗机构需要经过特殊审批；为了防止近亲婚配，每一位供精者的冷冻精液最多只能使 5 名妇女受孕。

（二）体外受精-胚胎移植及其衍生技术

体外受精-胚胎移植及其衍生技术的基本过程为从不孕妇女体内取出卵细胞，在体外与精子受精后培养至早期胚胎，然后移植回该妇女的子宫，使其继续着床发育，生长成为胎儿。

（1）体外受精-胚胎移植技术即俗称的"第一代试管婴儿"，其主要步骤包括：控制性促排卵，使得多个卵泡发育；取卵，超声引导下经阴道穿刺负压吸引卵泡液获取卵母细胞；体外受精，卵母细胞与优化处理的精子混合受精；胚胎移植，受精后 48～72 小时将分裂为 4～8 个细胞的早期胚胎移植入宫腔，也可将胚胎培养到 5 日的囊胚阶段再移植入宫腔；黄体支持，模拟人体自然妊娠的状态，支持黄体功能，提高妊娠率。

（2）卵细胞质内单精子注射（intracytoplasmic sperm microinjection，ICSI）即"第二代试管婴儿"，是在显微操作系统的帮助下，在体外直接将精子注入卵母细胞质内使其受精（见图 5-3）。

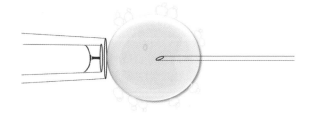

图 5-3　卵细胞质内单精子注射示意图

（3）"第三代试管婴儿"，也称胚胎植入前遗传学检测（preimplantation genetic testing，PGT），取胚胎的遗传物质进行分析，检测是否有异常，筛选健康胚胎移植，阻断遗传病传递。

辅助生殖存在一定的局限性，如上文所述，促排卵和穿刺取卵均会导致并发症，此外促排卵药物的使用或多个胚胎移植可导致多胎妊娠的发生，而多胎妊娠可导致孕妇的妊娠并发症、围产期并发症及围产儿死亡率明显升高。

四、国内外政策对比

辅助生殖技术在国内外都得到了广泛的应用，但国内外关于"冻卵"政策有较大的区别。2013 年，美国生殖医学会宣布卵子冷冻不再是一项实验性技术。

截至 2019 年 4 月，无欧美国家颁布禁止卵子冷冻的规定。

而我国原卫生部发布的《人类辅助生殖技术规范》明确，持有"三证"（即结婚证、身份证、准生证）且患有不孕不育症的夫妇才可以使用辅助生殖技术。因此，通常情况下我国单身女性不能使用冷冻卵子生育。如表 5-1 所示，我国冻卵仅限于以下两种情况。

1. 不孕症女性在取卵当日由于各种原因，男方不能及时提供精子，或者当时没有精子同时拒绝供精做"试管婴儿"者，先将全部卵子或者剩余卵子冷冻保存起来。

2. 患有恶性肿瘤的女性，在对全身或局部进行较大剂量放化疗前，考虑到放化疗对卵巢功能、卵子质量有不良影响，可以在接受化疗或放疗前将卵子取出冷冻保存，保存拥有后代的机会。

我国不开放冻卵主要基于以下几项考虑。①冻卵是有创操作，出于治疗目的是可以被接受的，但对于要求冻卵的健康女性来说，也需要注意手术过程中存在的风险和可能带来的损害。②伦理问题，若开放未婚女性冷冻卵子，最终可能面临未婚女性体外受精、精子供体界定不明等情况。③责任纠纷，卵子冷冻技术尚不成熟，卵子对环境十分敏感，冷冻环节可能会对卵子的细微结构造成伤害，且解冻过程也可能破坏卵子的细胞结构。假如若干年后复苏失败，易引发纠纷。④不法行为，冻卵可能成为非法买卖卵子、非法代孕等不法行为的源头。

我国允许男性在本人意愿下进行精子冷冻，无婚配要求。通常情况下，有保存生育力需求的男性经申请即可冷冻精子和捐献精子。与之相比，更加体现了我国对于取卵这一有创手术的谨慎态度及对女性的保护意识。

辅助生殖技术还在进一步地发展，已逐渐超越了单纯治疗不孕的范围，逐渐进入了对生命奥秘的探索和研究阶段，其内涵也从辅助生殖过渡到生殖工程。虽然目前我国尚未放开未婚女性"冻卵"，但医学技术的发展可以为"冻卵"提供支撑且在客观上不违反国家人口与计划生育政策、伦理与法律的前提下，"冻卵"实际上已经内含于女性自主选择权的范畴之中。技术的普及需法规、政策和素质先行，在确保我国女性生殖健康不受损害、权利不受侵害的基础上，未婚女性"冻卵"在未来有着一定的可行性。

第三节 维护女性生殖健康的手段之二：子宫颈癌的预防

乳腺癌、子宫颈癌是危害我国女性健康和生命的重要疾病，早发现、早治疗至关重要。与乳腺癌主要依靠定期乳腺影像学筛查不同，子宫颈癌有着完备的三级预防系统。

一、子宫颈癌概述

子宫颈癌是最常见的妇科恶性肿瘤之一。我国每年新增子宫颈癌病例数约13.5万，占全球发病数量的1/3；全球每年子宫颈癌死亡人数约5.3万，约占全部女性恶性肿瘤死亡人数的18.4%。子宫颈癌以鳞状细胞癌为主，高发年龄为50～55岁，近年来其发病有年轻化的趋势。预防的一个切入重点是99.8%的子宫颈癌都可检到高危HPV。这使得通过疫苗来预防病毒的感染进而预防子宫颈癌成为可能。HPV疫苗可以大幅提高对特定型HPV（尤其16型、18型高危HPV）的抵抗力。预防管理疾病有着科学系统的体系，即三级预防，疫苗正是其中非常重要的一部分。

二、子宫颈癌三级预防

（一）疾病的三级预防

疾病的三级预防是科学的防控体系，广泛用于各类疾病的预防管理。重点总结可见表5-2。

1. 第一级预防，又称病因预防或初级预防，主要是针对致病因子（或危险因子）采取的措施，也是预防疾病发生和消灭疾病的根本措施。

2. 第二级预防，又称"三早"预防，即早发现、早诊断、早治疗，它是发病早期所进行的阻止病程进展、防止蔓延或减缓发展的主要措施。

3. 第三级预防主要为对症治疗。主要包括：防止病情恶化，减少疾病的不良影响，防止复发转移；预防并发症和伤残；对已丧失劳动力或残废者，通过康复医疗，促进其身心早日康复，使其恢复劳动力，病而不残或残而不废，保存其创造经济价值和社会劳动价值的能力。

表 5-2　三级预防

	疾病三级预防	子宫颈癌三级预防
一级预防	病因预防	接种 HPV 疫苗
二级预防	早发现、早诊断、早治疗	子宫颈癌筛查
三级预防	对症治疗	子宫颈癌前病变的治疗

（二）子宫颈癌的三级预防

1. 子宫颈癌的第一级预防是指接种 HPV 疫苗，从根本上减少子宫颈癌的发生。

2. 子宫颈癌的第二级预防是指子宫颈癌筛查。常用的筛查方法包括宫颈细胞学检查与高危型 HPV 检测。宫颈细胞学检查包括巴氏涂片和液基细胞学检查。建议女性在有性生活后定期进行子宫颈细胞学检查；建议 30 岁以上女性同时检查高危型 HPV。

3. 子宫颈癌的第三级预防是指子宫颈癌前病变的治疗。目前的治疗方法有：冷冻、激光、电灼等破坏性治疗；冷刀锥切（cold knife conization，CKC）、宫颈环形电切术（loop electrosurgical excision procedure，LEEP）、子宫切除术等切除性治疗。

《中国妇女发展纲要（2021－2030 年）》依据三级预防理论，提出以下策略措施：完善宫颈癌和乳腺癌综合防治体系和救助政策。提高妇女的宫颈癌和乳腺癌防治意识和能力，宫颈癌和乳腺癌防治知识知晓率达到 90% 以上。推进适龄妇女人乳头瘤病毒疫苗接种试点工作。落实基本公共卫生服务中农村妇女宫颈癌和乳腺癌检查项目，促进 70% 的妇女在 35～45 岁接受高效宫颈癌筛查，督促用人单位落实女职工保健工作规定，定期进行女职工宫颈癌和乳腺癌筛查，提高人群筛查率。加强宫颈癌和乳腺癌筛查和诊断技术创新应用，提高筛查和服务能力，加强监测评估。强化筛查和后续诊治服务的衔接，促进早诊、早治，宫颈癌患者治疗率达到 90% 以上。充分发挥商业保险对宫颈癌、乳腺癌等重大疾病的保障作用。可以看到国家对宫颈癌防治非常重视。

（三）国外子宫颈癌防治措施

子宫颈癌的预防在全球以成熟的三级预防体系为主。1982 年，日本颁布了国家筛查计划并以法律的形式保证子宫颈癌筛查的实施。通过以细胞学为主的筛查方案，日本子宫颈癌的发病率和死亡率降低了70%。之后，HPV疫苗于2009年在日本获得上市许可。日本政府规定从2013年4月起，对小学六年级到高一的女生开展HPV疫苗的定期接种；同年6月，由规定转为建议，保障了HPV疫苗的普及率。

美国在2006年正式开始推广接种HPV疫苗并将其纳入医疗保险。二级预防方面，多个卫生机构和组织制定了相应的子宫颈癌筛查指南，根据不同年龄和身体健康状况推荐合适的筛查策略，并纳入医疗保险。另外，美国非常重视宣教，强大的多媒体途径宣教让HPV疫苗接种和子宫颈癌筛查深入人心。

三、HPV疫苗与疫苗监管

在国内外的子宫颈癌预防手段中，除子宫颈癌筛查外，最有效的手段即为注射HPV疫苗。HPV疫苗进入我国的时间并不长。2016年7月，GSK的Cervarix（2价）获批，成为我国内地首个上市的HPV疫苗。2017年5月18日，默沙东的Gardasil（4价）在国内获批上市。2017年7月31日，GSK的Cervarix（4价）在国内获批上市。2018年4月28日，国家食品药品监督管理局有条件批准用于预防人乳头状瘤病毒（HPV）持续感染、子宫颈病变及子宫颈癌的9价HPV疫苗在中国大陆上市。

HPV疫苗在全球已使用数十年，被证实具有良好的安全性。绝大多数人接种HPV疫苗后没有严重不良反应，仅有轻微不适，一些常见的不良反应见表5-3。

大众在已知疫苗可能导致不良反应的情况下仍能放心接受疫苗注射，是基于对疫苗监管体系的信任。我国疾控中心建立了疫苗不良反应的监测体系，在全国范围内开展疑似预防接种异常反应（adverse events following immunization, AEFI）的监测和评价。疫苗不良反应的监测系统的处置过程一共包括5个环节，即报告、调查、诊断和鉴定、结果分类、处理措施。结果分类中，将不良反应分为异常反应、一般反应、接种事故、疫苗质量事故、新型反应。从整体看，我国疫苗监管体系在2011年和2014年通过了世界卫生组织的评估，从研发到生产、流通、接种，均有各个部门的严密监控。疫苗监管体系保证疫苗的安全性、有效性，保证各类不良反应及时上报及收集调查。各监管单位均严格遵守相关法律和条例，依照《中华人民共和国药品管理法》《中华人民共和国疫苗管理法（草案）》《中华人民共和国药品管理法实施条例》《药品生产监督管理

表 5-3　HPV 疫苗注射不良反应

发生频率	不良反应
十分常见（≥10%）	疲乏 头痛 肌痛 注射部位不适（疼痛、发红、肿胀）
常见（1%～10%）	发热（≥38℃） 胃肠道症状（恶心、呕吐、腹泻和腹痛） 关节痛 瘙痒 皮疹、荨麻疹
偶见（0.1%～1%）	上呼吸道感染 头晕 局部感觉异常 淋巴结病

办法》《药品生产质量管理规范认证管理办法》等相关规定对疫苗生产流通的各个环节进行监督管理。具体的措施如：中国曾在 2006 年始，对疫苗等特殊药物实行电子监管，通过在疫苗外包装盒上赋码，试图将疫苗生产、经销、使用企业、单位各级扫描电子监管码录入流通信息，对疫苗流通过程进行监管，以期出现问题时第一时间追溯流向，尽快回收，减少危害。但是该措施在施行过程中出现了一些问题，药品电子监管码与疾控机构自建的信息网络不兼容，不同地区预防接种信息不相同，还可能遇到个别疾控机构的"阻拦"，且单环节职权与全链条监控存在冲突。但这些尝试都为完善疫苗监管体系做出了贡献。2018年 7 月 12 日，我国进一步实行试点，上海市卫计委透露，上海已建成市疫苗和预防接种综合管理信息系统，在全国率先实现基于信息系统覆盖第一类疫苗和第二类疫苗的采购、供应、仓储、物流和接种等的全环节、全过程、可追溯综合管理。试点成功后计划逐渐推广至全国。关于《中华人民共和国疫苗管理法（草案）》的更多讨论请扫描二维码 5-3 了解。

二维码 5-3

我国的疫苗监管体系部分参照美国的监管体系进行建设。美国从 1990 年开始建立了疫苗不良事件反馈系统，依照《国家儿童疫苗伤害法案》，由美国疾控中心及美国食品药品监督管理局主管，要求疫苗所有关联人士包括接种者、医护人员、药房、疫苗生产者上报不良事件。

此外，疫苗伤害赔偿规定也是疫苗流通和接种中的重要部分。截至2019年4月，中国仅有的补偿依据出现在《疫苗流通和预防接种管理条例》的规定中："对因异常反应引起的严重损害者给予一次性补偿，具体补偿办法由省、自治区、直辖市人民政府制定，属于一类疫苗引起的预防接种异常反应的补偿费用由省级财政安排，属于二类疫苗引起的预防接种异常反应的补偿费用由生产企业承担。"2016年，国家原卫计委等四部委下发通知开展补偿保险试点，广东、江苏等纳入试点范围的地区已陆续制定疫苗伤害赔偿方案并实施。在广东省的补偿保险体系中，卫生计生事业发展专项资金及疫苗企业负责承担保险费进行投保，接种者注射疫苗后若出现接种异常反应可得到补偿。预防接种一般反应、偶合症、心因性反应和接种事故则不在赔偿范围内。

相比较之下，美国的疫苗补偿体系较为完善，值得参考学习。美国于1988年根据《国家儿童疫苗伤害法案》和《公共卫生服务法》建立了赔偿体系，可赔偿的疫苗种类包括儿童接种常规疫苗和孕妇常规接种疫苗（HPV疫苗并不在补偿范围内），由接种疫苗并认为所受伤害为疫苗引起的个人提起申请，只要接种疫苗后出现问题，无论是疫苗生产商的问题还是注射疫苗后出现的偶合反应都予以补偿，但判断反应时疫苗接种与疾病发作、加重需存在必要的间隔时间，并根据疫苗伤害表推定为疫苗导致或加重的伤害。

第四节　维护女性生殖健康的手段之三：科学避孕、安全分娩

一、科学避孕

科学避孕对维护女性生殖健康至关重要。《"健康中国2030"规划纲要》《中华人民共和国人口与计划生育法》《浙江省人口与计划生育条例》《人工流产后避孕服务规范（2018版）》《临床诊疗指南与技术操作规范（计划生育分册2017修订版）》中均对科学避孕的意义、相关政策进行了详尽的解读与指导。《中国妇女发展纲要（2021-2030年）》提出的相关目标有："增强男女两性性道

德、性健康、性安全意识，提倡共担避孕责任。保障妇女享有避孕节育知情自主选择权。落实基本避孕服务项目，加强产后和流产后避孕节育服务，提高服务可及性，预防非意愿妊娠。"这些目标涵盖了避孕三级预防的方方面面。

（一）一级预防

避孕的一级预防是指以育龄妇女为中心，推广以避孕为主的综合节育措施，普及节育科学知识，减少非婚女性或育龄女性非意愿妊娠。具体的措施例如纠正错误的人流观念，目前过度的"无痛人流"宣传有巨大的负面影响，需普及人流操作可能导致的并发症及对女性生殖能力的损害，倡导科学避孕，避免反复人流，还应普及性教育。目前，我国性教育严重缺失，民众与官方平台对性教育的接受程度仍然低下。2017年3月，有家长在互联网平台批评学校发放的《小学生性健康教育读本》尺度过大。该读本后来遭到网友"声讨"。几日后，校方收回读本。2020年新冠肺炎疫情期间，中学生物网课直播间因讲解生理卫生知识而判"违规"被封。"谈性色变"的传统思想和现代开放的性氛围冲突，避而不谈反而更不利于女性保护自己，更不利于保护儿童。根据公益组织"女童保护"的调查数据，近五成家长不知道该怎样进行防性侵安全教育。这方面可参考美国、日本等发达国家系统化、科学、早期的性教育。

日本中小学性教育从四个方面着手。①情绪性和感受性：即培养学生自然地、丰富地感受"性"。②社会性：让学生知道自己生命的珍贵性，使学生理解性的作用和男女关系的应有状态，使学生对社会上的性问题有坚定的认识，培养他们审视性文化和性道德的能力。③科学性：使学生对自己身体上和心理上产生的性的发展和变化有科学的理解，传授正确的知识。④自我控制能力：即培养正确地控制性欲望的能力，使学生理解行为的手段和对待性冲动的方式。日本非常重视性教育，日本文部省、日本性教育协会等组织均编写了众多性教育丛书、指导等，给予中小学生全面、系统的性教育。同时，日本家长教师联合会（Parent Teacher Association，PTA）十分注重对中小学生可能接收到的各类信息中有害信息的审查，保证中小学生接受正确的性教育。

美国十分重视家庭给予的性教育，有诸多供儿童阅读的性教育绘本，以生动浅显的表述与图画讲解性相关的生理知识、心理知识。此外，从小学到初中皆有设立生理课堂和防性侵害课堂。

性教育、科学避孕的宣教在公共卫生层面有着极其重要的意义，可以从根本上减少非意愿妊娠，最大效率地维护女性生殖健康。

（二）二级预防

避孕的二级预防指避孕工具的宣传、发放，经济、政策扶持等。具体措施如：社区免费发放避孕药具；大学等重点区域多布设避孕套贩卖机；避孕措施的宣教，如避孕药的使用、避孕套的使用、其他避孕方法的使用等。我国非常重视避孕物品的发放，将免费提供避孕药具纳入14项基本公共卫生服务项目。国家计划免费发放的避孕药有短效口服药、速效口服药、口服长效药、避孕针、外用药、皮下埋植剂和其他辅助用药等，计20多个品种。

常见的高效避孕方法包括宫内节育器、皮下埋植剂、女性绝育术、男性绝育术、长效避孕针（单纯孕激素避孕针，复方雌-孕激素避孕针）、复方短效口服避孕药等。常见的有效避孕方法包括男用避孕套、女用避孕套、安全期法、体外排精法等，这些方法必须长期坚持和正确使用，否则失败率较高。其中，安全期法、体外排精法失败率较高，实际避孕效果较差。避孕相关内容在之后的章节中有具体讲解。

（三）三级预防

避孕的三级预防指人工终止妊娠的规定、政策，术前术后的患者教育、人文关怀。人工流产对女性的身心健康均有较大伤害，从维护女性生殖健康的角度来看是效果最差的方式，应加强避孕的一级、二级预防，以减少人工终止妊娠情况的发生。

妊娠3个月内用人工或药物方法终止妊娠称为早期妊娠终止，也可称为人工流产。人工流产通常用作避孕失败、意外妊娠的补救措施，其也可用于因疾病不宜继续妊娠、为预防先天性畸形或遗传性疾病而需终止妊娠者。人工流产的方法可分为手术流产和药物流产两种。常用的有负压吸引人工流产术、钳刮人工流产术和药物流产术。最常见的并发症是出血，一般为宫颈、阴道撕裂、组织残留等原因导致的。此外，手术操作、对子宫壁的刺激，可能导致子宫穿孔、子宫内膜损伤等。流产不彻底可导致妊娠物残留，进而长期出血、感染等。后续还可能出现复发性流产、月经失调等并发症。

心理层面的伤害也不容小觑。终止妊娠后，最常见的情绪反应是罪恶感、悲痛、失落感或解脱等，抑郁症的风险可能轻度增高。终止妊娠后需要关注患者的身心健康，必要时建议予以心理辅导。对流产妇女开展流产后关爱（postabortion Care，PAC）已经成为国际上降低重复流产的主要措施之一。大量实践已经证明，推广和实施规范化的 PAC 服务，可以有效降低重复流产率。WHO 为此专门制定了 PAC 指南。全球已经有 40 多个国家开展了 PAC 项目，效果十分显著。在全面实施 PAC 服务的国家中，人工流产率下降了 25%～50%。我国卫健委妇幼司发布了《人工流产后避孕服务规范（2018 版）》作为我国的 PAC 规范，服务对象为孕 27 周内因非意愿妊娠而人工流产的妇女。在该规范中，人工流产是指使用负压吸引术、钳刮术、药物流产、引产等人工终止妊娠的操作。人工流产后避孕服务涉及术前初诊、手术当日和术后随访等环节，服务内容包括宣传教育、一对一咨询、指导人工流产后即时落实高效避孕措施等。其中，术前初诊、术后首次随访提供的两次一对一咨询服务最为重要。术前初诊开展一对一咨询，目的是指导服务对象在术前选定避孕方法，以便在服务对象离开医疗机构前即时落实一项避孕措施。术后首次随访提供一对一咨询，目的是再次指导服务对象坚持和正确使用避孕方法。其他服务规范涉及的内容可扫描二维码 5-4 了解。

二维码 5-4

在出现少女怀孕时，医疗机构与医务人员更应尽力保护患者。少女怀孕指 19 岁及以下处在青春发育期的女孩子怀孕，此时生殖器官并未发育成熟，怀孕和生育引发近期和远期并发症的危险显著高于成年妇女。医务人员应尽力做到以下几个方面。①营造温馨友好的氛围，尊重和保护少女的隐私。②减痛手术：手术疼痛是引起少女恐惧和焦虑的主要原因，医疗机构可通过无痛手术或减痛手术，辅以耐心、细致的解释和安慰，专人陪伴手术过程等方法明显减轻她们对疼痛的恐惧和焦虑。③适当减少或减免医疗费用：昂贵的医疗费用可能使一部分经济未独立的少女铤而走险去"地下诊所"寻求不安全的流产手术，而不规范的操作很可能对少女的身体造成巨大伤害。④流产后咨询，避免重复流产：仅仅终止妊娠并不是一个完整的服务过程；在流产后，每一个医务人员都有责任和义务为少女提供详细的咨询，帮助少女在知情的基础上做出负责任的选择，比如不再继续发生性行为或落实可靠避孕措施，以避免重复意外怀孕、重复流产。⑤提供流产后心理康复治疗服务：可以为她们及时解除内心的恐慌和无助，为她们树立自信，让她们正确对待意外怀孕，重新审视和爱惜自己。

对比而言，各个国家的流产政策区别较大，我国成年女性对妊娠 14 周以下具有自主的流产选择权，作为生育权利的一部分受法律保护。妊娠 14 周以上终止妊娠需签署同意书等流程，具体省份与医院流程不同。未成年人行人工流产时需监护人签字。美国不同州的法律不同，有多个州（如德克萨斯州）执行严苛的反堕胎法，也有州允许未成年人在不告知监护人的情况下执行人工流产。而日本不主张流产，但保护女性流产的权利，法律上限制较少，更多从社会舆论、道德层面加以规范。

二、安全分娩

在维护女性生殖健康中，极为重要的一部分就是安全分娩。《中国妇女发展纲要（2021—2030年）》提出的相关策略措施有："推进婚前医学检查、孕前优生健康检查、增补叶酸等婚前孕前保健服务更加公平可及。保障孕产妇安全分娩。提倡科学备孕和适龄怀孕，保持适宜生育间隔，合理控制剖宫产率。完善医疗机构产科质量规范化管理体系。提供生育全程基本医疗保健服务，将孕产妇健康管理纳入基本公共卫生服务范围，孕产妇系统管理率达到90%以上。加强对流动孕产妇的管理服务。为低收入孕产妇住院分娩和危重孕产妇救治提供必要救助。持续推进高龄孕产妇等重点人群的分类管理和服务。全面落实妊娠风险筛查与评估、高危孕产妇专案管理、危急重症救治、孕产妇死亡个案报告和约谈通报制度。有效运行危重孕产妇救治网络，提高危急重症救治能力。"

分娩方式分为顺产及剖宫产。与能否顺产密切相关的三个因素是产力、产道与胎儿大小。将胎儿及其附属物从子宫内逼出的力量称产力，包括子宫收缩力（宫缩）、腹肌及膈肌收缩力和肛提肌收缩力。其中，子宫收缩力是临产后的主要产力，贯穿于分娩全过程；而腹肌及膈肌收缩力和肛提肌收缩力是临产后的辅助产力，协同子宫收缩，促进胎儿及其附属物娩出，仅在宫颈口开全后起作用，特别是在第二产程（指从子宫口开全到胎儿娩出）末期的作用更大，在第三产程（指从胎儿娩出至胎盘娩出为止）中还可促使胎盘娩出。产道分为骨产道和软产道，骨产道主要指骨盆。临床上，产道异常以骨产道多见。而软产道包括子宫下段、宫颈、阴道。与胎儿相关的因素有胎儿大小、胎位、胎盘，这些都会影响生产过程，必要时需选择剖宫产。难产主要因素间的相互影响可参考图5-4。

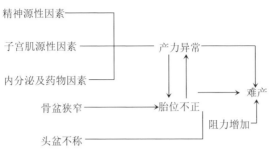

图 5-4 难产主要因素间的相互影响

（一）剖宫产适应证及并发症

当临床医生和（或）患者认为剖宫产相比阴道分娩可能会带来更好的母体和（或）胎儿结局时，可实施剖宫产。例如在美国，大约 70% 的剖宫产是初次（第一次）剖宫产，而几乎 80% 的初次剖宫产属于以下 3 个最常见的适应证：临产时滞产（35%），胎儿状态不良（24%），胎先露异常（19%）。

初次剖宫产适应证还包括但不限于以下情况：胎盘形成异常（如前置胎盘、前置血管、胎盘早剥等），阴道分娩时会带来显著围产期传播风险的母体感染，某些易导致胎儿出血的因素，脐带先露或脐带脱垂，疑似巨大儿（估计胎儿出生体重 > 4000g），阴道分娩存在机械梗阻（如巨大纤维瘤、严重移位的骨盆骨折、严重的胎儿脑积水），子宫先兆破裂，产妇有涉及子宫肌层的手术史等。此外，产妇个人强烈意愿也是剖宫产的适应证之一。

剖宫产对产妇造成的不良影响颇多，例如切口并发症（液化、感染、大出血等），宫缩乏力导致的产后大出血，周围器官的损伤，术后肠粘连，手术过程中麻醉相关风险，产后泌乳不足，延迟排乳，高产褥病率，产后便秘、尿潴留等。同时，剖宫产手术后的血栓形成率为非妊娠期女性的 4～5 倍。再次妊娠发生前置胎盘、子宫破裂、胎盘植入等的风险高。总体而言，剖宫产女性的死亡率高达顺产女性的 4 倍。

剖宫产亦可能对子代造成相关健康风险，例如：①正常经产道分娩的胎儿会受到宫缩、产道适度的物理张力改变等，使胎儿的身体、胸腹、头部有节奏地被挤压；而剖宫产宝宝却缺乏这种刺激，容易出现触觉感及前庭平衡感的失调（即"感觉统合失调"），日后可能造成动作不协调。②剖宫产宝宝由于未经产道挤压，较难排出 1/3 的胎肺液，新生儿窒息、新生儿肺炎的发生率显著高于顺产宝宝。③剖宫产宝宝未接触母亲阴道菌群，对自身菌群定植产生影响，进而可能出现菌群紊乱、免疫力低下等问题。重点总结见表5-4。

表5-4 剖宫产对产妇及胎儿的影响

对象	可能的影响
产妇	切口并发症（感染、大出血） 周围器官的损伤（肠粘连，输尿管及膀胱的损伤等） 麻醉并发症 瘢痕子宫 产后泌乳不足 产后便秘、尿潴留 再次妊娠异常（前置胎盘、子宫破裂、胎盘植入）
胎儿	感觉统合失调 新生儿窒息、新生儿肺炎 菌群紊乱，免疫力低下

由于剖宫产存在诸多并发症，对母亲及胎儿都有不良影响，所以临床上多推荐无剖宫产适应证的产妇以顺产为首选方案。

（二）剖宫产指标

剖宫产率作为评估女性生殖健康维护能力及国家医疗水平的重要指标，受到严密的监控。我国剖宫产率从20世纪60年代的5%左右上升到90年代的20%，且在20世纪90年代至21世纪初，呈现持续上升的状况。文献报道显示，这段时期国内多数医院的剖宫产率在40%～60%，个别医院甚至高达70%以上。

WHO在全球剖宫产率的调查报告中指出，阴道助产和剖宫产的孕妇发生严重并发症及死亡的危险度显著高于经阴道自然分娩的产妇，对降低剖宫产率表示高度重视。WHO对剖宫产率设置的警戒线为15%，美国、英国等的剖宫产率均在该警戒线以下，日本仅为7%。而中国的总剖宫产率为46.5%，超过世界警戒线2倍多。根据著名医学杂志《柳叶刀》2010年的数据，中国25%的剖宫产并不是出于医疗需要，即每年有500万例的剖宫产其实可以自然分娩。

导致我国剖宫产率高的原因是多元的。①我国医患关系、医疗环境现状：医生会建议无剖宫产指征的产妇优先考虑自然分娩，但该建议并无强制性。在产妇及产妇家属的强烈要求下会出现本可自然分娩的产妇接受剖宫产的情况。

另外，若尝试顺产过程中出现需要更改为剖宫产的情况，往往导致家属不满，为避免争端出现，部分医生会选择尊重家属意见。②大众观念：传统的错误备孕理念导致新生儿体重偏高，使得无法顺产或顺产风险过高的情况较多。文化风俗上对出生时间的迷信在某些地域也是导致不必要剖宫产的重要原因。③无痛分娩不足：国内分娩镇痛的指征为宫口开 3cm，这在临床上已超越很多产妇可接受的疼痛程度，且无痛分娩需要的麻醉师严重不足，导致产妇顺产态度消极。④医疗资源不足：剖宫产围手术期平均护理时间为 1.5 小时，远小于自然分娩所需要的平均 8 小时，在医疗资源有限的情况下，剖宫产效率更高，导致部分地区倾向于实施剖宫产。

参考国际情况，日本剖宫产率为全球最低，原因也是多元的。①重视医生的决策权：临床上，产妇不能自由选择生产方式，家属更没有权利决定孕妇生产方式，以医生判定是否符合剖宫产指征为准。②严格的产前指导：日本的产妇在备孕期间都会接受营养指导和严格的体重管理。每次产检时，医院都会给予科学的备孕指导，控制孕妇的各项指标。③高比例的分娩镇痛：日本非常重视分娩镇痛的推广。除日本外，无痛分娩在美国实施的比例大约为 85%；在英国，大约为 98%；在加拿大，大约为 86%。

近年来，我国为降低剖宫产率出台了各种规范和方案，如《关于进一步加强农村孕产妇住院分娩工作的指导意见（2009）》《全国县级妇幼卫生工作绩效考核实施方案（2010）》《"促进自然分娩，保障母婴安康"项目》《孕产期保健工作管理办法与工作规范（2011）》《2011－2020 年中国妇女儿童发展纲要（2012）》《国家卫生计生委关于做好新形势下妇幼健康服务工作的指导意见（2014）》《助产机构爱婴指南（2014 版）》。中华医学会妇产科学分会产科学组在 2014 年发布了《剖宫产手术的专家共识（2014）》和《新产程标准及处理的专家共识（2014）》。同时，国家高度重视提高无痛分娩比例。2019 年 11 月 20 日，国家卫健委发布了《分娩镇痛试点工作方案（2018－2020 年）》，明确将在 2018－2020 年开展分娩阵痛试点，并逐步在全国推广分娩镇痛的诊疗。只要具备产科和麻醉科两个科室的二级及以上医院都有机会成为试点医院。2018 年刊登在《英国医学杂志》（BMJ）上的一项最新研究指出，中国成功逆转剖宫产率持续 20 年上升的趋势，成为全球唯一一个降低高剖宫产率的国家。这证明我国的规范与方案有着良好的效果，应当进一步推进。

练习题

一、填空题

1. 冷冻胚胎适用于：一个_____周期得到的胚胎数量多，质量好，当不能一次全部移植时，可将多余的冷冻胚胎保存，在_____再次移植；对于发生严重_____综合征的患者，不宜在治疗周期移植胚胎者，可先冷冻胚胎，待以后的自然周期或人工周期进行胚胎复苏移植；对于可能丧失_____的患者，可在治疗前先行保存胚胎。

2. 妊娠_____个月内用人工或药物方法终止妊娠称为早期妊娠终止，也可称为人工流产。人工流产的方法可分为_____和_____两种。常用的方法有_____、_____和_____。

二、选择题

1. 下列关于生殖健康维护的描述中，正确的是（　　）
   A. 女性生殖健康指的是不患有影响女性生殖功能的疾病
   B. 生殖健康的维护主要是对孕期女性的保护
   C. 维护女性生殖健康是公共卫生领域的重点，是国家的大事
   D. 维护女性生殖健康的政策、法规以国家颁布的为主，各省市无不同政策

2. 下列关于子宫颈癌的叙述中，错误的是（　　）
   A. 原位癌高发年龄为 30～35 岁
   B. 浸润癌高发年龄为 45～55 岁
   C. 99.8% 的子宫颈癌可检到高危 HPV
   D. 12 型 HPV 为高危型 HPV

3. 下列关于疾病的三级预防叙述中，错误的是（　　）
   A. 第一级预防又称病因预防或初级预防
   B. 第一级预防是预防疾病的发生和消灭疾病的根本措施
   C. 第二级预防又称"三早"预防，指早诊断、早治疗、早治愈
   D. 第三级预防主要为对症治疗

4. 下列因素中与能否顺产无关的是（ ）

　　A. 产力　　　　　　B. 产道

　　C. 产程　　　　　　D. 胎儿大小

5. 下列关于人工流产的描述中，正确的是（ ）

　　A. 人工流产无痛、快捷，是非常好的避孕方式

　　B. 美国对人工流产管控较松

　　C. 我国成年人具有完全的人工流产选择自主权

　　D. 人工流产后不仅需要关注患者身体状况，而且需要关注心理状况

三、简答题

1. 我国目前未开放未婚女性冻卵，因为面临着哪些方面的问题？
2. 简单谈谈子宫颈癌的三级预防分别所包含的内容。
3. 简单叙述剖宫产对宝宝造成的影响。

参考文献

[1] 沈铿, 马丁. 妇产科学[M]. 3版. 北京：人民卫生出版社，2015.

[2] 华克勤, 丰有吉. 实用妇产科学[M]. 3版. 北京：人民卫生出版社，2015.

[3] 中华医学会妇产科学分会产科学组. 剖宫产手术的专家共识（2014）[J]. 中华妇产科杂志，2014，49（10）：721-724.

[4] 贺云龙, 田侃, 马家忠. 我国人工流产的法律规制构建探讨[J]. 医学与社会，2014，27（4）：66-69.

[5] 冯珏. 民事责任体系与无过错补偿计划的互动——以我国疫苗接种损害救济体系建设为中心[J]. 中外法学，2016（6）：1433-1479.

[6] 陈春林. 中国宫颈癌临床诊疗与大数据[J]. 中国实用妇科与产科杂志，2018，34（1）：25-29.

[7] 中国妇女发展纲要（2011－2020年）. 北京：人民出版社，2011.

[8] Huh WK, Ault KA, Chelmow D, et al. Use of primary high-risk human papillomavirus testing for cervical cancer screening: interim clinical guidance[J]. 2015, 136(2): 178-182.

[9] Koh WJ, Greer BE, Abu-Rustum NR, et al. Cervical cancer, version 2.2015

[J]. Journal of the National Comprehensive Cancer Network, 2015, 13(4): 395-404.

[10] Debbie S, Diane S, Herschel WL, et al, American Cancer Society, American Society for Colposcopy and Cervical Pathology, and American Society for Clinical Pathology Screening Guidelines for the Prevention and Early Detection of Cervical Cancer[J]. American Journal of Clinical Pathology, 2012, 137(4): 516-542.

第六章

维护女性生殖健康案例

案例一

一波三折

第一部分

25岁的小美突然接到了爸爸的电话。电话中,爸爸悲伤地告诉她,姑姑被诊断为子宫颈癌。小美急忙赶去医院看望姑姑。姑姑哭得十分伤心,后悔自己没有听从医生的建议定期检查,也后悔在出现非月经期的阴道流血时以为自己是月经不调,没有及时去医院,拖到了现在。医生告诉姑姑,由于已经是Ⅱ期,建议行广泛性子宫切除术。姑姑已经有了一个健康的儿子,爸爸和小美安慰姑姑尽快接受手术最重要。最后,姑姑下定决心接受了手术和同步放化疗,子宫颈癌得到了有效的治疗和控制,但是姑姑身心遭受了巨大的打击。小美在悲伤的同时,回想起自己单位体检的"宫颈糜烂"报告,又看到网上某些医院宣传"宫颈糜烂"不治疗就会得子宫颈癌,陷入了深深的恐慌。

讨 论

1. 你会建议小美做什么检查?
2. 如何早期发现子宫颈癌,避免出现小美姑姑的情况?

参考答案

1. 宫颈液基细胞学(TCT)检查与高危型HPV DNA检测。

2. 早期发现子宫颈癌定期筛查最重要。有性生活后，应每年进行 TCT 检查，建议 30 岁以上女性同时进行 HPV DNA 检测。

第二部分

小美和好朋友丽丽谈起了自己的担心，考虑要不要去网上推荐的医院检查一下。丽丽告诉小美自己一直定期在省妇保医院体检，建议小美去正规医院咨询医生并做检查。小美听从了建议去了省妇保医院，向妇科医生说明了自己的担忧。医生安慰小美，宫颈糜烂与子宫颈癌没有必然的关系，现在也不再认为"宫颈糜烂"是一种疾病，因为这在很多情况下是一种正常的生理现象。医生在详细询问生活史后，得知小美有一位感情很好的男朋友，两人有正常的性生活。医生建议小美接受宫颈液基细胞学（TCT）检查来筛查子宫颈癌，小美欣然接受。拿到结果后，小美得知自己没有患子宫颈癌，也没有感染 HPV，非常开心。医生建议小美定期接受子宫颈癌筛查，并告诉她早期发现子宫颈病变在子宫颈癌的预防中非常重要。小美回想起姑姑的话，表示自己一定会遵从医嘱。但小美还是有些担心，询问医生有没有什么办法保证自己不会得子宫颈癌。医生推荐她可以考虑去社区卫生中心接种 HPV 疫苗。小美上网查找资料时却发现很多人说这个疫苗有副作用。

讨 论

1. 接种 HPV 疫苗可能会有哪些不良反应？
2. 如果注射疫苗后发生了不在说明书上的不良反应，应该怎么办？

参考答案

1. 常见的不良反应包括肌肉酸痛、皮肤红肿、疲劳、不适、头晕、头痛、发热、感热、恶心、呕吐、腹痛、晕厥、过敏反应等。

2. 向接受注射的社区卫生中心报告，提供接种时间、发生不良反应的时间、不良反应的具体症状等信息，向疾控中心进一步报告。

第三部分

小美在互联网上仔细查找了各类资料，发现所谓的"副作用"是接种疫苗常见的一些不良反应，她又问了已经接种了 4 价 HPV 疫苗的好朋友丽丽。丽丽说她接种后没有任何不适。小美决心接种 HPV 疫苗。然而，小美在成功接种 HPV 疫苗后便放松了警惕，认为自己不会再因为感染 HPV 得子宫颈癌了，与男朋友发生性关系时没有采取避孕措施，不小心意外怀孕了，小美和男朋友都没有将孩子生下来的打算，所以只能去做人流手术。小美不以为然，认为现在到处能看到"无痛人流"的广告，都在说"全程无痛""无负担"，她觉得人流不会对身体造成任何影响。

讨 论

1. 无痛人流不会对身体造成任何影响吗？
2. 科学的避孕方法有哪些？

参考答案

1. 无痛人流有着众多并发症，最常见的并发症是出血，一般为宫颈、阴道撕裂、组织残留等导致的；此外，术中的操作对子宫的刺激可能导致子宫穿孔、子宫内膜炎；流产不彻底可能导致妊娠物残留；还可能出现习惯性流产；月经失调等。

2. 科学的避孕方法有宫内节育器、皮下埋植剂、女性绝育术、男性绝育术、长效避孕针（单纯孕激素避孕针，复方雌-孕激素避孕针）、复方短效口服避孕药、男用避孕套、女用避孕套等。

案例二

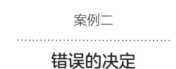

错误的决定

玲玲已经怀孕将近 10 个月，这是她第一次怀孕，她无比重视和喜爱自己腹中的宝宝。备孕期间，玲玲查了各种资料，吃了各种营养品，想要将自己和宝宝的状态都调整至最佳状态，让宝宝健健康康地出生。玲玲的妈妈和婆婆也十分重视，轮流前来照顾玲玲，鸡汤补品从未断过。玲玲的丈夫接手了一切家务活，让玲玲尽可能多休息。临近预产期的一天凌晨，玲玲被阵痛惊醒，丈夫急忙将她送至医院，玲玲在阵痛中告诉医生自己一定要顺产，因为她听说剖宫产的宝宝不如顺产的宝宝健康，希望能够给自己的宝宝一个健康的身体。医生在做初步的评估后认为可以尝试顺产，尊重玲玲的意见，进行试产。玲玲配合医生的指示，满头大汗地努力，然而出现了第二产程延长，医生尝试胎头吸引助产两次均失败。玲玲仍想继续尝试顺产，而医生建议立刻转为剖宫产。手术过程顺利，新生儿重达 4kg。不幸的是，新生儿出生 25 分钟后就陷入了昏迷状态，随后被送入新生儿重症监护室，于第 2 日抢救无效死亡。

讨 论

1. 剖宫产的常见指征有哪些？
2. 若玲玲无剖宫产的临床指征，尝试顺产是错误的吗？
3. 如何避免此类悲剧的发生？

参考答案

1. 剖宫产的常见指征有：临产时滞产，胎儿状态不良，胎先露异常，胎盘异常（如前置胎盘、前置血管、粘连性胎盘），阴道分娩时会带来显著的围产期传播风险的母体感染，某些易导致胎儿出血的因素，脐带先露或脐带脱垂，疑似巨大儿（估计胎儿体重 ≥ 4kg），阴道分娩存在机械梗阻（如巨大纤维瘤、严重移位的骨盆骨折、严重的胎儿脑积水），子宫先兆破裂，之前进行过涉及子宫肌层的手术（如肌瘤切除术）等。

2. 不是错误的。无剖宫产临床指征时，应首先考虑顺产。因为剖宫产对产妇和子代均有不良影响。剖宫产的产妇发生严重并发症及死亡的危险度高于阴道自然分娩的产妇，差异有统计学意义。

3. 完善产前检查，对产妇是否可以顺产进行全面评估。产妇注意科学备孕，避免胎儿体重过重等。

案例三

请再爱惜些自己

小芳有一位交往多年、感情很深的男友，两人发生性关系时从未采取任何避孕措施。小芳多次怀孕，但男友都表示暂时不想养孩子，让小芳去做人工流产，小芳并没有多想。因为不富裕，她总是去小诊所接受人工流产。小芳又一次意外怀孕了，由于上次人工流产后腹痛了非常久，小芳决定这次去正规的大医院接受手术。术前检查后，医生郑重地告知她由于多次人工流产，她的子宫状态已经非常差，手术后再次怀孕的可能性很低，并表示平时应采取避孕套等措施避孕，而不是反复人工流产。小芳非常震惊，表示从未有人告知过自己不能多次人工流产，她一时不知该如何是好，惊慌失措地哭了出来。医生安慰她这次成功怀孕了，目前身体情况也健康，可以考虑将孩子生下来。小芳冷静下来后和男友讨论了很久，最后决定将孩子生下来。

讨 论

1. 如何减少女性接受多次人工流产的情况？
2. 你认为小芳如果要将孩子生下来，应该尝试顺产还是直接剖宫产？

参考答案

1. 普及性教育，从小对孩子进行必要的性教育，让孩子知道保护自己。纠正错误的人工流产观念。在患者接受人工流产前后与患者进行一对一的咨询和帮助，告知患者人工流产的风险和科学的避孕方式。

2. 评估患者情况，若无剖宫产指征，则应尝试顺产，反复人工流产会导致子宫内膜变薄，受孕率降低，但对是否能顺产无直接影响。

第七章

月经失调、痛经、盆腔炎、阴道炎等女性常见疾病防治

案例导入——痛经,痛到怀疑人生

这一天,妇科门诊来了一位面色苍白的中年女性董女士。

董女士说,她今年 50 岁了,已经到了接近绝经的年龄,也有了这个年龄段女性通常有的情绪焦躁、记忆力减退、睡眠质量差等所谓的"更年期"症状。但随着时间的推移,她的月经周期却没有延长,而是时长时短,短至 20 日,长达 2 个月;经量很多,以前经期只需要用 1 包卫生巾,现在需要使用 3～5 包卫生巾,经期也比较长,一般要 7～9 日。当医生问到是否存在痛经时,董女士说她 5 年前开始出现痛经,并且痛经越来越严重,经期常常头晕、面色苍白、身体虚弱。

董女士说,除了有点胖以外,总体上来讲,她的身体很健康,没有高血压,也没有糖尿病,生了 2 个女儿,学习成绩都很不错,生活幸福。

询问完病史后,医生给董女士做了一些体格检查:身高 160cm,体重 75kg,心率 70 次 / 分,血压 134/85mmHg。

根据上述案例,回答以下问题。

1. 董女士的月经正常吗?哪些方面存在异常?
2. 董女士现在处于女性一生中的哪个时期?
3. 董女士还应该接受哪些检查以明确病因?

第一节　月经及月经周期的调节，月经失调

一、月　经

月经第一次来潮称为月经初潮（menarche），月经初潮年龄多在 13～14 岁，但也可能早至 11 岁或晚至 16 岁。16 岁以后月经尚未来潮者应当引起临床重视。月经初潮早晚主要受遗传因素控制，也受其他因素（如营养、体重）影响。近年来，月经初潮年龄有提前趋势。

月经初潮是性成熟的开始，但卵巢功能还没有发育完善，还不能规律地排卵。月经初潮后第 1 年的月经大部分是没有排卵的月经，所以也是不规律的，时有时无，很容易发生异常子宫出血（abnormal uterine bleeding，AUB）。家人要注意保护好正在发育的女孩，从日常起居、情绪调节、膳食营养等方面给予格外关注。

随着生长发育的进程，月经会逐渐规律。规律月经的出现是生殖功能成熟的重要标志。常规体格检查或妇科就诊，常常被问到月经周期是多少日，为的是健康评估和疾病诊断。怎样计算月经周期？正确的计算方法是：以来月经出血的第 1 日作为月经周期的第 1 日，两次月经第 1 日的间隔时间称一个月经周期，一般为 21～35 日，平均 28 日。每次月经持续的时间称为经期，一般为 3～7 日，平均 4～6 日。一次月经的总失血量为月经量，正常月经量为 20～60 毫升，超过 80 毫升为月经过多。

月经的临床评价指标至少包括月经周期频率、月经规律性、经期长度、经期出血量四个要素，我国目前的相关术语见表 7-1。

月经血由 3/4 的动脉血、1/4 的静脉血、子宫内膜碎片、多种活性酶以及生物因子构成。月经血通常是不凝血。来自子宫内膜的纤维蛋白溶酶对纤维蛋白具有溶解作用，故月经血不凝。月经血呈暗红色，在出血量多或速度快的情况下可出现血凝块。

月经期一般无特殊症状，但经期因盆腔充血以及前列腺素的作用，有些妇女可出现下腹及腰骶部下坠不适或疼痛，并可出现腹泻等胃肠功能紊乱症状。少数患者可有头痛及轻度神经系统不稳定症状。

表 7-1　月经的临床评价指标

月经的临床评价指标	术语	范围
月经周期频率	月经频发	＜21日
	月经稀发	＞35日
月经规律性 （近1年月经周期的差异）	规律月经	＜7日
	不规律月经	≥7日
	闭经	≥6个月无月经
经期长度	经期延长	＞7日
	经期过短	＜3日
经期出血量	月经过多	＞80毫升
	月经过少	＜5毫升

二、月经周期的调节

月经周期的调节是一个非常复杂的过程，主要涉及下丘脑（hypothalamus）、垂体（pituitary）和卵巢。下丘脑分泌促性腺激素释放激素（gonadotropin releasing hormone，GnRH），通过调节垂体促性腺激素（gonadotropin）的分泌，调控卵巢功能。卵巢分泌的性激素对下丘脑-垂体又有反馈调节作用。下丘脑、垂体与卵巢之间相互调节、相互影响，形成一个完整而协调的神经内分泌系统，称为下丘脑-垂体-卵巢轴（hypothalamic-pituitary-ovarian axis，HPO轴）（见图7-1）。HPO轴的神经内分泌活动受到大脑高级中枢的影响，其他内分泌腺与之亦有关系。

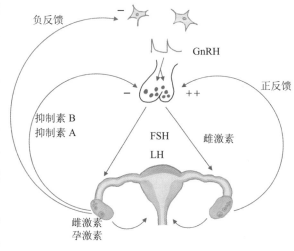

图 7-1　下丘脑-垂体-卵巢轴

（一）下丘脑促性腺激素释放激素

下丘脑弓状核神经细胞分泌的GnRH是一种十肽激素，直接通过垂体门脉系统输送到腺垂体，调节垂体促性腺激素——卵泡刺激素（follicle-stimulating hormone，FSH）和黄体生成素（luteinizing hormone，LH）的合成和分泌。GnRH 的分泌特征为脉冲式释放，脉冲频率为 60～120 分钟/次，其频率与月经周期时相有关。

下丘脑是 HPO 轴的启动中心，GnRH 的分泌受垂体促性腺激素和卵巢性激素的反馈调节，包括起促进作用的正反馈调节和起抑制作用的负反馈调节。反馈调节包括长反馈、短反馈和超短反馈三种。长反馈指卵巢分泌到循环中的性激素对下丘脑的反馈作用；短反馈指垂体激素对下丘脑 GnRH 分泌的负反馈调节；超短反馈指 GnRH 对其本身合成的负反馈调节。这些激素反馈信号和来自神经系统高级中枢的神经信号一样，通过多种神经递质，包括去甲肾上腺素、多巴胺、β-内啡肽、5-羟色胺和褪黑激素等，调节 GnRH 的分泌。

（二）腺垂体生殖激素

腺垂体（垂体前叶）分泌的与生殖调节直接相关的激素有促性腺激素和催乳素。

1. 促性腺激素

腺垂体的促性腺激素细胞分泌 FSH 和 LH。它们对 GnRH 的脉冲式刺激起反应，自身亦呈脉冲式分泌，并受卵巢性激素和抑制素的调节。

FSH 是卵泡发育所必需的激素，其主要生理作用包括：①直接促进窦前卵泡及窦卵泡颗粒细胞增殖与分化，分泌卵泡液，使卵泡生长发育；②激活颗粒细胞芳香化酶，合成与分泌雌二醇；③在前一周期的黄体晚期及卵泡早期，促使卵巢内窦卵泡群募集；④促使颗粒细胞合成分泌 IGF 及其受体、抑制素、激活素等物质，并与这些物质协同作用，调节优势卵泡的选择与非优势卵泡的闭锁退化；⑤在卵泡期晚期与雌激素（estrogen）协同，诱导颗粒细胞生成 LH 受体，为排卵及黄素化做准备。

LH 的生理作用包括：①在卵泡期刺激卵泡膜细胞合成雄激素（androgen），主要是雄烯二酮，为雌二醇的合成提供底物；②排卵前促使卵母细胞最终成熟及排卵；③在黄体期维持黄体功能，促进孕激素（progestin）、雌二醇和抑制素 A 的合成与分泌。

2. 催乳素

催乳素（prolactin，PRL）是由腺垂体的催乳细胞分泌的多肽激素，具有促进乳汁合成功能，其分泌主要受下丘脑释放入门脉循环的多巴胺（PRL抑制因子）抑制性调节。促甲状腺激素释放激素（thyrotropin-releasing hormone，TRH）亦能刺激PRL的分泌。由于多巴胺与GnRH对同一刺激或抑制作用常同时发生效应，所以当GnRH的分泌受到抑制时，可出现促性腺激素水平下降而PRL水平上升的情况，临床表现为闭经泌乳综合征。另外，由于TRH升高，可使一些甲状腺功能减退的妇女出现泌乳现象。

（三）卵巢性激素的反馈作用

卵巢分泌的雌激素、孕激素对下丘脑和垂体具有反馈调节作用。

1. 雌激素

雌激素对下丘脑产生负反馈和正反馈两种作用。在卵泡期早期，一定水平的雌激素负反馈作用于下丘脑，抑制GnRH释放，并降低垂体对GnRH的反应性，从而抑制垂体促性腺激素的脉冲式分泌。在卵泡期晚期，随着卵泡的发育成熟，当雌激素的分泌达到阈值并维持48小时以上时，雌激素即可发挥正反馈作用，刺激LH分泌高峰。在黄体期，协同孕激素对下丘脑形成负反馈作用。

2. 孕激素

在排卵前，低水平的孕激素可增强雌激素对促性腺激素的正反馈作用。在黄体期，高水平的孕激素对促性腺激素的脉冲式分泌产生负反馈抑制作用。

（四）月经周期的调节机制

1. 卵泡期

在一次月经周期的黄体萎缩后，雌激素、孕激素和抑制素A水平降至最低，对下丘脑和垂体的抑制解除，下丘脑又开始分泌GnRH，使垂体FSH分泌增加，促进卵泡发育，分泌雌激素，子宫内膜发生增殖期变化。随着雌激素逐渐增加，其对下丘脑的负反馈增强，抑制下丘脑GnRH的分泌，加之抑制素B的作用，使垂体FSH分泌减少。随着卵泡逐渐发育，接近成熟时，卵泡分泌的雌激素达到200pg/mL以上并持续48小时，即对下丘脑和垂体产生正反馈作用，形成LH和FSH峰，两者协同作用，促进成熟卵泡排卵。

2. 黄体期

排卵后，循环中LH和FSH均急剧下降，在少量LH和FSH的作用下，黄体形成并逐渐发育成熟。黄体主要分泌孕激素，也分泌雌二醇，使子宫内膜发生分泌期变化。排卵后第7~8日，循环中孕激素达到高峰，雌激素亦达到又一高峰。由于大量孕激素和雌激素以及抑制素 A 的共同负反馈作用，又使垂体 LH 和 FSH 分泌相应地减少，黄体开始萎缩，雌激素、孕激素分泌减少，子宫内膜失去性激素支持，发生剥脱而月经来潮。雌激素、孕激素和抑制素 A 的减少解除了对下丘脑和垂体的负反馈抑制，FSH 分泌增加，卵泡开始发育，下一个月经周期重新开始，如此周而复始（见图 7-2）。

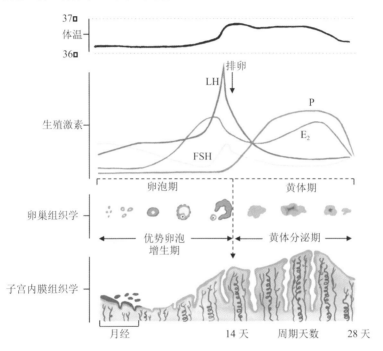

图 7-2　卵巢及子宫内膜周期性变化和激素水平关系示意

三、不同阶段女性的月经特点

对于多数女性而言，月经周期也是会变化、调整的。青春期、育龄期、绝经过渡期，月经周期往往不一样。

（一）青春期

青春期（puberty）按照顺序先后经历乳房萌发，肾上腺功能初现——青春期肾上腺激素分泌增加引起阴毛和腋毛的生长，生长加速，月经初潮。各阶段有重叠，共需大约 4.5 年的时间。

月经来潮提示卵巢所产生的雌激素足以使子宫内膜增殖，雌激素达到一定水平且有明显波动时，引起子宫内膜脱落即出现月经。由于此时下丘脑对雌激素的正反馈机制尚未成熟，即使卵泡发育成熟也不能排卵，故月经周期常不规律，经过5～7年建立规律的周期性排卵后，月经才逐渐正常。

（二）育龄期

育龄期（child-bearing period）是健康女性生殖力最旺盛的时期，身体处于最佳状态，具有孕育新生命的能力。在这个时期，多数女性的月经是较规律的，有正常的周期、经期和经量。如果这个时期出现月经周期缩短的情况，一般不是发育问题，常由外界因素导致，比如环境刺激、劳累、应激、流产、手术等。此外，肥胖、多囊卵巢综合征（polycystic ovarian syndrome，PCOS）、高催乳素血症等疾病也可导致患者长期不排卵，月经周期也会有或长或短的变化。

（三）绝经过渡期

绝经过渡期（menopausal transition period），俗称更年期，指从开始出现绝经趋势直至最后一次月经的时期。可始于40岁，历时短至1～2年，长至10～20年。此期卵巢功能逐渐衰退，卵泡数明显减少且易发生卵泡发育不全，因而月经不规律，常为无排卵性月经，月经周期时长时短，出血量时大时小，极易发生"异常子宫出血"。最终，由于卵巢内卵泡自然耗竭或剩余的卵泡对垂体促性腺激素丧失反应，出现卵巢功能衰竭。

月经永久性停止称为绝经（menopause）。我国妇女平均绝经年龄为49.5岁，80%在44～54岁。尽管人均寿命已明显延长，但绝经年龄却变化不大，暗示人类绝经年龄主要取决于遗传。

（四）绝经后期

绝经后期（postmenopausal period）指绝经后的生命时期。在早期阶段，虽然卵巢停止分泌雌激素，但卵巢间质仍能分泌少量雄激素，后者在外周转化为雌酮，是循环中的主要雌激素。60岁以后，妇女机体一般逐渐老化进入老年期。此期卵巢功能已完全衰竭，雌激素水平低落，不足以维持女性第二性征，生殖器进一步萎缩老化；骨代谢失常引起骨质疏松，易发生骨折。

四、月经期间的注意事项

月经期间由于宫腔充血，且宫颈微微开放便于经血排出，若不注意个人卫生，可能导致病原体入侵而引起炎症。那么在月经期间，都有哪些注意事项呢？

（1）不宜有性生活：月经期间，宫内膜脱落后会在表面形成创伤面，如果此时同房，细菌就有了入侵的机会，细菌逆行而上，进入子宫腔内，就会发生子宫内的感染。

（2）不宜坐浴、盆浴：月经期间，宫颈口呈微微张开的状态，以利于经血排出，但也增加了感染的机会，坐浴和盆浴很容易使污水进入子宫腔内而导致炎症。

（3）不宜穿紧身衣裤：臀围小的紧身裤会使局部微血管受到压力，从而影响血液循环，造成阴部充血水肿。

（4）不宜高声唱歌：月经期间呼吸道黏膜和声带充血，若高声唱歌或大声说话，声带肌肉容易疲劳，导致声音沙哑。

（5）不可过度捶打腰背：腰酸背痛是月经期的常见反应，但不要随意自行捶打，这样会使骨盆腔进一步充血，引起月经过多或经期过长。经期也不宜做盆腔按摩。

（6）不宜进行激烈的运动：月经期间是可以健身的，但要控制运动的强度，跳高、跳远、赛跑、踢足球等会诱发或加重月经期间的全身不适，甚至引起痛经和月经失调。一些增加腹压的力量性锻炼（如举重、哑铃等）也应尽量避免，否则会引起月经过多或经期延长。另外，由于经期宫颈口处于微开状态，细菌易侵入宫腔，增加感染的机会，引起各种妇科炎症，所以月经期间不宜游泳。经期也不宜参加比赛，以免因精神过度紧张，导致内分泌失调而出现月经紊乱。

（7）不宜拔牙：如果牙科医生忽略了，没有在拔牙前询问是否在经期，一定要主动声明。在月经期，女性子宫内膜释放出较多的组织激活物质，将血液中的纤维蛋白溶解酶原激活为具有抗凝血作用的纤维蛋白溶解酶，同时体内的血小板数目减少，机体凝血能力降低。此时如果进行类似拔牙的创伤性手术，止血时间延长，导致出血量较平时手术多、出血时间延长。女性经期的痛觉神经也比平时敏感，全身抵抗力较弱，此时拔牙还会感觉疼痛加倍，并且发生感染的风险增加。女性经期唾液中纤维蛋白原的前体激活物增加，达到最大值，当拔牙后的创面与唾液接触时，凝血块过早破坏，发生代偿性出血而影响愈合，加上细菌趁机入侵，导致干槽症，临床表现为拔牙后，耳颈部出现持续性疼痛，可放射到半侧头面部，局部淋巴结肿大、低烧、全身不适、食欲下降、张口困难、牙槽窝凝血块溶解、牙槽骨暴露及坏死等。

五、月经失调

育龄期女性月经较规律,有正常的周期、经期和经量。但当机体受内部和外界各种因素(如精神紧张、营养不良、代谢紊乱、慢性疾病、环境及气候骤变、饮食紊乱、过度运动、酗酒以及其他药物等)影响时,可通过大脑皮层和中枢神经系统,引起下丘脑-垂体-卵巢轴功能调节或器官效应异常而导致月经失调。

在这里,主要讲述异常子宫出血与闭经。

(一)异常子宫出血

异常子宫出血是指与正常的月经周期、规律性、经期长度、经期出血量中的任何一项不符,源自子宫腔的异常出血。

异常子宫出血的病因有很多(见表7-2),一部分为结构性改变,可采用影像学技术和(或)病理学方法明确诊断的疾病,如子宫肌瘤(leiomyoma)、子宫内膜息肉(polyp)、子宫腺肌病(adenomyosis)、子宫内膜恶变和不典型增生(malignancy and hyperplasia)等;另一部分无子宫结构性改变,导致异常子宫出血的原因可以是单一因素,也可以多因素并存,有时还存在原发疾病导致的其他临床表现。

表7-2 异常子宫出血的病因(AUB FIGO分类)

结构性病变	非结构性病变
P:子宫内膜息肉	C:全身凝血相关疾病
A:子宫腺肌病	O:排卵障碍相关疾病
L:子宫平滑肌瘤	E:子宫内膜局部异常
M:子宫内膜恶变(不典型增生)	I:医源性
	N:未分类

若存在结构性病变,则应针对病因治疗,治疗方法如宫腔镜、腹腔镜手术等。若为非结构性病变导致的异常子宫出血,治疗原则为对因治疗、止血并纠正贫血。对于排卵障碍所致的异常子宫出血(AUB-O),止血后可应用药物来调整月经周期,以预防子宫内膜增生和异常子宫出血复发。有生育要求的AUB-O患者可考虑接受促排卵治疗。青春期少女无生育要求,治疗以止血、调整月经周期为主。绝经过渡期妇女则以止血、调整月经周期、减少经量、防止子宫内膜癌变为主。

异常子宫出血可因经量过多或经期过长而导致贫血，还可能影响生育功能，但病因复杂，治疗也需具体情况具体分析。若出现异常子宫出血的症状，请不要恐慌，主动前往医院治疗，医生会提供正确的诊疗方案，帮助恢复正常的月经周期。

(二) 闭 经

闭经（amenorrhea）表现为无月经或月经停止。

根据既往有无月经来潮，分为原发性闭经和继发性闭经两类。原发性闭经指年龄超过14岁，第二性征（阴毛、腋毛等）尚未发育；或年龄超过16岁，第二性征已发育，月经还未来潮。继发性闭经指正常月经建立后月经停止6个月，或按自身原有月经周期计算停止3个周期以上。

青春期前、妊娠期、哺乳期及绝经后的月经不来潮属生理现象，不在本节讨论。

正常月经的建立与维持，有赖于下丘脑－垂体－卵巢轴的神经内分泌调节、靶器官子宫内膜对性激素的周期性反应和下生殖道的通畅性，其中任何一个环节发生障碍均可导致闭经。闭经的病因见表7-3。

1. 原发性闭经

原发性闭经较少见，多为遗传因素或先天性发育缺陷引起，其中约30%的患者伴有生殖异常，分为第二性征存在和第二性征缺乏两类。

第二性征存在的原发性闭经包括：MRKH综合征/米勒管发育不全综合征，雄激素不敏感综合征/睾丸女性化完全型，对抗性卵巢综合征/卵巢不敏感综合征，生殖道闭锁和真两性畸形等。

第二性征缺乏的原发性闭经包括：低促性腺激素性腺功能减退；高促性腺激素性腺功能减退（如特纳综合征，46，XX单纯性腺发育不全，46，XY单纯性腺发育不全等）。

2. 继发性闭经

继发性闭经的发生率明显高于原发性闭经，病因复杂。

控制正常月经周期的5个主要环节依次为下丘脑、垂体、卵巢、子宫及下生殖道。闭经病因可分为下丘脑性闭经、垂体性闭经、卵巢性闭经、子宫性闭经及下生殖道发育异常闭经。青春期及育龄期女性最常见的闭经原因就是下丘脑性闭经。

表 7-3 闭经的病因

病因分类	原发性闭经	继发性闭经
下丘脑性闭经	功能性 　　应激性闭经 　　运动性闭经 　　神经性厌食 　　营养相关性闭经 基因缺陷或器质性 　　促性腺激素释放激素缺乏症 　　下丘脑浸润性疾病 　　下丘脑肿瘤 　　头部创伤 药物性	功能性 　　应激性闭经 　　运动性闭经 　　营养相关性闭经 器质性 　　下丘脑浸润性疾病 　　下丘脑肿瘤 　　头部创伤 药物性
垂体性闭经	垂体肿瘤 空蝶鞍综合征 先天性垂体病变 　　垂体单一性促性腺激素缺乏症 　　垂体生长激素缺乏症	垂体肿瘤 空蝶鞍综合征 希恩综合征
卵巢性闭经	先天性性腺发育不全 染色体异常 　　特纳综合征及其嵌合型 染色体正常 　　46，XX 单纯性腺发育不全 　　46，XY 单纯性腺发育不全 酶缺陷 　　17α 羟化酶缺陷 　　17，20 碳链裂解酶缺陷 　　芳香化酶缺陷 　　卵巢抵抗综合征	卵巢早衰 　　特发性 　　免疫性 　　损伤性（炎症、化疗、放射、手术）
子宫性疾病及下生殖道发育异常性闭经	子宫性 　　MRKH 综合征 　　雄激素不敏感综合征 下生殖道发育异常性 　　宫颈闭锁 　　阴道闭锁 　　阴道横隔 　　处女膜闭锁	宫腔宫颈粘连 　　感染性 　　创伤性（多次人工流产及反复刮宫）

下丘脑性闭经指中枢神经系统及下丘脑各种功能和器质性疾病引起的闭经，以功能性原因为主。此类闭经的特点是下丘脑合成和分泌 GnRH 缺陷或下降导致垂体促性腺激素，即 FSH 和 LH，特别是 LH 的分泌低下，故属低促性腺激素性闭经，治疗及时尚可逆。以下列举了一些常见的下丘脑性闭经的原因。①精神应激：突然或长期精神压抑、紧张、忧虑、环境改变、过度劳累、情感变化、寒冷等，均可能引起神经内分泌障碍而导致闭经。②体重下降和神经性厌食：中枢神经对体重急剧下降极敏感：若 1 年内体重下降 10% 左右，即使体重仍在正常范围内，也可引发闭经；若体重减轻 10%～15%，或体脂丢失 30%，也可出现闭经。饮食习惯改变也是下丘脑性闭经的原因之一。③运动性闭经：长期剧烈运动或芭蕾舞、现代舞等训练易致闭经，与患者的心理背景、应激反应程度及体脂下降有关。初潮发生和月经维持有赖于一定比例（17%～22%）的机体脂肪，肌肉/脂肪比率增加或总体脂肪减少均可使月经异常。④药物性闭经：长期应用甾体类避孕药及某些药物可引起继发性闭经。药物性闭经通常是可逆的，停药后 3～6 个月，月经多能自然恢复。⑤颅咽管瘤：可压迫下丘脑及垂体，导致病理性闭经。

垂体性闭经的病因包括垂体梗死、垂体肿瘤、空蝶鞍综合征等；卵巢性闭经的病因包括卵巢早衰、卵巢功能性肿瘤、多囊卵巢综合征等；子宫性闭经包括 Asherman 综合征、手术切除子宫或放疗等；其他病因如甲状腺、肾上腺等内分泌功能异常也可引起闭经。

闭经常伴随有一些并发症，如不孕、绝经综合征、性欲低下、乳房萎缩、阴道干涩等。虽然闭经暂时不会对女性构成生命威胁，但有多方面的危害，如长期的雌激素水平过低，不仅会使更年期症状提早出现，还会引发骨质疏松等相关疾病；雌激素不缺但孕激素不足，子宫内膜不能按时脱落，可增加发生子宫内膜癌的风险；雄激素过高，糖尿病和心血管疾病也会接踵而至。因此，对于闭经不能掉以轻心，应该积极寻找病因并加以治疗，提高生命质量。

如果女性发生闭经，应根据病史、月经史（初潮年龄、月经周期、经期、经量和闭经期限及伴随症状）、闭经诱因（精神因素、环境改变、体重增减、饮食习惯、剧烈运动、各种疾病及用药情况、职业或学习成绩等）、体格检查（全身发育情况、身高体重、第二性征、皮肤色泽及毛发分布等）以及相关辅助检查（如激素测定、B 超等影像学检查）等情况，查明病因并进行相应的治疗。

对于器质性因素引起的闭经，要针对病因治疗；而对于功能性闭经，则应根据病情给予适当的全身治疗、内分泌治疗（促排卵，雌激素、孕激素补充疗法）、手术治疗或中西医结合治疗。

关于女性生殖健康常见疾病防治之月经失调的 MOOC 课程可扫二维码 7-1 进入学习。

二维码 7-1

六、痛 经

痛经（dysmenorrhea）为最常见的妇科症状之一，指行经前后或月经期出现下腹部疼痛、坠胀，伴有腰酸或其他不适。症状严重者影响生活和工作。痛经分为原发性和继发性两类。原发性痛经指生殖器无器质性病变的痛经，占痛经的 90% 以上；继发性痛经指由盆腔器质性疾病引起的痛经。

（一）原发性痛经

原发性痛经的发生主要与月经来潮时子宫内膜前列腺素（prostaglandin，PG）含量增高有关。研究表明，痛经患者子宫内膜和月经血中 $PGF_{2\alpha}$ 和 PGE_2 含量均明显高于正常妇女，$PGF_{2\alpha}$ 含量升高是造成痛经的主要原因。在月经周期中，分泌期子宫内膜前列腺素浓度较增殖期子宫内膜高。在月经期，溶酶体酶溶解子宫内膜细胞而使 $PGF_{2\alpha}$ 及 PGF_2 含量增高（见图 7-3）。$PGF_{2\alpha}$ 含量高可引起子宫平滑肌过强收缩，血管挛缩，造成子宫缺血、乏氧状态而出现痛经。增多的前列腺素进入血液循环，还可引起心血管和消化道等的症状。血管加压素、内源性缩宫素以及 β-内啡肽等物质的增加也与原发性痛经有关。此外，原发性痛经还受精神、神经因素影响，疼痛的主观感受也与个体痛阈有关。

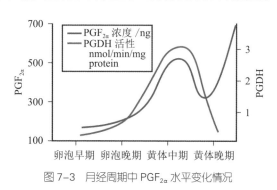

图 7-3 月经周期中 $PGF_{2\alpha}$ 水平变化情况

原发性痛经在青春期多见，常在初潮后 1～2 年内发病；疼痛多自月经来潮后开始，最早出现在经前 12 小时，以行经第 1 日疼痛最剧烈，持续 2～3 日后缓解；疼痛常呈痉挛性，通常位于下腹部耻骨上，可放射至腰骶部和大腿内侧；可伴有恶心、呕吐、腹泻、头晕、乏力等症状，严重时面色发白、出冷汗；

妇科检查无异常发现。

因此，需重视女性（尤其青春期女性）的痛经问题，并进行科学宣教。月经时的轻度不适是生理反应，消除紧张和顾虑可缓解疼痛。足够的休息和睡眠、规律而适度的锻炼、戒烟均对缓解疼痛有一定的帮助。

当疼痛不能忍受时，可辅以药物治疗，可选用布洛芬、酮洛芬、甲氯芬那酸、双氯芬酸、甲芬那酸、萘普生等药物，月经来潮即开始服用药物的效果佳，连服2～3日。对于要求避孕的痛经妇女，可选用口服避孕药来缓解痛经。

（二）继发性痛经

继发性痛经多由盆腔器质性疾病引起，常发生于生育之后，患者多为中年女性。根据病史、妇科检查及必要的辅助检查结果，明确痛经是由何种妇科疾病引起的，并不困难。

（1）子宫内膜异位症：指子宫内膜长在子宫腔以外，如子宫肌层、卵巢或盆腔内其他部位。异位的子宫内膜同样受卵巢激素的影响而出现周期性的变化及出血，但因经血不能外流而引起疼痛。

（2）子宫腺肌病：指子宫内膜侵入子宫肌层引起的一种良性病变，痛经是其典型症状之一。如果不治疗，疼痛会越来越厉害，并且还有可能导致月经量增多或经期延长，部分患者合并不孕，子宫呈均匀性增大，质地较韧。

（3）子宫肌瘤：患有子宫肌瘤不一定发生痛经，但黏膜下肌瘤会因为子宫收缩而导致患者发生痉挛性疼痛，并伴有月经过多、经期延长或不规则阴道流血等症状，妇科检查时可发现子宫有不同程度的增大，表面光滑或有结节状突起。

（4）慢性盆腔炎：主要由月经期盆腔充血或炎症急性发作而引起疼痛，多数患者有不育及急性盆腔炎病史，子宫多为后位，活动度差。

（5）生殖道畸形：各种各样生殖道畸形都可以引起痛经，主要患者群是青春期少女。

（6）宫内节育器（intrauterine device，IUD）：有些使用宫内节育器的女性也常发生痛经。这类痛经是由子宫内膜产生过量的前列腺素或者放置的节育环刺激子宫肌肉收缩而导致下腹部痉挛性疼痛；特别是环的位置不当或环过大，更容易引起子宫收缩，导致痛经。

（7）盆腔静脉瘀血综合征：是一种由慢性盆腔静脉瘀血引起的女性内生殖

器官疾病，患者常有盆腔坠胀、下腹部及腰部疼痛，并常伴有月经量过多、白带增多及痛经。

关于这些可导致痛经的疾病，需要专科检查、诊断与治疗，此处不赘述。子宫内膜异位症、子宫腺肌病、子宫肌瘤及盆腔炎在本章第三节和第四节中有讲述。

关于女性生殖健康常见疾病防治之痛经的 MOOC 课程可扫二维码 7-2 进入学习。

二维码 7-2

第二节 外阴阴道炎症及盆腔炎

外阴及阴道炎症是妇科最常见疾病，各年龄组均可发病。外阴阴道与尿道、肛门毗邻，局部潮湿，易受污染；生育期妇女性活动较频繁，且外阴阴道是分娩、宫腔操作的必经之道，容易受到损伤及外界病原体的感染；绝经后妇女及婴幼儿雌激素水平低，局部抵抗力下降，也易发生感染。

一、女性生殖道的自然防御功能

女性生殖道有其解剖、生理、生化及免疫学特点，具有比较完善的自然防御功能，以抵御感染的发生。健康妇女阴道内虽有某些微生物，但通常保持生态平衡状态，并不引起炎症。

（一）解剖生理特点

1. 两侧大阴唇自然合拢，遮掩阴道口、尿道口。

2. 盆底肌的作用，使阴道口闭合，阴道前后壁紧贴，可防止外界污染。阴道正常微生物群可抑制其他细菌生长。

3. 宫颈内口紧闭，宫颈管黏膜为分泌黏液的单层高柱状上皮所覆盖，黏膜形成皱褶、嵴突或腺窝，其表面积因而增加；宫颈管分泌大量黏液形成胶冻状黏液栓，成为上生殖道感染的机械屏障。

4. 生育期妇女子宫内膜周期性剥脱也是消除宫腔感染的有利条件。

5. 输卵管黏膜上皮细胞的纤毛向宫腔方向摆动以及输卵管的蠕动，均有利于阻止病原体侵入。

（二）生化特点

宫颈黏液栓内含乳铁蛋白、溶菌酶等多种抗菌物质，可抑制病原体侵入子宫内膜。

（三）生殖道黏膜免疫系统

生殖道黏膜（如阴道黏膜）、宫颈和子宫聚集有不同数量的淋巴细胞。此外，中性粒细胞、巨噬细胞、补体以及一些细胞因子均在局部有重要的免疫功能，发挥抗感染作用。

自然防御功能遭到破坏、机体免疫功能降低、内分泌发生变化或外源性病原体侵入，均可导致炎症发生。

二、阴道微生态

阴道微生态是由阴道微生物群、宿主的内分泌系统、阴道解剖结构及阴道局部免疫系统共同组成的生态系统。

正常阴道微生物种类繁多，包括以下几个方面。①革兰阳性需氧菌和兼性厌氧菌：乳杆菌、棒状杆菌、非溶血性链球菌、肠球菌及表皮葡萄球菌；②革兰阴性需氧菌和兼性厌氧菌：加德纳菌、大肠埃希菌及摩根菌；③专性厌氧菌：消化球菌、消化链球菌、类杆菌、动弯杆菌、梭杆菌及普雷沃菌；④其他：包括支原体、假丝酵母菌等。

正常阴道内虽有多种微生物存在，但这些微生物与宿主阴道之间相互依赖、相互制约，达到动态的平衡。在维持阴道微生态平衡的因素中，雌激素、局部 pH、乳杆菌以及阴道黏膜免疫系统起重要作用。雌激素可使阴道鳞状上皮增厚，并增加糖原含量，后者可在乳杆菌的作用下转化为乳酸，维持阴道正常的酸性环境（pH ≤ 4.5，多在 3.8 ～ 4.4）。此外，雌激素还可维持阴道黏膜免疫功能，尤其 T 细胞功能。阴道的酸性环境可以抑制其他病原体生长，而利于阴道乳杆菌的生长。正常情况下，阴道微生物群中以产 H_2O_2 的乳杆菌为优势菌。乳杆菌除维持阴道的酸性环境外，还可分泌 H_2O_2、细菌素及其他抗微生物因子抑制或杀灭致病微生物，同时通过竞争排斥机制阻止致病微生物黏附于阴道上皮细胞，维持阴道微生态平衡。阴道黏膜免疫系统除具有黏膜屏障作用外，免疫细胞及其分泌的细胞因子还可发挥免疫调节作用，在防御阴道感染中起主要作用。

若阴道微生态平衡被打破，可能导致阴道感染的发生。阴道的酸性环境被改变，如频繁性交（性交后阴道pH可上升至7.2并维持6～8小时）、阴道灌洗等均可使阴道pH升高，不利于乳杆菌生长；若厌氧菌过度生长，可导致细菌性阴道病。长期应用广谱抗生素，可抑制乳杆菌生长。若真菌过度增殖，可导致外阴阴道假丝酵母菌病。外源性病原体如阴道毛滴虫的侵入，可导致滴虫阴道炎。

三、外阴及阴道炎症

（一）外阴阴道假丝酵母菌病

外阴阴道假丝酵母菌病（vulvovaginal candidiasis，VVC）曾被称为念珠菌性阴道炎，是由假丝酵母菌引起的常见外阴阴道炎症。国外资料显示，约75%妇女一生中至少患过1次外阴阴道假丝酵母菌病，45%妇女经历过2次或2次以上的发病。

外阴阴道假丝酵母菌病主要为内源性传染。假丝酵母菌（见图7-4）作为机会致病菌，除阴道外，也可寄生于人的口腔、肠道，这3个部位的假丝酵母菌可互相传染，也可通过性交直接传染。少部分患者通过接触感染的衣物间接传染。在人体免疫力低下、外阴清洁不足等情况下，易患此病。

这种疾病主要表现为外阴阴道瘙痒、阴道分泌物增多（见图7-5）。外阴阴道瘙痒症状明显，持续时间长，严重者坐立不安，以夜晚更加明显。部分患者有外阴部灼热痛、性交痛以及排尿痛。排尿痛是排尿时由尿液刺激水肿的外阴所致的。阴道分泌物的特征为白色稠厚，呈凝乳状或豆腐渣样。若出现这些症状，可前往医院行白带常规检查。

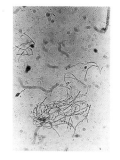
图7-4 假丝酵母菌菌丝

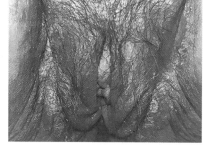
图7-5 外阴阴道假丝酵母菌病

外阴阴道假丝酵母菌病（VVC）可分为单纯性外阴阴道假丝酵母菌病和复杂性外阴阴道假丝酵母菌病，后者占10%～20%。单纯性外阴阴道假丝酵母菌病包括非孕期妇女发生的散发性、白色假丝酵母菌所致的轻或中度外阴阴道假丝酵母菌病；复杂性外阴阴道假丝酵母菌病包括非白假丝酵母菌所致的外阴阴道假丝酵母菌病、重度外阴阴道假丝酵母菌病、复发性外阴阴道假丝酵母菌病、妊娠期外阴阴道假丝酵母菌病或其他特殊患者（如未控制的糖尿病、免疫低下者）所患的外阴阴道假丝酵母菌病。外阴阴道假丝酵母菌病临床评分标准见表 7-4。

表 7-4　外阴阴道假丝酵母菌病临床评分标准

评分项目	0	1	2	3
瘙痒	无	偶尔发作可被忽略	能引起重视	持续发作坐立不安
疼痛	无	轻	中	重
阴道黏膜充血、水肿	无	轻	中	重
外阴抓痕、皲裂、糜烂	无	/	/	有
分泌物量	无	较正常稍多	量多，无溢出	量多，有溢出
评分＜7 分，为轻、中度外阴阴道假丝酵母菌病；评分≥7 分，为重度外阴阴道假丝酵母菌病				

一般治疗原则为消除诱因，根据患者情况选择局部或全身抗真菌药物，且以局部用药为主。①消除诱因：及时停用广谱抗生素、雌激素等药物，积极治疗糖尿病。患者应勤换内裤，用过的毛巾等生活用品用开水烫洗。②单纯性外阴阴道假丝酵母菌病：用咪唑类抗真菌药物治疗，全身用药或局部用药。③复杂性外阴阴道假丝酵母菌病：在单纯性外阴阴道假丝酵母菌病治疗的基础上延长 1 个疗程的治疗时间。④复发性外阴阴道假丝酵母菌病：1 年内有症状并经真菌学证实的外阴阴道假丝酵母菌病发作 4 次或以上，称为复发性外阴阴道假丝酵母菌病。治疗的重点在于积极寻找并去除诱因，预防复发。抗真菌治疗方案分为强化治疗与巩固治疗，根据培养和药敏试验选择药物。⑤妊娠期外阴阴道假丝酵母菌病：以局部用药为主，小剂量长疗程为佳，禁止口服咪唑类抗真菌药物。

（二）细菌性阴道病

正常阴道菌群以乳杆菌占优势。若产生 H_2O_2 的乳杆菌减少，阴道 pH 升高，阴道微生态失衡，其他微生物大量繁殖（尤其厌氧菌），则易导致细菌性阴道病。

细菌性阴道病（bacterial vaginosis，BV）多见于性活跃期的女性，同时也与不良清洁习惯（不注意清洁或者过度清洁）有关，主要表现为分泌物增加、有鱼腥味，同房后症状明显加重。此外，还可伴有轻度外阴瘙痒或灼烧感，分泌物为灰白色、均匀一致、稀薄状，偶有气泡，无阴道充血表现。

通过白带常规检查，可以发现这类患者的细菌性阴道病相关检查结果呈阳性或者显示有杂菌。

细菌性阴道病的治疗方法分为全身用药和局部用药两种。①全身用药（推荐）：口服甲硝唑或克林霉素对控制阴道中的厌氧菌有效果，但是有可能影响阴道正常菌群（乳杆菌）。②局部用药：使用甲硝唑或克林霉素阴道栓剂，愈后可考虑使用乳杆菌活菌胶囊以恢复阴道菌群平衡。

（三）滴虫阴道炎

滴虫阴道炎（trichomonal vaginitis，TV）是由阴道毛滴虫引起的常见阴道炎症，也是常见的性传播疾病。

阴道毛滴虫（见图7-6）生存力较强，适宜在温度25～40℃、pH 5.2～6.6的潮湿环境中生长；在pH＜5.0的环境中，其生长受到抑制。月经前后，阴道pH发生变化，月经后接近中性，隐藏在腺体及阴道皱襞中的滴虫得以繁殖，故滴虫阴道炎常于月经前后发作。滴虫能消耗或吞噬阴道上皮细胞内的糖原，阻碍乳酸生成，使阴道pH升高。滴虫能消耗氧，使阴道成为厌氧环境，易致厌氧菌繁殖，约60%患者同时合并细菌性阴道病。阴道毛滴虫还能吞噬精子，影响精子在阴道内存活。阴道毛滴虫不仅寄生于阴道，还常侵入尿道或尿道

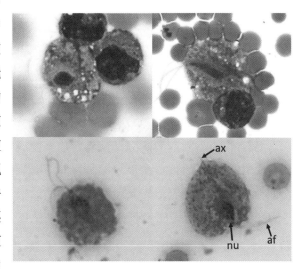

图7-6　脑脊液涂片标本及阴道毛滴虫滋养体
af：鞭毛；nu：核；ax：轴核

旁腺甚至膀胱、肾盂，可以引发多种症状。

滴虫主要经性交直接传播。滴虫可寄生于男性的包皮皱褶、尿道或前列腺中，男性感染滴虫后常无症状，易成为感染源。滴虫也可经公共浴池、浴盆、浴巾、游泳池、坐式便器、衣物、污染的器械及敷料等间接传播。

滴虫阴道炎的潜伏期为4～28日。25%～50%患者感染初期无症状。主要症状是阴道分泌物增多及外阴瘙痒，间或出现灼热、疼痛、性交痛等。分泌物的典型特点为稀薄脓性、泡沫状、有异味；分泌物为灰黄色、黄白色，呈脓性，若合并其他感染则呈黄绿色。若合并尿道感染，可有尿频、尿痛的症状，有时可有血尿。检查见阴道黏膜充血，严重者有散在出血点，甚至宫颈有出血斑点，形成"草莓样"宫颈（见图7-7）；部分无症状感染者阴道黏膜无异常改变。

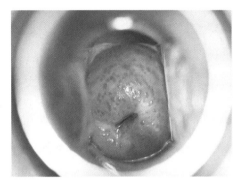

图7-7　滴虫阴道炎"草莓样"宫颈

滴虫阴道炎患者可同时存在尿道、尿道旁腺、前庭大腺多部位滴虫感染，治愈此病需全身用药，并避免阴道冲洗，性伴侣需同时进行治疗，并在治愈前避免无保护性行为。主要治疗药物为硝基咪唑类药物，同时避免重复感染，对密切接触的用品（如内裤、毛巾等）建议高温消毒。

关于女性生殖健康常见疾病防治之外阴阴道炎的MOOC课程可扫二维码7-3进入学习。

二维码7-3

四、盆腔炎性疾病

盆腔炎性疾病是常见的女性上生殖道感染性疾病，主要包括子宫内膜炎、输卵管炎、输卵管卵巢脓肿、盆腔腹膜炎等。炎症可局限于一个部位，也可同时累及几个部位，以输卵管炎、输卵管卵巢炎最为常见。盆腔炎性疾病若未及时处理或处理不彻底，可导致不孕、输卵管妊娠、慢性盆腔痛等，炎症反复发作可严重影响女性的生殖健康。

盆腔炎性疾病的高发人群有年龄15～25岁的性活跃期妇女，尤其初次性交年龄小、有多个性伴侣、性交过频以及性伴侣有性传播疾病者。另外，若存在以下情况，也易发展为盆腔炎性疾病：下生殖道感染，如阴道炎、宫颈炎等；性卫生不良，如经期性交、使用不洁月经垫等；其他还有宫腔内手术操作后感染、邻近器官炎症直接蔓延等。此外，盆腔炎性疾病所致盆腔广泛粘连、输卵管损伤、输卵管防御能力下降，容易造成再次感染，导致盆腔炎性疾病急性发作。

盆腔炎性疾病可因炎症轻重及范围大小而有不同的临床表现。轻者无症状或症状轻微。常见症状有下腹痛、阴道分泌物增多等。腹痛为持续性的，活动或性交后加重。若病情严重，患者可出现发热甚至高热、寒战、头痛、食欲缺乏。月经期发病可出现经量增多、经期延长。若有腹膜炎，可出现消化系统症状，如恶心、呕吐、腹胀、腹泻等。若伴有泌尿系统感染，可有尿急、尿频、尿痛症状。若有脓肿形成，可有下腹包块及局部压迫刺激症状；包块位于子宫前方可出现膀胱刺激症状（如排尿困难、尿频），若引起膀胱肌炎还可有尿痛等；包块位于子宫后方可有直肠刺激症状，出现腹泻、里急后重感和排便困难等。若有输卵管炎的症状及体征，并同时有右上腹疼痛，应怀疑有肝周围炎。

根据病史、症状、体征及实验室检查可做出初步诊断。盆腔炎性疾病的诊断标准（美国CDC，2015）见表7-5。

表7-5　盆腔炎性疾病的诊断标准（美国CDC，2015）

标准类别	诊断标准
最低标准	宫颈举痛、子宫压痛或附件区压痛
附加标准	体温超过38.3℃（口表）
	宫颈异常黏液脓性分泌物或脆性增加
	阴道分泌物涂片出现大量白细胞
	红细胞沉降率升高
	血C-反应蛋白升高
	实验室证实的宫颈淋病奈瑟菌或衣原体阳性
特异标准	子宫内膜活检组织证实子宫内膜炎
	阴道超声或磁共振检查提示输卵管增粗，输卵管积液，伴或不伴有盆腔积液、输卵管卵巢肿块，腹腔镜检查发现盆腔炎性疾病征象

在做出盆腔炎性疾病的诊断后，需进一步明确病原体。宫颈管分泌物及经阴道后穹隆穿刺液的涂片、培养及核酸扩增检测病原体，虽不如通过剖腹探查

或腹腔镜直接采取感染部位的分泌物做培养及药敏准确，但在临床上较实用，有助于明确病原体。涂片可作革兰染色，可以根据细菌形态为及时选用抗生素提供线索；培养阳性率高，并可做药敏试验。除病原体检查外，还可根据病史（如是否为性传播疾病高危人群）、临床症状及体征特点初步判断病原体。

治疗方式主要为抗生素治疗，必要时行手术治疗。经恰当的抗生素积极治疗，绝大多数盆腔炎性疾病能彻底治愈。手术治疗主要适用于抗生素控制不满意的输卵管卵巢脓肿或盆腔脓肿。

此外，盆腔炎性疾病患者出现症状前 60 日内接触过的性伴侣也需要接受检查和治疗。如果最近一次性交发生在 6 个月前，则应对最后的性伴侣进行检查和治疗。在女性盆腔炎性疾病患者治疗期间，应避免无保护性性交。

日常生活中，注意外阴清洁，尽量每日更换内裤；避免经期性生活，注意性生活卫生，玩具清洁消毒、使用避孕套等；控制性生活频率，洁身自爱，减少性传播疾病等，均可降低外阴及阴道炎症、盆腔炎的感染机会。

关于女性生殖健康常见疾病防治之盆腔炎的 MOOC 课程可扫二维码 7-4 进入学习。

二维码 7-4

第三节　子宫内膜异位症、子宫腺肌病及子宫肌瘤

子宫内膜异位症、子宫腺肌病及子宫肌瘤是常见的妇产科疾病，可伴月经过多、痛经甚至继发贫血等症状，可影响生活，甚至导致不育。了解这些妇产科常见疾病的基础知识，正确认识这些常见疾病。

一、子宫内膜异位症

子宫内膜组织（腺体或间质）出现在子宫体以外的部位，称为子宫内膜异位症（endometriosis，EMT）。异位内膜可侵犯全身任何部位，如脐、膀胱、肾、输尿管、肺、胸膜，甚至手臂、大腿等处，但绝大多数位于盆腔脏器和壁腹膜，以卵巢、宫骶韧带最常见，其次为子宫及其他脏腹膜、阴道直肠膈等部位（见图 7-8）。

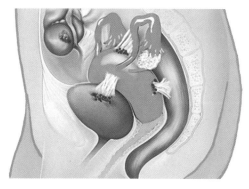

图 7-8　子宫内膜异位症的发生部位

子宫内膜异位症的临床表现因人和病变部位的不同而多种多样，症状特征与月经周期密切相关。约25%的患者无任何症状。

（1）下腹痛和痛经：疼痛是子宫内膜异位症的主要症状，其典型症状有继发性痛经、进行性加重等。疼痛多位于下腹、腰骶及盆腔中部，有时可放射至会阴部、肛门及大腿，常于月经来潮时出现，并持续至整个经期。疼痛严重程度与病灶大小不一定呈正比，粘连严重的卵巢异位囊肿患者可能并无疼痛，而盆腔内小的散在病灶却可引起难以忍受的疼痛。少数患者可表现为持续性下腹痛，经期加剧。但27%～40%的子宫内膜异位症患者无痛经，因此痛经不是子宫内膜异位症诊断的必需症状。

（2）不孕：子宫内膜异位症患者的不孕率高达40%。引起不孕的原因复杂，中、重度患者可因卵巢、输卵管周围粘连而影响受精卵运输。

（3）性交不适：性交时碰撞或子宫收缩上提而引起疼痛，一般表现为深部性交痛，月经来潮前性交痛最明显。

（4）月经异常：15%～30%患者有经量增多、经期延长、月经淋漓不尽或经前期点滴出血等。

（5）其他特殊症状：盆腔外任何部位有异位内膜种植生长时，均可在局部出现周期性疼痛、出血和肿块，并出现相应症状。肠道子宫内膜异位症可出现腹痛、腹泻、便秘或周期性少量便血，严重者可因肿块压迫肠腔而出现肠梗阻症状；膀胱子宫内膜异位症常在经期出现尿痛和尿频，但多被痛经症状所掩盖而被忽视；异位病灶侵犯和（或）压迫输尿管时，可引起输尿管狭窄、阻塞，出现腰痛和血尿，甚至形成肾盂积水和继发性肾萎缩；手术瘢痕子宫内膜异位症患者常在剖宫产或会阴侧切术后数月至数年出现周期性瘢痕处疼痛和包块，并随时间延长而加剧。

生育期女性若出现继发性痛经且进行性加重、不孕或慢性盆腔痛，妇科检查扪及与子宫相连的囊性包块或盆腔内有触痛结节，即可初步诊断为子宫内膜异位症。但临床上常需借助影像学、血清 CA125 和人附睾蛋白 4 测定辅助诊断，腹腔镜检查可以确诊（见图 7-9）。

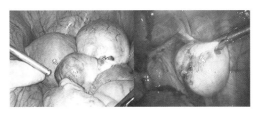

图 7-9　子宫内膜异位症（术中所见）

子宫内膜异位症是可治疗的，治疗的根本目的是缩减和去除病灶，减轻和控制疼痛，治疗和促进生育，预防和减少复发。治疗方法应根据患者年龄、症状、病变部位和范围以及对生育要求等进行选择，强调个性化治疗方法。药物治疗的目的是抑制卵巢功能，阻止子宫内膜异位症的发展，适用于有慢性盆腔痛、经期痛经症状明显、有生育要求及无卵巢囊肿形成的患者。对较大的卵巢内膜异位囊肿，特别是卵巢包块性质未明者，宜采取手术治疗。手术治疗的目的是切除病灶、恢复解剖，适用于药物治疗后症状不缓解、局部病变加剧或生育功能未恢复、卵巢内膜异位囊肿较大者。腹腔镜手术是首选的手术方法。

二、子宫腺肌病

当子宫内膜腺体及间质侵入子宫肌层时，称为子宫腺肌病。多发生于 30～50 岁经产妇，约 15% 同时合并子宫内膜异位症，约半数合并子宫肌瘤。子宫腺肌病与子宫内膜异位症病因不同，但均受雌激素的调节。

多次妊娠及分娩、人工流产、慢性子宫内膜炎等造成子宫内膜基底层损伤，与子宫腺肌病发病密切相关。由于内膜基底层缺乏黏膜下层，内膜直接与肌层接触，所以在解剖结构上，子宫内膜易侵入肌层。子宫腺肌病常合并子宫肌瘤和子宫内膜增生，提示高水平雌激素、孕激素刺激也可能是促进内膜向肌层生长的原因之一。

子宫腺肌病主要表现为经量过多、经期延长和进行性痛经逐渐加重，疼痛位于下腹部正中，常于经前 1 周开始，直至月经结束。约 35% 的子宫腺肌病患者无典型症状；月经过多的发生率为 40%～50%，表现为连续数个月经周期月经量增多，一般大于 80 毫升，并影响女性身体、心理、社会和经济等方面的生活质量；痛经的发生率为 15%～30%。妇科检查子宫呈均匀增大或有局限性结节隆起，质硬且有压痛，经期压痛更甚。无症状者有时与子宫肌瘤不易鉴别。

子宫腺肌病的特征性表现为进行性痛经和月经过多史、妇科检查子宫均匀

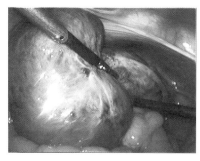

图 7-10 子宫腺肌病（术中所见）

增大或局限性隆起、质硬且有压痛，据此可做出初步诊断。影像学检查有一定帮助，可酌情选择，确诊取决于术后的病理学检查（见图 7-10）。

治疗应视患者症状、年龄和生育要求而定。目前，尚无根治子宫腺肌病的有效药物。对于症状较轻、有生育要求及近绝经期患者，可试用达那唑、孕三烯酮、GnRH-a 或左炔诺孕酮宫内缓释系统治疗，以缓解症状，但需要注意药物的副作用，并且停药后症状可重复出现。对年轻或希望生育的子宫腺肌病患者，可行病灶切除术，但术后有复发风险。对症状严重、无生育要求或药物治疗无效者，应行子宫切除术。是否保留卵巢，取决于卵巢有无病变和患者年龄。

三、子宫肌瘤

子宫肌瘤（uterine myoma）是女性生殖器最常见的良性肿瘤，由平滑肌及结缔组织组成。常见于 30～50 岁妇女，20 岁以下少见。

子宫肌瘤的确切病因尚未明了。大量临床观察和实验结果表明，子宫肌瘤是一种激素依赖性肿瘤。雌激素是促使肌瘤生长的主要因素。当然，还有学者认为生长激素与肌瘤生长亦有关，生长激素能协同雌激素促进有丝分裂而促进肌瘤生长，并推测人胎盘催乳素也能协同雌激素促进有丝分裂，认为妊娠期子宫肌瘤生长加速除与妊娠期高激素环境有关外，还可能与人胎盘催乳素有关。

此外，卵巢功能、激素代谢均受高级神经中枢的调节，故神经中枢的活动对肌瘤的发病也可能有重要作用。子宫肌瘤多见于育龄、丧偶及性生活不协调的女性，故长期性生活失调导致的盆腔慢性充血也可能是诱发子宫肌瘤的原因之一。

子宫肌瘤生长缓慢，且恶变概率低。

根据生长位置的不同，子宫肌瘤可大致分为 3 种（见图 7-11）。①肌壁间肌瘤：约占 60%～70%，肌瘤位于子宫肌壁间，周围被子宫肌层包裹。②浆膜下肌瘤：约占 20%，肌瘤向子宫浆膜面生长，并突出于子宫表面，肌瘤表面仅由子宫浆膜覆盖。若瘤体继续向浆膜面生长，仅有一蒂与子宫相连，称为带蒂浆膜下肌瘤，营养由蒂部血管供应。若血供不足，肌瘤可变性坏死。若蒂扭转断裂，肌瘤脱落形成游离性肌瘤。若肌瘤位于子宫体侧壁向宫旁生长突出于阔韧带两叶之间，则称为阔韧带肌瘤。③黏膜下肌瘤：约占10%~15%。肌瘤向宫腔方向生长，突出于宫腔，表面仅为子宫内膜覆盖。黏膜下肌瘤易形成蒂，在宫腔内生长犹如异物，常引起子宫收缩，肌瘤可被挤出宫颈外口而突入阴道。

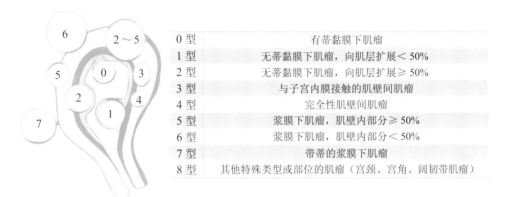

0 型	有蒂黏膜下肌瘤
1 型	无蒂黏膜下肌瘤，向肌层扩展 < 50%
2 型	无蒂黏膜下肌瘤，向肌层扩展 ≥ 50%
3 型	与子宫内膜接触的肌壁间肌瘤
4 型	完全性肌壁间肌瘤
5 型	浆膜下肌瘤，肌壁内部分 ≥ 50%
6 型	浆膜下肌瘤，肌壁内部分 < 50%
7 型	带蒂的浆膜下肌瘤
8 型	其他特殊类型或部位的肌瘤（宫颈、宫角、阔韧带肌瘤）

图7-11　子宫肌瘤分类示意

子宫肌瘤多无明显症状，仅在体检时发现。症状与肌瘤部位、大小和有无变性相关，而与肌瘤数目关系不大。常见症状有以下几个方面。①经量增多及经期延长：是子宫肌瘤最常见的症状。多见于大的肌壁间肌瘤及黏膜下肌瘤，肌瘤使宫腔增大、子宫内膜面积增加并影响子宫收缩。此外，肌瘤可能使肿瘤附近的静脉受挤压，导致子宫内膜静脉丛充血与扩张，从而引起经量增多、经期延长。当黏膜下肌瘤伴有坏死感染时，可有不规则阴道流血或血样脓性排液。长期经量增多可继发贫血，出现乏力、心悸等症状。②下腹包块：肌瘤较小时，在腹部摸不到肿块；当肌瘤逐渐增大使子宫超过3个月妊娠大小时，可从腹部触及。较大的黏膜下肌瘤可脱出于阴道外，患者可因外阴脱出肿物就诊。③白带增多：肌壁间肌瘤使宫腔面积增大，内膜腺体分泌增多，致使白带增多；子宫黏膜下肌瘤一旦感染，可有大量脓样白带。若有溃烂、坏死、出血，可有血性或脓血性、伴有恶臭的阴道流液。④压迫症状：子宫前壁下段肌瘤可压迫膀胱引起尿频；子宫颈肌瘤可引起排尿困难、尿潴留；子宫后壁肌瘤可引起便秘等症状。阔韧带肌瘤或子宫颈巨大肌瘤向侧方发展，嵌入盆腔内压迫输尿管使上泌尿道受阻，造成输尿管扩张甚至肾盂积水。⑤其他：包括下腹坠胀、腰酸背痛。肌瘤红色样变时有急性下腹痛，伴呕吐、发热及肿瘤局部压痛；浆膜下肌瘤蒂扭转可有急性腹痛；子宫黏膜下肌瘤由宫腔向外排出时也可引起腹痛。黏膜下肌瘤和引起宫腔变形的肌壁间肌瘤可引起不孕或流产。

子宫肌瘤体征与肌瘤大小、位置、数目及有无变性相关。较大肌瘤可在下腹部扪及实质性肿块。妇科检查扪及子宫增大，表面不规则单个或多个结节状突起。浆膜下肌瘤可扪及单个实质性球状肿块与子宫有蒂相连。黏膜下肌瘤位于宫腔内者子宫均匀增大，脱出于宫颈外口者，阴道窥器检查即可看到宫颈口处有肿物，粉红色，表面光滑，宫颈外口边缘清楚。若伴感染，可有坏死、出血及脓性分泌物。

根据病史、体征和超声检查，诊断多无困难。超声检查能区分子宫肌瘤与其他盆腔肿块。磁共振检查可准确判断肌瘤大小、数目和位置。若有需要，还可选择宫腔镜、腹腔镜、子宫输卵管造影等协助诊断。

子宫肌瘤的治疗应根据患者年龄、症状和生育要求，以及肌瘤的类型、大小、数目，全面考虑。①观察：无症状肌瘤一般不需治疗，特别是近绝经期妇女。绝经后肌瘤多可萎缩和症状消失。每 36 个月随访一次。若出现症状，可考虑进一步治疗。②药物治疗：适用于症状轻、近绝经年龄或全身情况不宜手术者。③手术治疗：适用于因肌瘤导致月经过多，致继发性贫血的患者；严重腹痛、性交痛或慢性腹痛、有蒂肌瘤扭转引起的急性腹痛患者；肌瘤体积大压迫膀胱、直肠等引起相应症状的患者；因肌瘤造成不孕或反复流产的患者；疑有肉瘤变的患者。

回顾和小结

在本章内容中，大家了解了月经，包括月经的概念、月经周期的调节、月经失调中的异常子宫出血、闭经和痛经，以及经期需要注意的一些事项。此外，还学习了外阴及阴道炎症、盆腔炎及相应的应对措施，认识了几种妇科常见疾病——子宫内膜异位症、子宫腺肌病及子宫肌瘤的症状、危害及治疗方案。

1. 月经周期主要受下丘脑（GnRH）-垂体（FSH、LH）-卵巢（雌激素、孕激素）轴调节。正常的月经评价指标包括月经规律、周期正常、经期正常及经量正常。

2. 细菌性阴道病、外阴假丝酵母菌病、滴虫阴道炎对比见表7-6。

表7-6 细菌性阴道病、外阴假丝酵母菌病、滴虫阴道炎对比

	细菌性阴道病	外阴阴道假丝酵母菌病	滴虫阴道炎
病原体	加德纳菌、厌氧菌	假丝酵母菌	阴道毛滴虫
传染途径	正常菌群失调所致；无传染性	主要为内源性感染；少见性交直接传染、间接传染	主要为性交直接传染；少见间接传染
临床表现	阴道分泌物增多；无或有轻度外阴瘙痒	重度外阴瘙痒；轻度阴道分泌物增多	阴道分泌物增多；轻度外阴瘙痒
分泌物	均质、稀薄、白色、鱼腥臭味	白色稠厚，呈凝乳状或豆腐渣样	黄绿色、稀薄、脓性、泡沫样、臭味
分泌物pH	pH > 4.5	pH < 4.5	pH > 5.0
胺试验	阳性	阴性	可为阳性
显微镜检	线索细胞；极少白细胞	孢子及假菌丝；少量白细胞	阴道毛滴虫；多量白细胞
阴道黏膜	无明显充血炎症表现，分泌物黏附于阴道壁，黏度低，易从阴道壁拭去	红肿，小阴唇及阴道黏膜有白色片状包膜或凝乳状物覆盖，擦除后露出红色黏膜面	充血，散在出血点，"草莓样"宫颈，后穹隆有多量白带，泡沫状分泌物
确诊方法	临床诊断：线索细胞及胺试验阳性，阴道pH > 4.5，阴道分泌物阳性	阴道分泌物中找到芽生孢子或假菌丝可确诊	阴道分泌物中找到滴虫可确诊
治疗	全身治疗：口服甲硝唑；局部治疗：甲硝唑栓、克林霉素软膏	全身和局部用药：咪康唑、氟康唑、克霉唑、制霉菌素	全身用药：甲硝唑、替硝唑
性伴侣	无需常规治疗	无需常规治疗	需同时治疗
妊娠期	需治疗，口服甲硝唑、克林霉素	局部治疗，禁止口服唑类药物	治疗需征得患者及其家属同意

3. 子宫内膜异位症、子宫腺肌病对比见表 7-7。

表 7-7　子宫内膜异位症、子宫腺肌病对比

	子宫内膜异位症	子宫腺肌病
典型症状	继发性痛经、进行性加重	逐渐加重的进行性痛经
腹痛部位	下腹、腰骶部、盆腔中部	下腹正中
月经异常	经量增多、经期延长、淋漓不尽	经量增多、经期延长
子宫附件	无子宫增大； 子宫后壁或子宫直肠陷凹痛性结节； 一侧或双侧附件扪及囊性包块	子宫均匀性增大； 局限性结节，质硬，有压痛

练习题

一、填空题

1. 治疗原发性痛经的常用药物是_____。
2. 维持阴道正常生态平衡的菌种为_____。
3. 滴虫阴道炎的宫颈形态为_____。
4. 子宫内膜异位症最多见于_____。

二、选择题

1. 以下哪项不是衡量异常子宫出血的标准（　　）

　　A. 经量　　　　　　　　B. 痛经

　　C. 月经规律性　　　　　D. 经期长度

　　E. 月经频率

2. 原发性痛经和继发性痛经的本质区别是（　　）

　　A. 疼痛的剧烈程度　　　B. 初潮时是否有痛经

　　C. 是否有盆腔的器质性病变　　D. 是否需要药物治疗

3. 下面关于细菌性阴道炎的描述中，错误的是（　　）

　　A. 外阴瘙痒　　　　　　B. 伴有鱼腥臭味

　　C. 呈灰白色　　　　　　D. 白色稠厚，呈凝乳块样

4. 生育年龄妇女阴道内有大量脓性黄绿色呈泡沫状的分泌物，最常见的疾病是（　　）

　　A. 外阴阴道假丝酵母菌病　　　B. 细菌性阴道病

　　C. 滴虫阴道炎　　　　　　　　D. 盆腔炎性疾病

5. 下列关于子宫腺肌病的描述中，正确的是（　　）

　　A. 多数合并子宫内膜异位症

　　B. 多发生于初产妇

　　C. 病灶中子宫内膜对孕激素敏感

　　D. 经量增多、经期延长、继发痛经，子宫均匀增大、质较硬

三、简答题

1. 继发性闭经有哪几个方面的病因？
2. 试述外阴阴道假丝酵母菌病的病原体和传播方式。
3. 试述子宫肌瘤的临床表现。

参考内容

[1] 谢幸，孔北华. 妇产科学[M]. 9版. 北京：人民卫生出版社，2018.

[2] Strauss JF, Barbieri RL. Yen and Jaffe's Reproductive Endocrinology Physiology, Pathophysiology, and Clinical Management[M]. 6th Edition. Philadelphia: Saunders Elsevier, 2009.

[3] Casey ML, Hemsell DL, MacDonald PC, et al. NAD$^+$ dependent 15-hydroxy prostaglandin dehydrogenase activity in human endometrium[J]. Prostaglandins, 1980, 19: 115-122.

[4] Demers LM, Halbert DR, Jones DF, et al. Prostaglandin F levels in endometrial jet wash specimens during the normal human menstrual cycle[J]. Prostaglandins, 1975, 10(6): 1057-1065.

[5] MOOC课程《女性生殖健康》. https://www.icourse163.org/course/preview/ZJU-1206455824?tid=1206788208.

第八章

月经失调、痛经、盆腔炎、阴道炎等女性常见疾病防治案例

案例一

我的月经不正常

第一部分

患者木木，女性，17岁，否认性生活史。月经量增多，经期延长半个月，加重1日。患者既往月经不规律，月经周期30～60日，经期7～10日。半个月前开始阴道流血，量较既往增多1倍，自觉头晕、心悸，但无腹痛。

讨 论

1. 正常月经的评价指标是什么？该患者的月经存在哪些异常？
2. 导致患者出现这种月经异常的可能原因是什么？

参考答案

1. 月经的临床评价指标至少包括周期频率、规律性、经期长度、经期出血量四个要素。近1年内月经周期波动＜7日为月经规律，≥7日为月经不规律；月经周期一般为21～35日，平均28日，＜21日为月经频发，＞35日为月经稀发；经期，一般为3～7日，平均4～6日，＜3日为经期缩短，＞7日为经期延长；经量一般为20～60毫升，少于5毫升为月经过少，超过80毫升为月经过多。

根据该患者的病史情况，可判断其月经不规律、经期延长、经量增多。

2. 根据月经的临床评价指标，该患者可诊断为异常子宫出血。

异常子宫出血的病因包括结构性改变与非结构性病变。

青春期女性异常子宫出血首先考虑非结构性病变，但需排除各类结构性病变。

（1）结构性病变：包括以下几个方面。①子宫内膜息肉：可以为单发或者多发息肉。常见表现为月经经期延长，经量增多，不规则出血以及月经间期出血。②子宫腺肌病：可以分为局限型或者弥散型腺肌病，除月经过多外，还可伴有腹痛、性交痛等表现。③子宫平滑肌瘤：是生殖器官常见的良性肿瘤，其中肌壁间肌瘤和黏膜下肌瘤大多会引起月经过多。月经过多伴子宫包块多提示子宫肌瘤。④子宫内膜恶变 / 不典型增生。

子宫内膜息肉、子宫内膜异位症、子宫腺肌病等可通过体格检查、B 超等辅助检查加以判断。而子宫内膜恶变 / 不典型增生多见于老年女性。本病例患者为青春期女性，不首先考虑子宫内膜恶变。

（2）非结构性病变：包括以下几个方面。①全身凝血相关疾病：月经增多亦可提示存在全身血液系统疾病的可能，包括先天性凝血功能异常性疾病、白血病等。需行血常规、凝血功能等检测，排除血液系统疾病。②排卵障碍：该患者年龄较小，可能存在下丘脑 - 垂体 - 卵巢轴发育尚未成熟的情况，应予以考虑，可行性激素六项检测加以诊断。③子宫内膜局部异常。④医源性。⑤未分类。

在排除上述可能的结构性病变后，才可考虑非结构性病变所致的异常子宫出血。

第二部分

患者木木在行血常规检查、妇科 B 超检查、性激素测定、凝血及纤溶功能等一系列检查后，排除了器质性 / 结构性病因所致异常子宫出血，诊断为异常子宫出血、中度贫血，经激素治疗止血并调整月经周期后逐渐好转。

一切步入正轨，木木投入紧张的高考前学习和复习。高考结束后，木木才想起，自己已经连续 3 个周期没来月经了，她再次来到医院就诊，经过一系列检查，诊断为下丘脑性闭经。

讨 论

1. 闭经的定义是什么？有哪些种类？
2. 下丘脑性闭经的常见原因有哪些？木木的情况属于哪种？

参考答案

1. 参见第七章第二节闭经的定义相关内容。
2. 参见第七章第二节闭经的病因相关内容。

在本案例中，患者由于准备高考，长期处于精神紧张的状态，引起下丘脑神经内分泌障碍而导致闭经。

案例二

外阴瘙痒难耐

第一部分

患者晶晶，女性，24岁，因外阴瘙痒、白带增多就诊。自述1周前与丈夫一起前往上海游玩，由于景区附近房价较高，二人选择租住了一间价格便宜的旅店。患者自述其租住房间较为潮湿，有些许霉味；且在外游玩期间，内衣清洗后均为室内晾干。患者生命体征平稳，妇科检查提示：外阴发育正常，阴道畅，白带增多，呈豆腐渣样。

讨 论

1. 根据患者的病史及症状描述，她最有可能患哪种疾病？
2. 这种疾病的病因是什么？一般如何诊断及治疗？

参考答案

1. 患者最可能患外阴阴道假丝酵母菌病。外阴阴道假丝酵母菌病的主要表现为外阴阴道瘙痒、阴道分泌物增多。外阴阴道瘙痒症状明显，持续时间长，严重者坐立不安，以夜晚更加明显。阴道分泌物的特征为白色稠厚，呈凝乳状或豆腐渣样。

2. 外阴阴道假丝酵母菌病主要为内源性传染。假丝酵母菌是机会致病菌，除阴道外，也可寄生于人的口腔、肠道，这 3 个部位的假丝酵母菌可互相传染，也可通过性交直接传染。少部分患者通过接触感染的衣物间接传染。在人体免疫力低下、外阴清洁不足等情况下，易患此病。

患者晶晶在外游玩，体力消耗大、身体疲惫，致使免疫力低下；再加上内衣裤清洗、晾晒不达标，这些都是阴道假丝酵母菌病的诱因。

一般根据症状、体征和白带常规检查即可确诊外阴阴道假丝酵母菌病，但该病易合并其他细菌感染，发展为复杂性外阴阴道假丝酵母菌病，必要时可进行真菌、细菌培养及药敏试验。

一般治疗原则为消除诱因（勤换内裤，用过的毛巾及生活用品等用开水烫洗），根据患者情况选择局部或全身抗真菌药物（局部用药可选用克霉唑、咪康唑或制霉菌素栓剂放置于阴道深部；未婚女性、不能耐受局部用药者或不愿采用局部用药者可口服氟康唑）。以上为单纯性外阴阴道假丝酵母菌病的治疗方法。若为复杂性外阴阴道假丝酵母菌病，则需根据真菌培养和药敏试验结果选择合适的药物。

第二部分

经过检查并确诊后，医生给晶晶开了局部使用的栓剂，并叮嘱她一定要按照医嘱用药，千万不要因为自觉症状好转就擅自停药。晶晶答应了，对医生表示感谢，但她长期使用某品牌"洗液"清洗外阴及阴道，不知道用药以后是不是应该停止用"洗液"。

讨 论

1. 为什么不能擅自停药呢？
2. 经常使用"洗液"清洗外阴及阴道是好习惯吗？为什么？

参考答案

1. 外阴阴道假丝酵母菌病经规范治疗可治愈，但如果治疗不及时或治疗不彻底，可反复发作，并可能合并其他细菌感染，继而可能诱发宫颈炎、盆腔炎等，故遵医嘱规范治疗是必需的。

2. 经常用"洗液"清洗阴道并无必要。

阴道本身具有自净能力，频繁清洗可能破坏阴道微生态，改变阴道 pH 值，导致菌群失衡或外来细菌定植，进而导致细菌性阴道病。故而除使用阴道填塞药物前需冲洗阴道或其他特殊情况外，不建议使用"洗液"冲洗阴道。但保持外阴清洁是必要的，用温水清洗即可。

案例三

为什么我的月经量越来越多

患者佩佩，女性，47 岁，已婚，近 2 个月来无明显诱因出现经期延长——每次约 10～15 天（原 3～5 天），经量增多——每次前 3～5 天量较多，每天使用卫生巾 7～8 片（原 3～4 片），并伴有全身乏力、头晕，活动后心悸、气短等症状，无腹痛。妇科检查发现子宫增大明显，子宫表面可扪及结节样突起。

讨 论

1. 根据患者症状和体征，患者可能患哪种疾病？该疾病有哪些临床表现？
2. 该疾病有哪些分类？
3. 如该患者近 5 年来经量增多、经期延长，且有逐渐加重的继发性痛经，那么该患者最有可能患哪类疾病？哪些检查可确诊？治疗措施是什么？

参考答案

1. 该患者最可能患子宫肌瘤。

子宫肌瘤常见于 30～50 岁女性，主要有如下表现。

（1）经量增多及经期延长（黏膜下肌瘤和肌壁间肌瘤较多见）：长期经量增多可继发贫血。在本案例中，患者有全身乏力、头晕及活动后心悸气短等贫血、缺氧的症状。

（2）下腹包块：肌瘤较小时，在腹部摸不到肿块；当肌瘤逐渐增大使子宫超过 3 个月妊娠大时，可从腹部触及肿块。

（3）白带增多：肌壁间肌瘤使宫腔面积增大，内膜腺体分泌增多，致使白带增多。

（4）压迫症状：压迫膀胱引起尿频，压迫输尿管引起排尿困难，压迫直肠引起便秘等。

（5）其他：包括下腹坠胀、腰酸背痛。

2.根据生长位置的不同，子宫肌瘤大致可分为3种。

（1）肌壁间肌瘤：位于子宫肌壁间，周围被子宫肌层包裹。

（2）浆膜下肌瘤：向子宫浆膜面生长，并突出于子宫表面，肌瘤表面仅由子宫浆膜覆盖。

（3）黏膜下肌瘤：向宫腔方向生长，突出于宫腔，表面仅为子宫内膜覆盖。

3.若该患者近5年来经量增多、经期延长，且有逐渐加重的继发性痛经，则最有可能患子宫腺肌病。

妇科检查可发现子宫均匀增大或局限性隆起、质硬且有压痛，据此可做出初步诊断。影像学检查有一定帮助，可酌情选择，确诊取决于术后的病理学检查。

治疗方案应视患者症状、年龄和生育要求而定。目前，尚无根治子宫腺肌病的有效药物。对症状较轻、有生育要求及近绝经期患者，可试用药物治疗，以缓解症状，但需要注意药物的副作用，并且停药后症状可复现。对年轻或希望生育的子宫腺肌病患者，可行病灶切除术，但术后有复发风险。对症状严重、无生育要求或药物治疗无效者，应行全子宫切除术。

第九章

女性常见肿瘤和癌症的防治

案例导入——被忽略的妇科检查

陈姐今年50岁，有两个女儿。这些年来，她一直觉得自己身体不错，没有必要进行定期的常规妇科检查，但这种想法在她被确诊为子宫颈癌之后被彻底推翻了。

1年前，陈姐经常感到非常疲倦，性生活后常常出现阴道流血，白带增多，常有血性腥臭味阴道排液。怀着不安的心情，陈姐前往妇产科医院就诊。

经过子宫颈/阴道细胞学涂片检查、HPV检测和子宫颈活检，结合盆腔CT等检查结果，她被初步诊断为子宫颈癌IB2期。医生为她进行了广泛性子宫切除术和盆腔淋巴结切除、腹主动脉旁淋巴结取样。术后，陈姐接受了一段时间的辅助性放疗。

手术后1年，陈姐每隔3个月就要回到医院复查。为避免她的女儿遭遇她的不幸经历，陈姐决定接受医生的建议，带女儿们去接种HPV疫苗。经过预约，陈姐的小女儿成功接种了9价HPV疫苗，而陈姐的大女儿由于年龄已至27周岁，超过了国内9价HPV疫苗的接种年龄，最终接种了4价HPV疫苗。

不仅如此，陈姐还劝说她的亲戚朋友们定期去做妇科检查，接受子宫颈癌癌前病变筛查。"我如果当初能每3年进行1次细胞学检查，也许能在癌症更早期发现我的病情。"

根据上述病例，回答以下问题。

（1）接受子宫切除手术后，陈姐为什么还要接受辅助性放疗？

（2）陈姐为什么要带两个女儿去接种 HPV 疫苗？

（3）陈姐建议她的亲戚朋友们定期接受子宫颈癌癌前病变筛查。子宫颈癌癌前病变筛查对预防子宫颈癌有什么作用？

第一节　子宫肌瘤

女性生殖器官肿瘤依其所在部位与来源分为卵巢肿瘤、子宫肿瘤、子宫颈肿瘤、妊娠滋养细胞肿瘤和外阴肿瘤。子宫肿瘤分为良性肿瘤和恶性肿瘤，常见的良性子宫肿瘤为子宫肌瘤（myoma of uterus），常见的恶性肿瘤有子宫内膜癌和子宫肉瘤，具有多种临床表现。

妇科疾病是困扰女性的常见健康问题，而妇科肿瘤更是危害女性健康。了解女性常见肿瘤和癌症的临床表现与诊断的方法，实现早预防、早发现、早治疗，对女性健康的意义十分重要。

子宫肌瘤是常见的良性子宫肿瘤，由梭形平滑肌细胞和不等量纤维结缔组织构成，可导致月经紊乱、痛经、尿失禁和生殖功能障碍等。子宫肌瘤常见于 30～50 岁妇女，30 岁以上妇女的发病率为 20%，40 岁以上妇女的发病率为 40%，而在 20 岁以下人群中则少见。

子宫肌瘤的确切病因尚不明确，但激素因素、遗传因素和生长因子等的影响均显示与子宫肌瘤的发生相关。考虑到激素依赖的子宫肌瘤病理状况，雌激素和孕激素可能是肌瘤发生发展的重要因素之一。据细胞遗传学研究结果，25%～50% 子宫肌瘤存在遗传异常情况，包括 7 号染色体长臂部分缺失、12 号染色体长臂重排、12 号和 14 号染色体长臂片段易位等。近年来，也有研究发现部分患者子宫肌瘤内存在 HMGA2 基因表达上调、MED12 第 2 外显子突变或 Krebs 循环酶的 FH 基因突变等，提示遗传因素在子宫肌瘤发生中的潜在作用。

子宫肌瘤的大小、数量、生长部位因个体而异。按照肌瘤的生长部位，可将子宫肌瘤分为 2 类，包括子宫体肌瘤（90%）和子宫颈肌瘤（10%）。按照肌瘤与子宫肌壁的关系，可将子宫肌瘤分为 3 类，包括肌壁间肌瘤（intramural myoma）、浆膜下肌瘤（subserous myoma）和黏膜下肌瘤（submucous myoma）。根据国际妇产科联盟（FIGO，2009 年），子宫肌瘤有 9 型分型。

子宫肌瘤一般为表面光滑的实质性球形包块，质地较子宫肌层硬，压迫周围肌壁纤维后形成假包膜，切面可见漩涡状或编织状结构。肌瘤在生长过程中失去其原有结构特征，即称为肌瘤变性。肌瘤变性包括玻璃样变（hyaline degeneration）、囊性变（cystic degeneration）、红色变性（red degeneration）、肉瘤样变（sarcomatous change）、钙化（degeneration with calcification）。其中，以玻璃样变最为常见。变性时，肌瘤剖面中原有的漩涡状结构被均匀透明样物质取代；镜检中病变区肌细胞消失，转变为均匀透明无结构区。

一、临床表现

子宫肌瘤大多无症状或少有症状，体检时可发现，故其临床统计报道发病率远低于真实发病率。患者症状与其肌瘤发生位置、数量、生长速度、大小及是否变性有密切关系。

（一）症　状

1. 月经改变

月经改变是子宫肌瘤最常见的症状，常见于 0 型～3 型。具体症状包括月经增多、经期延长、淋漓出血及月经周期缩短，长期经量增多可继发贫血，出现乏力、心悸等症状。子宫肌瘤可使宫腔增大、子宫内膜面积增加并影响子宫收缩；还可使肿瘤附近的静脉受挤压，导致子宫内膜静脉丛充血扩张，从而导致经量增多、经期延长。子宫黏膜下肌瘤一般表现为经量增多，与痛经关系不大，当伴有感染坏死时，可有不规则阴道流血或血样脓性排液。

2. 下腹包块

肌瘤较小时，在腹部不可触及；当肌瘤逐渐增大使子宫超过 3 个月妊娠大时，可从腹部触及肌瘤，清晨膀胱充盈时更加明显。较大的黏膜下肌瘤可脱出于阴道外，患者可因外阴脱出肿物而就诊。

3. 白带增多

子宫肌壁间肌瘤及黏膜下肌瘤使宫腔面积增大，内膜腺体分泌物增多，致使白带增多。子宫黏膜下肌瘤一旦感染，可有大量脓样白带。若有溃烂、坏死、出血，可有血性或脓血性伴有恶臭的阴道流液。

4. 压迫症状

当肌瘤较大时，会压迫不同部位而出现对应的压迫症状。子宫前壁下段肌瘤可压迫膀胱，引起尿频；子宫颈肌瘤可引起排尿困难、尿潴留；子宫后壁肌瘤可压迫直肠，引起便秘等症状。阔韧带肌瘤或子宫颈巨大肌瘤向侧方发展，嵌入盆腔内压迫输尿管使上泌尿道受阻，造成输尿管扩张甚至肾盂积水。

5. 其他症状

其他症状包括下腹坠胀、腰酸背痛等。肌瘤红色变性时有急性下腹痛，伴呕吐、发热及肿瘤局部压痛；浆膜下肌瘤蒂扭转可出现急性腹痛；子宫黏膜下肌瘤由宫腔向外排出时，也可引起腹痛。子宫肌瘤（如黏膜下肌瘤等）还可影响宫腔形态，阻塞输卵管开口或压迫输卵管使之扭曲变形，造成不孕或流产。

（二）体　征

子宫肌瘤患者表现为子宫增大，妇科检查可扪及子宫增大，肿块呈球形、不规则形或与子宫相连。浆膜下肌瘤可扪及单个实质性球状肿块与子宫有蒂相连。黏膜下肌瘤位于宫腔内者，子宫均匀增大，脱出于宫颈外口至阴道后，阴道窥器检查即可见到子宫颈口处有粉红色表面光滑肿物。若伴感染，可有坏死、出血及脓性分泌物。浆膜下肌瘤在查体时容易被误诊为卵巢实性肿物。

二、诊　断

结合病史、临床症状、体征、超声检查和磁共振检查结果，诊断多不困难。超声检查最为常用，其敏感性与特异性较高，能区分子宫肌瘤与其他盆腔肿块；但对直径在 0.5 厘米以下的多发性小肌瘤的准确定位、计数仍然存在一定误差。通过磁共振检查，可准确判断肌瘤大小、数目和位置，因此磁共振检查是超声检查的重要补充手段。但在宫内节育器存在时，对黏膜下肌瘤的诊断会受影响。此外，宫腔镜、腹腔镜、子宫输卵管造影等也可作为协助诊断的手段，辅助诊断子宫肌瘤。在诊断子宫肌瘤时，应与妊娠子宫、卵巢肿瘤、子宫腺肌病、子宫恶性肿瘤、卵巢子宫内膜异位症、盆腔炎性包块、子宫畸形等疾病相鉴别。

三、治　疗

对子宫肌瘤患者的治疗，应根据其年龄、症状和生育要求，以及肌瘤的类型、大小、数目，予以全面考虑（见图 9-1）。对于无症状的子宫肌瘤患者，尤其近绝经期妇女，因其绝经后肌瘤多萎缩和症状消失，一般不需治疗，只需每 3～6 个月随访一次，出现症状后再考虑进一步治疗。

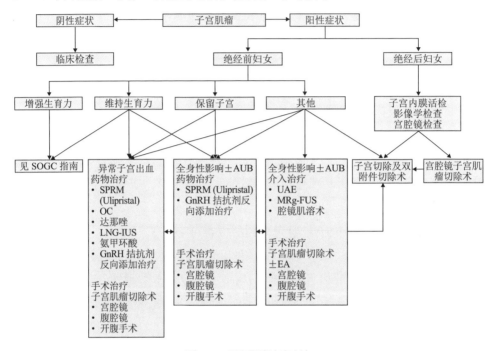

图 9-1 子宫肌瘤治疗方法

（一）药物治疗

1. 适应证

药物治疗适用于症状轻、近绝经年龄或有手术治疗禁忌证的患者，也可用于为手术治疗做术前准备、术后预防，以及子宫肌瘤患者孕前准备。

2. 治疗药物

治疗子宫肌瘤的药物分为两类，一类只能改善月经过多而不能缩小肌瘤体积，如激素避孕药、氨甲环酸、非甾体类抗炎药（nonsteroidal anti-inflammatory drugs, NSAIDs）等；另一类则可在改善贫血症状的同时，缩小肌瘤体积，包括促性腺激素释放激素类似物（gonadotropin-releasing hormone agonist, GnRH-a）和米非司酮（mifepristone）。

（1）GnRH-a：可抑制 FSH 和 LH 分泌，将雌激素降低至绝经后水平，引发闭经，显著缩小肌瘤与子宫体积，缓解痛经、非经期下腹痛等症状。随着停药后卵巢功能的恢复，子宫肌瘤往往会逐渐增大，因此需采取大剂量连续给药或长期非脉冲式给药。用药后可引起绝经综合征。长期使用后，低雌激素状态可引起骨质疏松症等副作用，因此不推荐长期用药。

（2）米非司酮：为抗孕激素制剂，每日10毫克或12.5毫克口服，临床多用于术前预处理或围绝经期有症状患者。作为抗孕激素制剂，米非司酮不宜长期使用，因其在拮抗孕激素后，子宫内膜长期受雌激素刺激，可增加子宫内膜病变的风险。

（二）手术治疗

1. 适应证

（1）肌瘤合并月经过多，或异常出血及继发性贫血。

（2）肌瘤体积大，压迫泌尿、消化、神经系统，出现相关症状，且经药物治疗无效。

（3）患者准备妊娠但肌瘤直径≥4厘米。

（4）肌瘤合并不孕或反复流产。

（5）疑有肉瘤变。

2. 手术方式

（1）肌瘤切除术（myomectomy）：对有生育要求的患者，可行肌瘤切除术，包括肌瘤经腹剔除、黏膜下肌瘤和突向宫腔的肌壁间肌瘤宫腔镜下切除及突入阴道的黏膜下肌瘤阴道内摘除。对有生育要求者，应尽量减少对正常肌层的破坏。术后有残留或复发的可能，远期随访显示子宫肌瘤的术后复发率接近50%。

（2）子宫切除术（hysterectomy）：包括全子宫切除和次全子宫切除，适用于不要求保留生育功能或疑有恶变者。术前应行宫颈细胞学检查，排除子宫颈鳞状上皮内病变或子宫颈癌。发生于围绝经期的子宫肌瘤要注意排除合并子宫内膜癌。

手术可经腹（包括腹腔镜和开腹两种术式）、经阴道或经宫腔镜进行。经腹手术适用于有生育要求及期望保留子宫者。若选择腹腔镜手术，需要使用粉碎器取出切除的肌瘤或子宫体。若为不能确定恶性潜能的平滑肌肿瘤甚至平滑肌肉瘤，则在肌瘤粉碎过程中可能存在肿瘤播散的风险。因此，术前应尽可能排除子宫肉瘤或合并子宫内膜癌的可能，并向患者及家属说明其风险。

（三）其他治疗

其他非主流治疗方法主要通过缩小肌瘤体积或破坏子宫内膜而达到缓解症状的目的，可达到微创甚至无创的效果，主要适用于不能耐受手术或不愿手术者。

1. 子宫动脉栓塞术

子宫动脉栓塞术（uterine artery embolization，UAE）为血管微创介入治疗，通过放射介入的方法将栓塞剂放入一侧或双侧子宫动脉，阻断子宫动脉及其分支，减少甚至阻断肌瘤的血供，从而延缓肌瘤生长。该方法适合于子宫肌瘤剔除术后复发、有多次腹部手术史以及不能耐受手术或不愿手术者，术后恢复快，但可能引起卵巢功能减退，增加潜在的妊娠并发症发生风险，对有生育要求的妇女一般不建议使用。

2. 高能聚焦超声

高能聚焦超声（high-intensity focused ultrasound，HIFU）是指在超声或 MRI 引导下，将体外低强度的超声波聚焦于体内的目标区域，形成高能量密度焦点，使焦点区域的肌瘤组织快速升温、凝固性坏死，逐渐吸收或瘢痕化。该方法存在肌瘤残留、复发，可能出现皮肤灼伤和可逆的骨盆神经病，并需要除外恶性病变。

3. 子宫内膜切除术

子宫内膜切除术（transcervical resection of endometrium，TCRE）经宫腔镜切除子宫内膜，以抑制子宫肌瘤引起的月经过多。

第二节　子宫内膜癌

子宫内膜癌（endometrial carcinoma）是发生于子宫内膜的上皮性恶性肿瘤，又称子宫体癌，是常见的女性生殖系统恶性肿瘤。据 2015 年中国国家癌症中心统计，我国女性子宫内膜癌的发病率为 0.06%，死亡率为 0.02%。据世界卫生组织国际癌症研究机构统计，2018 年子宫内膜癌新发病例 38 万例，发生率为

1.01%，死亡率为0.21%。近年，子宫内膜癌发病率在全球范围内呈上升趋势，平均发病年龄为60岁，其中75%发生于50岁以上妇女。

根据发病机制，可将子宫内膜癌分为雌激素依赖型（Ⅰ型）和非雌激素依赖型（Ⅱ型）。Ⅰ型子宫内膜癌的发生可能与无孕激素拮抗的雌激素长期作用直接相关，由于缺乏孕激素对抗，子宫内膜长期过度增生，最终发展为癌。Ⅱ型子宫内膜癌的发病与高雌激素无明确关系，发生机制尚不清楚。

子宫内膜癌的相关危险因素包括生殖内分泌失调性疾病、子宫内膜癌三联征（肥胖、高血压、糖尿病）、初潮早而绝经延迟、不孕不育、卵巢肿瘤、外源性高水平雌激素、遗传因素[如林奇综合征（lynch syndrome）]等，部分因素的影响机制、预防方法也已经得到阐明（见表9-1）。

表9-1 子宫内膜癌主要危险因素

危险因素	影响	可能机制	成熟的预防方法	潜在的预防方法
林奇综合征	终生风险70%	DNA错配修复基因突变	子宫切除术和双侧输卵管、卵巢切除术	阿司匹林
他莫昔芬	绝经后相对风险4.01（95% CI 1.7~10.9）	雌激素影响子宫内膜	增加异常出血检查	左炔诺孕酮宫内节育器系统（LNG-IUS）
多囊卵巢综合征	终生风险9%；优势比2.89	胰岛素抵抗；无排卵周期	诱导定期撤药出血	减肥
肥胖	BMI每增加5kg/m^2，相对风险增加1.59	激活促增殖途径；无排卵周期	减肥手术；运动	非手术减肥；LNG-IUS
糖尿病	相对风险1.42~4.1	激活增殖途径	减肥手术	调节胰岛素抵抗

子宫内膜癌大体可分为弥散型和局灶型。根据镜检病理情况，子宫内膜癌则可分为内膜样癌（endometrioid carcinoma）、浆液性癌（serous carcinoma）、黏液性癌（mucinous carcinoma）、透明细胞癌（clear cell carcinoma）和癌肉瘤（carcinosarcoma）。显微照片见图9-2。其中，内膜样癌占比最高，约为80%~90%，浆液性癌、黏液性癌、透明细胞癌次之，而癌肉瘤则较为少见。多数子宫内膜癌生长缓慢，部分特殊病理类型（浆液性癌、透明细胞癌、癌肉瘤）和高级别内膜样癌发展很快，短期内可通过直接蔓延、淋巴和血行而出现转移。

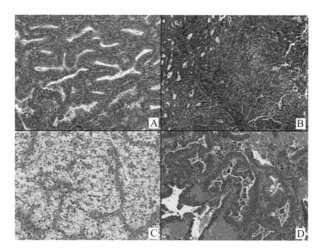

图 9-2　子宫内膜癌的组织学亚型。图 A：内膜样癌（FIGO 1 期）；图 B：内膜样癌（FIGO 3 期）；图 C：透明细胞癌；图 D：浆液性癌

子宫内膜癌的分期采用国际妇产科联盟（FIGO，2009 年）修订的手术病理分期（见表 9-2）。

表 9-2　子宫内膜癌手术病理分期（FIGO，2009 年）

分期	特征表现
Ⅰ期	肿瘤局限于子宫体
ⅠA	肿瘤浸润深度＜1/2 肌层
ⅠB	肿瘤浸润深度≥1/2 肌层
Ⅱ期	肿瘤侵犯宫颈间质，但无宫体外蔓延
Ⅲ期	肿瘤局部和（或）区域扩散
ⅢA	肿瘤累及子宫浆膜和（或）附件
ⅢB	肿瘤累及阴道和（或）宫旁组织
ⅢC	盆腔淋巴结和（或）腹主动脉旁淋巴结转移
ⅢC1	盆腔淋巴结转移
ⅢC2	腹主动脉旁淋巴结转移伴（或不伴）盆腔淋巴结转移
Ⅳ期	肿瘤侵及膀胱和（或）直肠黏膜，和（或）远处转移
ⅣA	肿瘤侵及膀胱和（或）直肠黏膜
ⅣB	远处转移，包括腹腔内和（或）腹股沟淋巴结转移

一、临床表现

（一）发病年龄

70%～75%的患者为绝经后妇女，绝经后妇女子宫内膜癌平均发病年龄段约为55岁。

（二）症　状

1. 阴道流血

90%的患者出现阴道流血症状，包括绝经后阴道流血和月经紊乱。

2. 阴道异常排液

早期表现为分泌少量血性液体或浆液性分泌物，晚期合并感染、坏死，则有脓性排液，闻之恶臭。

3. 其他

若肿瘤累及子宫颈内口，则可引发宫腔积脓、下腹胀痛及痉挛样疼痛。若肿瘤浸润子宫周围组织或压迫神经，则可引发下肢及腰骶部疼痛。晚期还可出现贫血、消瘦、发热及恶病质等相应症状。

（三）体　征

早期患者在妇科检查时可无异常发现，无明确子宫增大，无盆腔检查阳性体征。晚期可有子宫增大，合并宫腔积脓时可有明显压痛，宫颈管内偶有癌组织脱出，触之易出血。晚期肿瘤侵犯子宫颈及宫旁甚至阴道，三合诊检查可触及子宫颈或宫颈管质硬或增大、主韧带或骶韧带增厚及弹性下降、附件肿物以及盆壁处肿大固定的淋巴结。

二、诊　断

对于绝经后及绝经过渡期有异常子宫出血的患者，均应在排除子宫内膜癌后再按良性疾病处理。对患者的初次评估应包括危险因素评估、既往史、体格检查、影像学检查、血肿瘤标志物检查、细胞学检查、子宫内膜活检及必要的基因检测等。子宫内膜癌诊断的金标准是子宫内膜的组织病理学检查及子宫外转移灶活检或手术切除组织标本，经病理组织学诊断为子宫内膜癌。

（一）肿瘤标志物检查

尚无已知敏感的肿瘤标志物用于子宫内膜癌诊断和随访。部分患者可出现CA125或CA19-9、CA153或HE4异常，对诊断和临床治疗效果监测有一定参考意义。

（二）影像学检查

经阴道超声检查是敏感性和特异性较高的一种筛查方法。通过经阴道超声检查可了解子宫大小、宫腔形状、宫腔内有无赘生物、子宫内膜厚度、肌层有无浸润及深度、附件肿物大小及性质，有助于判断肿瘤类型、分化程度和初步分期。此外，也可通过磁共振、腹部CT等影像学检查进行治疗前评估。

（三）子宫内膜活检

子宫内膜的组织病理学检查是诊断的最后依据。通过诊断性刮宫或宫腔镜检查，可获取子宫内膜进行后续观察。

1. 诊断性刮宫

诊断性刮宫（diagnostic curettage）较为常用，一般通过分段诊刮（fractional curettage）获得宫颈管和宫腔组织，以同时了解宫腔和宫颈的情况。但是，对于病灶较小者，诊断性刮宫可能会漏诊，且不能精确判断子宫内膜病变浸润深度，不能鉴别子宫肌层的恶性肿瘤。

2. 宫腔镜检查

通过宫腔镜检查，可在直视下活检，可直接观察宫腔及宫颈管内有无癌灶存在、癌灶大小及部位，对局灶型子宫内膜癌的诊断和宫颈是否受侵的评估更为准确，可降低漏诊率。对未明确内膜病变的阴道持续或反复流血者，宫腔镜检查有助于判断子宫内膜病变的良恶性。

（四）细胞学检查

细胞学检查操作简便。但是，子宫内膜细胞在月经期外不易脱落；而宫腔脱落的癌细胞容易发生溶解、变性，染色后不易辨认。因此，阴道脱落细胞的细胞学检查阳性率不高。

三、治疗

子宫内膜癌遵从以手术治疗为主，放疗、化疗和激素等综合治疗为辅的治疗原则。子宫内膜癌常见于绝经后妇女，常伴有内科合并症（如高血压、糖尿病等），在制定治疗方案时，应综合考虑患者年龄、病理类型、肿瘤累及范围和临床分期。对早期患者，以手术为主，术后根据高危因素选择辅助治疗。对晚期患者，采用手术、放射、药物等综合治疗。对于影像学评估病灶局限于子宫内膜的高分化的子宫内膜样癌年轻患者,可考虑采用以孕激素治疗为主的保留生育功能的治疗。

(一)手术治疗

手术治疗为首选治疗方法,以进行手术病理分期,并切除病变子宫及可能的转移病灶。

1. 分期手术

分期手术(surgical staging)步骤包括:①进入盆腹腔,行腹腔冲洗液细胞学检查;②全面探查盆腹腔,评估腹膜、膈肌、浆膜层有无病灶,对可疑病变取活检;③切除子宫及双侧附件,术中常规剖检子宫标本,必要时行冰冻切片检查,以确定肌层侵犯程度;④切除盆腔及腹主动脉旁淋巴结。对切除的标本,应常规进行病理学检查,对癌组织还应行雌、孕激素受体检测,作为术后选择辅助治疗的依据。

2. 基本术式

(1)病灶局限于宫体:按照手术分期原则进行分期手术后,行全子宫或改良根治性子宫切除、双附件切除、盆腔和腹主动脉旁淋巴结切除。但对年轻、无高危因素者,可考虑保留卵巢。

(2)子宫颈疑有或已有肿瘤侵犯:对术前宫颈活检或盆腔 MRI 检查确定病变侵犯子宫颈间质者,分期手术后行改良广泛性子宫切除、双附件切除及盆腔和腹主动脉旁淋巴结切除。

(3)病变超出子宫:对于病变超出盆腔、盆腔内器官转移、肝脏转移或其他远处转移等情况,实施肿瘤细胞减灭术,以尽可能切除所有肉眼可见病灶为目的,术后辅以综合治疗。

(二)放 疗

放疗是治疗子宫内膜癌的有效方法之一,分近距离照射及体外照射两种。近距离照射多用后装治疗机,放射源包括铱192、钴60或铯137。对高/中度危险因素患者(至少包含以下2个因素:年龄>60岁、深肌层浸润、G3、浆液性或透明细胞组织学及淋巴脉管间隙受侵),单独行阴道近距离放疗可以提供良好的阴道控制率,且不影响患者生活质量,优于体外照射。体外照射以三维适形放疗及调强放疗为主,是高危的Ⅰ~Ⅱ期患者[G3、深肌层浸润和(或)淋巴脉管间隙受侵、不良组织学和(或)不良分子生物学因素]的标准治疗方案。

（三）化 疗

化疗适用于晚期、复发患者的治疗，近年来也用于治疗术后有复发高危因素的患者，以期减少盆腔外的远处转移。常用化疗药物有卡铂、顺铂、多柔比星、紫杉醇等，可以单独或多药联合应用，也可与孕激素合并应用。

（四）孕激素治疗

对于早期子宫内膜癌需保留生育功能的年轻患者，及晚期、复发性或无法手术的患者，可采用孕激素治疗。该方法以大剂量、长疗程孕激素为基础治疗，选用甲地孕酮、甲羟孕酮、左炔诺孕酮。对于要求保留生育功能的患者，治疗6个月后取样证实完全缓解，鼓励妊娠，但在完成生育后或子宫内膜活检发现病灶进展时，需要切除子宫及其附件。

肿瘤的恶性程度及病变范围、患者全身状况、治疗方案均能影响子宫内膜癌患者的预后。由于75%～95%子宫内膜癌患者的复发在术后2～3年，所以治疗患者应定期随访。术后2～3年，每3～6个月随访1次；3年后，每6～12个月随访1次；5年后，每年随访1次。随访内容应包括详细询问病史、可能复发的症状、盆腔检查、阴道细胞学检查、胸部X线摄片、腹盆腔超声、血清CA125检测等，必要时可进行CT及磁共振检查。

第三节 卵巢癌

我国女性卵巢癌发病率居女性生殖系统肿瘤第3位，而死亡率则居女性生殖道恶性肿瘤之首。据世界卫生组织国际癌症研究机构统计，2018年全球卵巢癌新发病例30万例，发生率为0.72%，死亡率为0.45%。卵巢癌组织分类非常复杂，卵巢是全身各脏器中原发肿瘤类型最多的器官，不同类型的组织学结构和生物学行为差异很大，其主要组织学类型包括上皮性癌、恶性生殖细胞肿瘤、恶性性索-间质肿瘤和转移性肿瘤。其中，上皮性癌和恶性生殖细胞肿瘤较为常见，分别占卵巢癌的70%和20%。

卵巢癌的主要转移途径包括直接蔓延、腹腔种植和淋巴转移。卵巢癌可在盆腔、腹腔内形成广泛转移灶，包括横膈、大网膜、腹腔脏器表面、壁腹膜等，以及发生腹膜后淋巴结转移。原发部位外观为局限的卵巢肿瘤，也可发生广泛转移，以上皮性癌表现最为典型。

近年来的组织学、分子遗传学证据表明，曾被归类于卵巢癌或原发性腹膜癌中的40%～60%可能起源于输卵管，故将卵巢、输卵管和原发腹膜肿瘤归于一类疾病更为合理。国际妇产科联盟（FIGO）也将卵巢癌、输卵管癌、原发性腹膜癌共同进行手术病理分期（见表9-3）。

表9-3 卵巢癌、输卵管癌、原发性腹膜癌的手术病理分期（FIGO，2014年）

分期	特征表现
Ⅰ期	肿瘤局限在一侧或双侧卵巢/输卵管
ⅠA	肿瘤局限在单侧卵巢（包膜完整）或输卵管，卵巢和输卵管表面无肿瘤；腹腔积液或腹腔冲洗液未找到癌细胞
ⅠB	肿瘤局限在双侧卵巢（包膜完整）或输卵管，卵巢和输卵管表面无肿瘤；腹腔积液或腹腔冲洗液未找到癌细胞
ⅠC	肿瘤局限在单侧或双侧卵巢或输卵管，并伴有如下任何一项：
ⅠC1	肿瘤术中破裂
ⅠC2	肿瘤术前破裂或肿瘤位于卵巢和输卵管表面
ⅠC3	腹腔积液或腹腔冲洗液发现癌细胞
Ⅱ期	肿瘤累及单侧或双侧卵巢并有盆腔内扩散（在骨盆入口平面以下）或原发性腹膜癌
ⅡA	肿瘤蔓延或种植到子宫和（或）输卵管和（或）卵巢
ⅡB	肿瘤蔓延至其他盆腔内组织
Ⅲ期	肿瘤累及单侧或双侧卵巢、输卵管或原发性腹膜癌，伴有细胞学或组织学证实的盆腔外腹膜转移或证实存在腹膜后淋巴结转移
ⅢA	见如下各类分型：
ⅢA1	仅有腹膜后淋巴结转移（细胞学或组织学证实）
ⅢA1(ⅰ)	淋巴结转移最大直径≤10毫米
ⅢA1(ⅱ)	淋巴结转移最大直径＞10毫米
ⅢA2	显微镜下盆腔外腹膜受累，伴或不伴腹膜后淋巴结转移
ⅢB	肉眼可见盆腔外腹膜转移，病灶最大直径≤2厘米，伴或不伴腹膜后淋巴结转移
ⅢC	肉眼可见盆腔外腹膜转移，病灶最大直径＞2厘米，伴或不伴腹膜后淋巴结转移（包括肿瘤蔓延至肝包膜和脾，但未转移到脏器实质）

续表

分期	特征表现
Ⅳ期	肿瘤发生超出腹腔外的远处转移
Ⅳ A	胸腔积液细胞学阳性
Ⅳ B	腹膜外器官实质转移（包括肝实质转移、腹股沟淋巴结和腹腔外淋巴结转移）

一、临床表现

（一）症　状

1. 卵巢上皮性癌

卵巢上皮性癌在绝经后女性中较为常见。卵巢深处盆腔，早期卵巢上皮性癌的症状不明显、不特异，难以早期诊断，故约 2/3 的卵巢上皮性癌患者就诊时已是晚期。晚期的主要症状为下腹不适、腹胀、腹部肿块、胸腔积液以及食欲下降等，部分患者表现为短期内腹围迅速增大，伴有乏力、消瘦、贫血等症状。

2. 卵巢恶性生殖细胞肿瘤

卵巢恶性生殖细胞肿瘤在年轻女性中较为常见。其临床表现与卵巢上皮性癌有所不同，早期即出现症状，除腹部包块、腹胀等症状外，常可因肿瘤内出血或坏死感染而出现发热，或因肿瘤扭转、肿瘤破裂等而出现急腹症的症状。约 60%～70% 的患者在就诊时仍属早期。

（二）体　征

临床查体时可发现盆腔包块，或在直肠子宫陷凹处触及质硬结节或肿块，有时可扪及上腹部肿块。出现淋巴结转移后，可在腹股沟、锁骨上等部位扪及肿大的淋巴结。卵巢上皮性癌多为双侧性、囊实性或实性，而卵巢恶性生殖细胞肿瘤则 95% 以上为单侧性。

二、诊　断

对于卵巢肿瘤患者，结合病史、症状和体征，辅以必要的辅助检查，可确定其是否患有卵巢癌：①肿块来源是否是卵巢；②肿块性质是否为肿瘤；③肿块是良性还是恶性；④可能的组织学类型；⑤恶性肿瘤的转移范围。常用的辅助检查流程见图 9-3，包括以下几个方面。

1. 影像学检查

影像学检查包括超声、磁共振、CT、PET检查等,可以明确肿块性质及其与周围器官的关系,判断周围侵犯、淋巴结转移及远处转移情况。当怀疑有邻近器官受侵和远处转移时,则可相应行胃肠造影检查、静脉尿路造影检查和胸部CT检查等。

2. 肿瘤标志物检查

血清CA125和人附睾蛋白4(HE4)是诊断卵巢上皮性癌中应用价值最高的肿瘤标志物,可用于辅助诊断、疗效判定和复发检测。

(1)血清CA125:是最为常用的卵巢癌肿瘤标志物,也是浆液性卵巢癌的首选肿瘤标志物。晚期、浆液性卵巢癌患者的CA125阳性率显著高于早期及非浆液性卵巢癌患者,其对绝经后人群卵巢癌诊断的敏感度显著高于绝经前人群。

(2)血清HE4:在绝经前人群中诊断卵巢癌的特异度高于CA125,因此可与CA125联合应用来判断盆腔肿块的良、恶性。

(3)ROMA指数:通过建立CA125和HE4的血清浓度测定与患者绝经状态相结合的一个评估模型,可以计算得到与CA125、HE4的血清浓度、激素和绝经状态均相关的ROMA指数,该指数对绝经前后患者卵巢癌诊断的敏感度和特异度均较高。

(4)其他:针对生殖细胞肿瘤的不同类别,临床上常用的标志物包括以下几种。①甲胎蛋白(AFP):升高可见于卵黄囊瘤、胚胎癌和未成熟畸胎瘤;②人绒毛膜促性腺激素(β-hCG):升高见于卵巢非妊娠性绒毛膜癌;③神经元特异性烯醇化酶(NSE):升高见于未成熟畸胎瘤或伴有神经内分泌分化的肿瘤;④乳酸脱氢酶(LDH):升高常见于无性细胞瘤;⑤CA19-9:升高常见于未成熟或成熟畸胎瘤。

3. 腹腔镜检查与胃肠镜检查

腹腔镜检查可用于排除盆腔炎性包块或结核性腹膜炎,而胃肠镜检查则可用于排除胃肠道转移性肿瘤。

4. 细胞学和组织病理学检查

多数卵巢癌合并腹水或胸腔积液,抽取腹腔积液或腹腔冲洗液和胸腔积液行细胞学检查可以查找癌细胞。组织病理学检查是诊断卵巢癌的金标准。

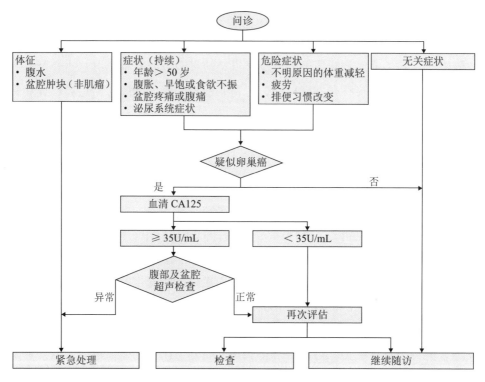

图 9-3　卵巢癌的诊断流程

三、治　疗

（一）手术治疗

卵巢癌一经发现，应行手术治疗。手术应明确诊断，切除肿瘤，对恶性肿瘤进行手术病理分期，并解除并发症。对卵巢上皮性癌、恶性生殖细胞肿瘤、性索-间质肿瘤的治疗原则均采取以手术为主、化疗为辅的综合治疗，早期行分期手术，晚期则行肿瘤细胞减灭术，术后给予联合化疗。而转移性肿瘤的治疗原则为缓解和控制症状，若原发瘤已经切除而无其他转移和复发迹象，转移瘤仅局限于盆腔，则可进行全子宫及双附件切除术。

（二）化　疗

化疗的主要作用包括：①初次手术后辅助化疗，以杀灭残余癌灶、控制复发、缓解症状、延长生存期；②新辅助化疗使肿瘤缩小，为达到满意手术效果创造条件；③可作为不能耐受手术者的主要治疗方法，但较少应用。

卵巢上皮性癌对化疗敏感，化疗在卵巢癌的辅助治疗、复发治疗中占有重要的地位。除经过全面分期手术确定为ⅠA或ⅠB期、黏液性癌、低级别浆液性癌或子宫内膜样癌的患者外，其他患者均需化疗。卵巢上皮性癌多采用以铂类为基础的联合化疗，所使用的化疗药物包括顺铂、卡铂、紫杉醇、环磷酰胺等。其中，铂类联合紫杉醇为"金标准"一线化疗方案。

恶性生殖细胞肿瘤患者的化疗方案常用于除Ⅰ期无性细胞瘤和Ⅰ期G_1的未成熟畸胎瘤外的患者，常用方案包括BEP方案（博来霉素＋依托泊苷＋顺铂）和EP方案（依托泊苷＋卡铂）等。

Ⅱ～Ⅳ期恶性性索-间质肿瘤患者术后应给予以铂类为基础的联合化疗，首选BEP或紫杉醇/卡铂方案。

（三）靶向治疗

目前，常用于卵巢癌靶向治疗的药物包括二磷酸腺苷核糖多聚酶（poly ADP-ribose polymerase，PARP）抑制剂和抗血管生成药物。

1.PARP抑制剂

BRCA1/2基因突变的卵巢肿瘤中已存在同源重组修复障碍，应用PARP抑制剂可以抑制肿瘤细胞中单链断裂引发的损伤修复，从而促进肿瘤细胞凋亡，发挥抗肿瘤作用。目前已经在欧美国家上市的PARP抑制剂主要包括奥拉帕利、尼拉帕尼和卢卡帕尼。

2.抗血管生成药物

作为抗血管生成药物之一，贝伐珠单抗在卵巢癌的一线治疗及铂敏感复发、铂耐药复发的治疗中均有应用价值。此外，国产的抗血管生成药物甲磺酸阿帕替尼在卵巢癌的Ⅱ期临床研究也有一定的效果。

（四）放疗

由于卵巢癌易出现盆腹腔广泛转移，且盆腹腔放疗多有近期和远期并发症，所以放疗基本不再用于卵巢癌术后的辅助治疗。即使是对放疗敏感的无性细胞瘤，术后亦以化疗为主要辅助治疗手段，仅在卵巢复发后用于姑息治疗。此外，局限型病灶在手术难以切除、化疗效果不佳的情况下，也可考虑放疗。

肿瘤期别、初次手术后残存灶的大小及病理类型等均可影响卵巢癌预后，期别越早、残存灶越小，预后越好；上皮性癌的预后最差。卵巢癌易复发，90%的复发发生在术后2年内，故应长期随访和监测。治疗后2年，每3个月复查

1次；治疗后3年，每3~6个月复查1次；治疗5年，每年复查1次。随访内容包括询问病史、体格检查、肿瘤标志物检测和影像学检查，并根据组织学类型测定血清CA125、AFP、hCG等肿瘤标志物。

第四节　子宫颈癌

子宫颈癌是常见的妇科恶性肿瘤之一，发病率在我国女性恶性肿瘤中居第二位，仅次于乳腺癌。据世界卫生组织国际癌症研究机构统计，2018年子宫颈癌新发病例57万例，发生率为1.36%，死亡率为0.77%。近年来大量研究表明，子宫颈癌的发病年龄呈年轻化趋势，发病率分布存在地区差异，农村高于城市，山区高于平原，发展中国家高于发达国家。子宫颈癌的发生可通过对癌前病变的检查和处理得以有效控制。因此，普及子宫颈癌的预防和筛查、规范子宫颈癌的诊断与治疗，对于降低子宫颈癌的发生率十分重要。

一、发病相关因素

人乳头瘤病毒（HPV）感染是子宫颈鳞状上皮内病变（squamous intraepithelial lesion，SIL）和子宫颈癌发生的首要因素，其他因素，包括多个性伴侣、吸烟、性生活过早（年龄＜16岁）、性传播疾病等，也与子宫颈鳞状上皮内病变和子宫颈癌的发生相关。

（一）HPV感染

人乳头瘤病毒属于乳头瘤病毒科（Papillomaviridae）乳头瘤病毒属（Papillomavirus），可引起人类皮肤、黏膜的增生性病变，其中持续的高危型HPV（16型、18型等）与子宫颈癌等恶性肿瘤的发生密切相关。

1. 生物学特性

HPV呈球形，病毒外壳直径52~55nm，二十面体立体对称，无包膜。HPV为双链DNA病毒，基因组约为7.9kb，分为早期区（early region，ER）、晚期区（late region，LR）和非编码区（non-coding region）。

病毒基因组的早期区含有2个开放阅读框（open reading frame，ORF）L1和L2，分别编码病毒主要衣壳蛋白L1和次要衣壳蛋白L2。1个HPV病毒颗粒含有 360 个主要衣壳蛋白 L1 拷贝和 72 个次要衣壳蛋白 L2 拷贝。HPV 分型就是基于 L1 基因核苷酸序列的差异，目前已发现 160 余型 HPV。

2. 致病性

据世界卫生组织报道，99% 的子宫颈癌病例与生殖系统的 HPV 感染有关。皮肤受紫外线或 X 射线等照射造成的很小损伤，以及其他理化因素造成的皮肤、黏膜损伤，均可成为感染 HPV 的途径。有 40 种不同基因型别的 HPV 能够感染男女生殖道等，包括阴茎皮肤、外阴、肛门、阴道、子宫颈和直肠。病毒通过直接接触感染者的病变部位，或间接接触被病毒污染的物品等进行传播。生殖道感染与性行为，尤其与性行为活跃度密切相关，HPV 阳性率与性伙伴数量呈正相关，故 HPV 是性传播疾病的病原体，所引起的生殖道感染属于性传播疾病。

HPV 感染正常宫颈鳞状上皮是引发子宫颈癌的始动因素，与子宫颈癌发生最相关的是 HPV 16、18 型，其次是 31、45、33、35、39、51、52 和 56 型。在我国子宫颈鳞癌患者中，感染 HPV16（76.7%）和 HPV18（7.8%）的最为常见，其次是 HPV31（3.2%）、HPV52（2.2%）、HPV58（2.2%）和 HPV33（1.0%）。而在宫颈腺癌患者中，HPV16 和 18 型的感染率分别为 35.1% 和 30.6%。

HPV 对皮肤和黏膜上皮细胞具有高亲嗜性，可以通过皮肤或黏膜上微小的创口感染鳞状上皮的基底层细胞。病毒进入细胞后，在基底上皮细胞向表层上皮分化的过程中进行 DNA 复制和转录。在基底上皮细胞中，病毒的复制处于非产生病毒颗粒阶段，病毒以附加子形式维持低拷贝数量的 DNA；在分化的表层上皮细胞中，病毒转换复制模式，开始合成高拷贝数量的 DNA 和衣壳蛋白，组装释放病毒颗粒，逐步感染邻近的细胞。同时，病毒 DNA 复制主要发生在表层上皮的棘细胞层和颗粒层，可造成棘细胞增生，形成表皮增厚和表皮角化。病毒 DNA 的一段附加体可以在整合酶的帮助下，插入宿主染色体的损伤部位，整合进入宿主基因组，破坏 HPV 反式激活基因 E2，进一步引发宿主细胞基因组的不稳定性，从而导致细胞转化与癌变（见图 9-4）。

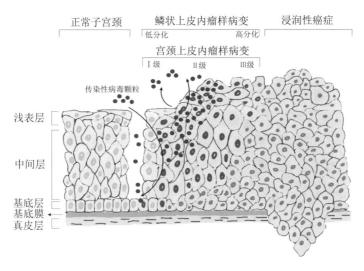

图 9-4　子宫颈癌的发病机制

此外，HPV 感染经过一段潜伏期后，会增加 E6、E7 基因的表达量，并分别与宿主细胞的抑癌基因 p53 和 pRB 编码蛋白结合，促使 p53 和 pRB 蛋白降解失活，抑制其对细胞周期的负调节作用而诱导细胞永生化，导致感染细胞发生转化。HPV 感染的高发年龄通常在 16～20 岁，一般可以自愈。但若持续感染，则可能出现子宫颈癌前病变。如未及时得到有效治疗，癌前病变可能在 20～30 年后发展为子宫颈癌（见图 9-5）。

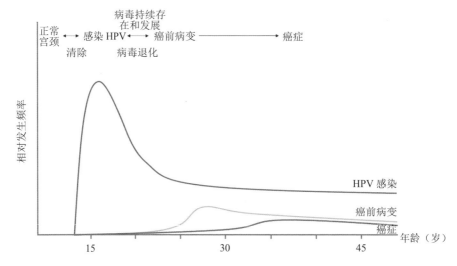

图 9-5　不同年龄妇女 HPV 感染、癌前病变和子宫颈癌的患病率

（二）其他因素

1. 不良性行为

多个性伴侣、过早开始性生活与子宫颈癌发生有关。与有阴茎癌、前列腺癌或其性伴侣曾患子宫颈癌的高危男子性接触的妇女，也易患子宫颈癌。

2. 月经及分娩因素

经期卫生不良、经期延长、早年分娩、多产等与子宫颈癌相关。

3. 吸烟

吸烟摄入尼古丁后，会降低机体的免疫力，影响机体对HPV感染的清除，增加子宫颈癌尤其鳞癌的患病风险。

4. 长期服用口服避孕药

服用口服避孕药8年以上，可增加子宫颈癌尤其腺癌的患病风险。

二、发生与发展

子宫颈癌起源于子宫颈上皮内病变，两者病因均为高危型HPV感染。根据病理情况，子宫颈癌可分为浸润性鳞状细胞癌和腺癌，分别占子宫颈癌的75%~80%和20%~25%。从正常上皮发展到子宫颈浸润癌，经历上皮内病变、原位癌和微小浸润癌三个阶段。

子宫颈鳞状上皮内病变常发生于25~35岁妇女。大部分低级别鳞状上皮内病变（low-grade squamous intraepithelial lesion，LSIL）可自然消退，但高级别鳞状上皮内病变（high-grade squamous intraepithelial lesion，HSIL）具有癌变潜能。子宫颈鳞状上皮内病变形成后继续发展，突破上皮下基底膜，浸润间质，形成子宫颈浸润癌。

子宫颈癌形成后，主要转移途径包括直接蔓延和淋巴转移，而血行转移极少见。直接蔓延最常见，癌组织向邻近器官及组织扩散。常向下累及阴道壁，极少向上累及宫腔。向两侧扩散可累及主韧带及子宫颈旁、阴道旁组织直至骨盆壁；癌灶压迫或侵及输尿管时，可引起输尿管阻塞及肾积水。淋巴转移时，癌灶侵入淋巴管，形成瘤栓，随淋巴液引流进入局部淋巴结。淋巴转移一级组包括子宫旁、闭孔、髂内、髂外、髂总、骶前淋巴结；二级组包括腹股沟深浅淋巴结、腹主动脉旁淋巴结。

子宫颈癌的临床分期采用国际妇产科联盟（FIGO，2018年）的临床分期标准（见表9-4），在治疗前进行分期，治疗后不再更改。

表 9-4　子宫颈癌临床分期（FIGO，2018 年）

分期	特征表现
Ⅰ期	肿瘤局限在子宫颈（扩展至宫体应被忽略）
ⅠA	镜下浸润癌。间质浸润深度＜5 毫米，宽度≤7 毫米
ⅠA1	间质浸润深度≤3 毫米，宽度≤7 毫米
ⅠA2	间质浸润深度＞3 毫米且＜5 毫米，宽度≤7 毫米
ⅠB	肉眼可见癌灶局限于子宫颈，或者镜下病灶＞IA
ⅠB1	肉眼可见癌灶＜2 厘米
ⅠB2	肉眼可见癌灶≥2 厘米且＜4 厘米
ⅠB3	肉眼可见癌灶≥4 厘米
Ⅱ期	肿瘤超越子宫，但未达骨盆壁或未达阴道下 1/3
ⅡA	肿瘤侵犯阴道上 2/3，无明显宫旁浸润
ⅡA1	肉眼可见癌灶≤4 厘米
ⅡA2	肉眼可见癌灶＞4 厘米
ⅡB	有明显宫旁浸润，但未达到盆壁
Ⅲ期	肿瘤已扩展到骨盆壁和（或）累及阴道下 1/3 和（或）引起肾盂积水或肾功能不全和（或）侵犯盆腔和（或）主动脉旁淋巴结
ⅢA	肿瘤累及阴道下 1/3，没有扩展到骨盆壁
ⅢB	肿瘤扩展到骨盆壁和（或）引起肾盂积水或肾无功能
ⅢC	侵犯盆腔和（或）主动脉旁淋巴结，与肿瘤大小和程度无关
ⅢC1	仅发生盆腔淋巴结转移
ⅢC2	主动脉旁淋巴结转移
Ⅳ期	肿瘤超出了真骨盆范围，或侵犯膀胱和（或）直肠黏膜
ⅣA	肿瘤侵犯邻近的盆腔器官
ⅣB	远处转移

三、临床表现

癌前病变与早期子宫颈癌常无明显症状和体征。子宫颈管型患者因子宫颈外观正常易漏诊或误诊。随病变发展，可出现以下表现。

(一)症 状

1. 阴道流血

其阴道流血常表现为接触性出血,即性生活或妇科检查后阴道流血;也可表现为不规则阴道流血或绝经后阴道流血。

2. 阴道排液

白带异常,如血性白带、白带增多,或有白色或血性、稀薄如水样或米泔状、腥臭味的阴道排液。

3. 晚期症状

可出现阴道大量出血而导致的贫血。根据癌灶累及范围,出现不同的继发性症状,如尿频、尿急、便秘、下肢肿痛等;当癌肿压迫或累及输尿管时,可引起输尿管梗阻、肾盂积水及尿毒症;肿瘤合并感染可出现发热症状;还可有肾功能衰竭、恶病质等情况。

(二)体 征

微小浸润癌一般无明显病灶。随病情发展,患者出现不同体征。外生型子宫颈癌可见息肉状、菜花状赘生物,常伴感染,质脆易出血;内生型子宫颈癌则表现为子宫颈肥大、质硬、子宫颈管膨大;晚期癌组织坏死脱落后,形成溃疡或空洞伴恶臭。阴道壁受累时,可见赘生物生长或阴道壁变硬;宫旁组织受累时,双合诊、三合诊检查可扪及子宫颈旁组织增厚、结节状、质硬或形成冰冻骨盆状。

四、诊 断

对早期病例的诊断应采用子宫颈细胞学检查和(或)HPV检测、阴道镜检查、子宫颈活组织检查的"三阶梯"程序,确诊依据为组织学诊断。子宫颈有明显病灶者,可直接在癌灶取材。

1. 子宫颈/阴道细胞学涂片检查

子宫颈/阴道细胞学涂片检查是子宫颈鳞状上皮内病变及早期子宫颈癌的初筛手段,筛查特异性高,但敏感性较低。一般在子宫颈上皮的移行带处取材,主要采用子宫颈液基细胞学检查法(TCT)检测。筛查应在性生活开始3年后开始,或21岁以后开始,并定期复查。

2. HPV 检测

HPV 检测的筛查敏感性较高，特异性较低，可与细胞学检查联合以提高筛查效率。

3. 子宫颈组织学检查

确诊子宫颈鳞状上皮内病变或子宫颈癌均应有子宫颈组织学检查证实。对于病变部位肉眼观察不明显的患者，可用碘试验、涂抹 3% 或 5% 醋酸溶液后肉眼观察或在阴道镜下提示活检部位。对于任何肉眼可疑病灶或阴道镜诊断为高级别病变者，均应行单点或多点活检。若需要了解子宫颈管的病变情况，应行子宫颈管搔刮术。当子宫颈表面活检阴性、阴道细胞学涂片检查阳性或临床不能排除子宫颈癌时，或发现癌但不能确定有无浸润和浸润深度而临床上需要确诊者，可行宫颈锥切术送病理检查。

4. 阴道镜检查

对子宫颈细胞学异常患者，包括细胞学非典型鳞状上皮细胞（atypical squamous cells of undetermined signification，ASCUS）伴 HPV 检测阳性、细胞学 LSIL 及以上、HPV16 及 18 型阳性患者，建议行阴道镜检查。

5. 影像学检查

由于子宫颈癌的解剖部位表浅，所以大多数子宫颈癌经妇科检查、细胞病理学检查即可被确诊。影像学检查在子宫颈癌诊断中可用于了解肿瘤转移、侵犯范围和程度，以指导临床决策和疗效评价。确诊后，根据患者具体情况选择腹盆腔超声或 CT、盆腔 MRI、胸部 X 线及胸部 CT 检查、颈部 CT 检查、PET-CT 等。

五、治　疗

根据临床分期、患者年龄、生育要求、全身情况、当前医疗技术水平及设备条件等，综合考虑制定适当的子宫颈癌个体化治疗方案。一般采用以手术和放疗为主、化疗为辅的综合治疗。

（一）手术治疗

年轻患者经子宫颈癌手术仍可保留卵巢及阴道功能。手术主要用于早期子宫颈癌（ⅠA～ⅡA 期）患者，手术方式的选择依据子宫颈癌的分期情况。

1. 子宫颈镜下浸润癌

（1）ⅠA1期：对无生育要求者、无淋巴脉管间隙浸润者，可行筋膜外全子宫切除术。对要求保留生育功能且无淋巴脉管间隙浸润者，可行子宫颈锥切术，切缘阴性则定期随访。而对有淋巴脉管间隙浸润者，可按ⅠA2期处理。

（2）ⅠA2期：行改良广泛性子宫切除术及盆腔淋巴结切除术。如患者有生育要求，可选择子宫颈锥切术（切缘阴性）或根治性子宫颈切除术及盆腔淋巴结切除术。

2. 子宫颈浸润癌

（1）ⅠB1期和ⅡA1期：行广泛性子宫切除术及盆腔淋巴结切除术，或考虑前哨淋巴结绘图活检，必要时行腹主动脉旁淋巴取样。对要求保留生育功能者，如子宫颈肿瘤直径不超过2厘米，可行根治性子宫颈切除术加盆腔淋巴结切除术，考虑腹主动脉淋巴结取样术。

（2）部分ⅠB2期和ⅡA2期：可行广泛性子宫切除术，及盆腔淋巴结切除、腹主动脉旁淋巴结取样；或同步放、化疗后行全子宫切除术。部分地区仍然应用新辅助化疗后手术的治疗方案。

（二）放　疗

放疗适用于各期子宫颈癌，包括体外照射、腔内放疗以及两者联用。子宫颈、子宫体及阴道对放射线的耐受量高，放射源距肿瘤近，可以以较小的照射体积取得较大的放疗效果，因此子宫颈癌的腔内放疗有其自然的有利条件。根据患者临床分期、全身情况，可分别行根治性放疗、辅助放疗和姑息性放疗。其中，根治性放疗适用于部分ⅠB2期、ⅡA2期和ⅡB～ⅣA期患者，及全身情况不适宜手术的ⅠA1～ⅠB1/ⅡA1期患者；辅助放疗适用于手术后病理检查发现有中、高危因素的患者；姑息性放疗则适用于晚期患者局部减瘤放疗或对转移病灶姑息放疗。

（三）化　疗

化疗在子宫颈癌治疗中的作用日益增强，治疗子宫颈癌的有效药有顺铂、卡铂、紫杉醇、5-氟尿嘧啶、异环磷酰胺、吉西他滨、拓扑替康等。治疗方式主要包括以下几种。

1. 同步放化疗

同步放化疗又称增敏化疗，即放疗时单药或联合化疗进行放疗增敏。

2. 新辅助化疗

新辅助化疗指患者在术前先行 2～3 个疗程的化疗，以缩小肿瘤体积，消灭微转移灶和亚临床病灶，使原来不能手术的患者获得手术机会。

3. 姑息化疗

对不能手术和放疗的晚期远处转移、复发患者，可行姑息化疗。

子宫颈癌预后与临床期别、病理类型等密切相关，有淋巴结转移者预后差。治疗后每 3 个月复查 1 次；第 3～5 年，每 6 个月复查 1 次；然后，每年随诊 1 次。随访内容包括妇科检查、阴道脱落细胞学检查、胸部 X 线摄片、血常规及子宫颈鳞状细胞癌抗原（SCCA）检查、CT 或磁共振检查等。Ⅱ期以上患者在治疗后 3～6 个月复查时应全身 MRI 或 CT 检查评估盆腔肿瘤控制情况，必要时可行 PET-CT 检查。

六、预 防

我国国务院于 2021 年 9 月发布《中国妇女发展纲要》，提出要"提高妇女的宫颈癌和乳腺癌防治意识和能力，宫颈癌和乳腺癌防治知识知晓率达到 90% 以上。推进适龄妇女人乳头瘤病毒疫苗接种试点工作……强化筛查和后续诊治服务的衔接，促进早诊早治，宫颈癌患者治疗率达到 90% 以上。加强对困难患者的救助。"子宫颈癌筛查对于早期发现 SIL、及时治疗 HSIL、阻断子宫颈浸润癌的发生、预防子宫颈癌具有重要的临产意义。世界卫生组织等均建议各年龄段女性应及时接受对应年龄段的子宫颈癌癌前病变筛查（见表 9-5）。但是，鉴于已经证明 99% 的子宫颈癌是由 HPV 引起的，阻断 HPV 感染能够有效预防子宫颈癌的发生，故推广 HPV 预防性疫苗接种显得尤为重要。

（一）HPV 疫苗的开发原理

HPV 疫苗含有 HPV 的主要衣壳蛋白 L1，重组 L1 基因表达的蛋白，在没有 L2 蛋白的情况下，也能够自我组装形成 HPV 病毒样颗粒（virus-like particle，VLP）。这种病毒颗粒不含遗传物质，不能在人体内增殖，故也不具备感染性或致癌风险。但是，HPV 病毒样颗粒在空间结构上保留了 HPV 诱导中和抗体的主要抗原表位，预防性疫苗中的 HPV 病毒样颗粒可通过与不同佐剂结合，进而激活人体免疫系统，激活 $CD4^+T$ 细胞介导的体液免疫应答，使得人体产生针对 HPV 衣壳蛋白的高效价保护性中和抗体，滴度为自然感染的 10～100 倍，人

表 9-5 子宫颈癌癌前病变初步筛查指南

年龄（岁）	IARC	ASCCP	WHO	FDA 顾问组
0～20	—	—	—	—
21～25	—	每 3 年进行 1 次细胞学检查	—	遵循 ASCCP 原则
25～30	每 5 年进行 1 次细胞学检查		—	HPV 初筛（Cobas）或细胞学联合 HPV 检测
31～39		每 3 年进行 1 次细胞学检查；或每 5 年进行 1 次 HR-HPV 联合细胞学检查	每 3～5 年进行 1 次细胞学检查、HR-HPV 或 VIA 检查	遵循 ASCCP 原则
40～49				
50～64				
＞65	在 60～64 岁停止筛查	停止筛查	—	—
65～69	—	—	—	—
70～79	—	—	—	—
80～84	—	—	—	—
＞85	—	—	—	—

注：ASCCP= 美国阴道镜和子宫颈病理学会；FDA= 美国食品药品监督管理局；HR-HPV= 高危型人乳头瘤病毒；IARC= 国际癌症研究机构；WHO= 世界卫生组织

体由此对特定 HPV 病毒型别产生免疫性。

在人体接种预防性 HPV 疫苗并产生免疫性后，一旦同种病毒入侵机体，特异性抗 L1 蛋白中和抗体可包裹病毒，阻止 HPV 的入侵感染或再感染。

（二）HPV 疫苗的分类

HPV 疫苗可分为预防性疫苗和治疗性疫苗两类。治疗性疫苗因其研究、开发机制较复杂，尚处于实验阶段。目前已研制成功并获美国食品药品监督管理局（FDA）批准上市的商业化预防性 HPV 疫苗有三种，包括 2006 年 6 月上市的 4 价 HPV 疫苗、2009 年 10 月上市的 2 价 HPV 疫苗和 2015 年 2 月上市的 9 价 HPV 疫苗。我国国家食品药品监督管理局已分别于 2016 年、2017 年、2018 年批准进口了 2 价、4 价和 9 价 HPV 疫苗。国产 2 价疫苗也已上市，9 价疫苗已进入临床Ⅲ期，国产 11 价、14 价疫苗已进入Ⅰ～Ⅱ期。人们可以按照适宜的年龄接种，以预防子宫颈癌癌前病变及子宫颈癌。

1. 2 价 HPV 疫苗

2 价 HPV 疫苗可用于预防 HPV 16、18 型。HPV 16、18 型是最常见的高风险基因型，引起 70% 的子宫颈癌的发生。因此，2 价 HPV 疫苗可以预防 70% 的子宫颈癌，国内适用年龄范围在 9～45 岁。在我国，因为这两型的感染比例更高，所以 2 价 HPV 疫苗的预防可以高达 84%。

2. 4 价 HPV 疫苗

4 价 HPV 疫苗可用于预防 HPV 6、11、16、18 型。HPV 6、11 型可导致尖锐湿疣等疾病，因此 4 价 HPV 疫苗可以预防 84% 的子宫颈癌和近 90% 的生殖疣，以及其他生殖道周围的癌变，比如尖锐湿疣、肛门癌、男性的阴茎癌等。国内适用年龄范围在 20～45 岁。

3. 9 价 HPV 疫苗

9 价 HPV 疫苗可用于预防 HPV 6、11、16、18、31、33、45、52、58 型，共九个亚型。国内适用年龄范围在 16～26 岁。子宫颈癌的预防能力直接从 84% 提高到 92.1%，并可预防 90% 的生殖疣，以及其他生殖道周围癌变。此外，针对中国 HPV 病毒流行特征，部分国内企业已开始开发更高价的 HPV 疫苗产品，增加了更多高危 HPV 型别，中国生物所在研的 11 价 HPV 疫苗已经进入临床 Ⅱ 期阶段，浙江普康在研的 16 价 HPV 疫苗也已处于临床 Ⅰ 期阶段，有望进一步扩大对子宫颈癌等疾病的预防范围。

（三）HPV 疫苗的安全性

随着 2 价、4 价、9 价 HPV 疫苗在国内外相继获批上市，HPV 疫苗的安全性与副作用也引起了公众的广泛关注。

截至 2017 年，WHO 发布 HPV 疫苗立场文件，肯定了目前上市的 3 种 HPV 疫苗的安全性与有效性，大部分接种对象仅有轻微的不良反应，严重不良反应十分罕见。美国食品药品监督管理局和英国药品和健康产品管理局对 HPV 疫苗接种后相关不良事件进行综合回顾性分析，常见不良反应包括肌肉酸痛、皮肤红肿、疲劳、不适、头晕、头痛、发热、恶性、呕吐、腹痛、昏厥、过敏反应等，均为说明书已说明的不良反应。美国食品药品监督管理局自 2014 年 12 月 14 日至 2017 年 6 月 30 日对 HPV 9 价疫苗（Gardasil）的回顾性分析显示，在 5513 起疫苗不良事件报告中，非严重报告、严重非死亡报告和死亡报告分别占 5242 例、266 例与 5 例，但未发现死亡病例与 HPV 疫苗接种之间存在因果关系。

此外，欧洲药品管理局（EMA）在常规监测 HPV 疫苗接种后疑似不良事件时，发现其与复杂区域疼痛综合征、体位直立性心动过速综合征之间可能存在关联。但 2015 年，其药物警戒风险评估委员会（PRAC）通过对上述综合征相关证据的审查，否定了在当前临床事件下 HPV 疫苗与上述疾病之间的直接联系。

据我国国家食品药品监督管理局调查，接种 HPV 疫苗在国内女性人群中的安全性统计结果与全球各国安全监测研究结果相一致，尚未发现 HPV 疫苗出现新的安全风险，HPV 疫苗目前表现出良好的安全性。未来，应进一步向公众解答子宫颈癌预防、HPV 疫苗安全性等问题，提高公众对疫苗的了解与接受度，普及 HPV 疫苗的广泛接种，进一步推动子宫颈癌的防控。

关于影响女性生殖健康的常见肿瘤、癌症防治的 MOOC 课程可扫二维码 9-9 进入学习。

二维码 9-9

●●●●●● 练习题 ●●●●●●

一、填空题

1. 常见的女性肿瘤包括＿＿＿＿、＿＿＿＿、＿＿＿＿、＿＿＿＿。
2. 临床上常用的子宫肌瘤手术治疗方法包括＿＿＿＿、＿＿＿＿。
3. 根据发病机制，可将子宫内膜癌分为＿＿＿＿、＿＿＿＿。
4. 常见的卵巢癌组织类型包括＿＿＿＿、＿＿＿＿。
5. 据世界卫生组织，99% 的子宫颈癌病例与生殖系统的＿＿＿＿感染有关。
6. HPV 感染正常子宫颈鳞状上皮是引发子宫颈癌的始动因素，与子宫颈癌发生最相关的是＿＿＿＿。

二、选择题

1. 下列治疗子宫肌瘤的药物中，既能改善贫血症状，又能缩小肌瘤体积的药物是（　　）
   A. 激素避孕药　　　　B. 氨甲环酸
   C. 非甾体类抗炎药　　D. 米非司酮

2. 一女性患者,56岁,子宫内膜癌手术病理分期显示肿瘤侵及膀胱和直肠黏膜,伴腹腔内和腹股沟淋巴结远处转移。根据国际妇产科联盟(FIGO,2009年)修订的手术-病理分期,该患者的病理分期为( )

   A. Ⅰ期   B. Ⅱ期
   C. Ⅲ期   D. Ⅳ期

3. 诊断卵巢癌的金标准是( )

   A. 腹腔镜检查与胃肠镜检查   B. 影像学检查
   C. 细胞学和组织病理学检查   D. 肿瘤标志物检查

4. 以下哪种微生物与子宫颈鳞状上皮内病变和子宫颈癌发生相关( )

   A. Sars-Cov-2   B. 金黄色葡萄球菌
   C. HPV   D. HIV

5. 2价HPV疫苗可以预防下列哪两种HPV亚型( )

   A. HPV 16、11型   B. HPV 16、18型
   C. HPV 11、18型   D. HPV 6、18型

6. HPV疫苗中不含下列哪种物质( )

   A. HPV病毒的主要衣壳蛋白L1   B. 佐剂
   C. NaCl   D. HPV病毒基因组DNA

(三)简答题

1. 请简要阐述女性子宫颈癌发病的相关因素。
2. 请简要阐述子宫颈癌的发病机制。
3. 请简要阐述子宫肌瘤患者的治疗方式。

参考文献

[1] 谢幸,孔北华,段涛. 妇产科学[M]. 9版. 北京:人民卫生出版社,2018.

[2] 子宫肌瘤的诊治中国专家共识专家组. 子宫肌瘤的诊治中国专家共识[J]. 中华妇产科杂志,2017,52(12):793-800.

[3] 中国抗癌协会妇科肿瘤专业委员会. 子宫内膜癌诊断与治疗指南(第四版)[J]. 中国实用妇科与产科杂志,2018,34(8):880-886.

[4] 李凡，徐志凯. 医学微生物学 [M]. 9 版. 北京：人民卫生出版社，2018.

[5] Zeng H, Chen W, Zheng R, et al. Changing cancer survival in China during 2003-15: a pooled analysis of 17 population-based cancer registries[J]. Lancet Glob Health, 2018, 6(5): 555-567.

[6] MacKintosh ML, Crosbie EJ. Prevention strategies in endometrial carcinoma[J]. Curr Oncol Rep, 2018, 20(12): 101.

[7] Lee YC, Lheureux S, Oza AM.Treatment strategies for endometrial cancer: current practice and perspective[J]. Curr Opin Obstet Gynecol, 2017, 29(1): 47-58.

[8] Goodman A. HPV testing as a screen for cervical cancer[J]. BMJ, 2015, 350: h2372.

[9] Mas A, Tarazona M, Dasí Carrasco J et al. Updated approaches for management of uterine fibroids[J]. Int J Womens Health, 2017, 9: 607-617.

[10] Vilos GA, Allaire C, Laberge PY, et al. The management of uterine leiomyomas[J]. J Obstet Gynaecol Can, 2015, 37(2): 157-178.

[11] Brooks RA, Fleming GF, Lastra RR et al. Current recommendations and recent progress in endometrial cancer[J]. CA Cancer J Clin, 2019, 69(4): 258-279.

[12] Sundar S, Neal RD, Kehoe S.Diagnosis of ovarian cancer[J]. BMJ, 2015, 351: h4443.

[13] Cohen PA, Jhingran A, Oaknin A, et al. Cervical cancer[J]. Lancet, 2019, 393(10167): 169-182.

[14] Schiffman M, Castle PE. The promise of global cervical-cancer prevention[J]. N Eng J Med, 2005, 353(20): 2101-2103.

第十章

女性常见肿瘤和癌症的防治案例

本章节主要讨论两个问题：从多个层面讨论如何更好地做到癌症早筛早诊早治；除 HPV 疫苗外，还有哪些方法可以用于预防子宫颈癌。相信在经过上一章节的学习后，你已经有了自己的看法。

第一部分

案例一

小 E 的疑惑

2018 年，小美考上了某大学，她得知 9 价 HPV 疫苗在本市上市，有点心动，但她对 HPV 疫苗的了解并不充分，提出了几个问题：我有过性行为还可以接种疫苗吗？哪种疫苗适合我呢？我不知道自己是否感染 HPV，需要提前检查吗？疫苗有什么副作用吗？

讨 论

1. HPV 疫苗的类型及适宜接种的年龄。
2. 上述疫苗接种的次数及每一次接种的时间。
3. 如何选择接种类型？
4. 接种过 4 价 HPV 疫苗还用接种 9 价 HPV 疫苗吗？

5. 疫苗效果怎么样？

6. 疫苗有什么副作用？

参考答案

1. FDA批准用于9～45岁男女性。美国妇产科学会和美国疾病防治中心推荐目标人群：11～12岁男女性；推荐人群：9～26岁男女性。中国内地推荐：2价HPV疫苗用于9～45岁女性；4价HPV疫苗用于20～45岁女性；9价HPV疫苗用于16～26岁女性；尚未批准适用于男性。中国香港：9岁以上男女性均可。

2. 2价HPV疫苗推荐接种于0、1、6个月，共接种3剂。第2剂接种可在第1剂后1～2.5个月接种，第3剂可在第1剂接种后5～12个月完成。4价和9价HPV疫苗推荐接种于0、2、6个月，共接种3剂。第1剂与第2剂接种之间至少要间隔1个月，第2剂和第3剂接种之间至少间隔3个月，所有3剂应在1年内完成接种。

3. 根据年龄、经济状况和能够接触到的疫苗种类不同而进行选择。医生建议优先选择的顺序：9价－4价－2价。2017年后，美国只有9价上市。

4. 目前，没有充分的证据证明，完成一个系列疫苗注射后再接种另外一个系列会有更多获益，更不要中途更换不同疫苗类型。从临床医生的角度而言，女性在接种任何一种疫苗后可以预防70%以上的子宫颈癌，因此不推荐再进行另外一种HPV疫苗的接种。9价HPV疫苗的说明书中提到，在接种第3剂4价HPV疫苗后，至少间隔12个月再开始注射9价HPV疫苗。

5. 2价、4价和9价HPV疫苗在预防HPV16和HPV18导致的子宫颈癌方面可以提供相当的免疫原性和保护效力。女性接种者和男性接种者的血清转化率分别为93%～100%和99%～100%，且在较年轻者中诱导的抗体滴度通常高于年龄较大者。自从2006年推出第一种HPV疫苗以来，美国少女中的疫苗型HPV感染率下降了64%。澳大利亚对12～26岁女性接种4价HPV疫苗，年轻女性HPV病毒感染率从22.7%降至1.1%。

6. HPV疫苗在全球已使用10年，被证实具有良好的安全性。绝大多数人接种HPV疫苗后没有不良反应。少数人会有一些轻微的反应（加拿大37.4/10万，美国53.9/10万）。十分常见的不良反应（发生率≥10%）：疲乏、头痛、肌痛，注射部位疼痛、发红和肿胀；常见的不良反应（发生率为 1% ～ 10%）：发热（体温 ≥ 38℃）、胃肠道症状（包括恶心、呕吐、腹泻和腹痛）、关节痛、瘙痒、皮疹和荨麻疹；偶见（0.1% ～ 1%）：上呼吸道感染、头晕、局部感觉异常及淋巴结病。注射部位的其他反应如硬结。

案例二

一针难求的 9 价 HPV 疫苗

小美再三思索后还是决定去接种 HPV 疫苗，但她却发现 9 价 HPV 疫苗一针难求。小美为无法购得 9 价 HPV 疫苗感到苦恼，她不知道自己该继续等待还是寻找其他方法？

讨 论

1. 为什么 9 价 HPV 疫苗短缺？
2. 除 HPV 疫苗外，还有哪些方法可以用于预防子宫颈癌？

参考答案

1. 无固定参考答案，请同学们头脑风暴。
2. 性行为全程使用避孕套；限制性伴侣数量；定期进行子宫颈癌筛查和随访。

第二部分

基于本章节的讨论，我们了解到应根据自身年龄和经济状况，选择接种不同价型的 HPV 疫苗。理论上，年龄越低、无首次性生活，接种 HPV 疫苗的效果越好。但接种疫苗并不是一劳永逸的，定期接受子宫颈癌筛查依然是最有效的预防方式。

为了更好地做到癌症早筛早诊早治，可以进行哪些筛查？目前，国际上通用的方法为三阶梯诊断步骤，即细胞学检查、阴道镜检查、组织学检查。组织学检查结果是确诊的最可靠依据。一般将子宫颈细胞学检查与HPV检测相结合，设为一线预筛查。预筛特定高危型HPV呈阳性或子宫颈细胞学检查提示异常的患者才需进一步行阴道镜检查，通过阴道镜检查可进行病变组织定位并进行活体组织病理诊断。在经济发达地区，可按照上述三阶梯步骤开展筛查。在经济欠发达地区，可延用传统的子宫颈涂片法，建议结合阴道镜检查，从而降低漏诊率。健全的筛查制度的应用可使子宫颈癌的发病率和病死率降低80%。

目前，我国要求对一般人群筛查子宫颈癌及癌前病变，在经济发达的大中城市，筛查起始年龄为25～30岁；在经济欠发达地区，筛查起始年龄为35～40岁，对高危人群的筛查起始年龄应提前。筛查终止年龄一般设在65岁以后。65岁后，妇女患子宫颈癌的风险极低，如果在之前10年内有2次筛查结果为阴性，则不主张行常规的子宫颈癌筛查。筛查间隔为每年1次，连续2次细胞学筛查均为正常者，可适当延长筛查间隔时间至3年；若连续2次细胞学联合HPV筛查均正常，可延长筛查间隔时间至5～8年。

参考文献

[1] 谢幸，孔北华，段涛. 妇产科学 [M]. 9版. 北京：人民卫生出版社，2018.
[2] Department of Reproductive Health and Research, viewed 25th February, 2020. https://www.who.int/topics/womens_health/en/

第十一章

体重管理与生殖健康

案例导入——肥胖与月经

小丽，25 岁，是一名白领，1 年前结婚。自从大学开始，闲暇时，小丽喜欢窝在床上边吃外卖边煲剧，她最喜欢吃薯条、喝雪碧。结婚 1 年来，小丽与丈夫一直处在备孕状态，有规律的性生活，没有避孕，但没有怀孕，家里的长辈总是调侃着关心他们什么时候能抱上孙子。小丽与丈夫自己心里也有些着急，他们来到医院进行生育咨询。经过医生的询问与简单检查，小丽发现最近两年自己的体重增加了十几公斤，身高 160 厘米，现在体重 70 千克。并且，小丽意识到自己的月经周期不规则，最近两年从 1 个月到 3 个月不等。并且，小丽的两侧面颊还长了许多痤疮……

根据上述案例，回答以下问题。
1. 小丽月经失调和不孕的原因可能是什么？
2. 超重、肥胖会引起月经失调、生殖障碍吗？

第一节 体重的评价指标

一、身体质量指数

体重，可以说是在人们日常生活中时常被讨论的话题之一。提到体重，很多人想到的可能是胖瘦与外形的关系，但其实体重对人们的健康也有着至关重要的影响。著名医学期刊《柳叶刀 – 糖尿病与内分泌学》(The Lancet Diabetes & Endocrinology) 于 2018 年 10 月发表的一项研究发现，太胖或太瘦都可能会使人的预期寿命缩短大约 4 年。来自英国和挪威的研究人员分析了约 200 万名患者的数据，他们发现自 40 岁起，身体质量指数（body mass index，BMI）处于健康水平两端的人，寿命可能会较短，而在健康水平范围内的人死于疾病的风险较小。在女性的生殖健康方面，体重对生殖发育和功能有着重要的调节作用。体重与生殖健康的关系类似倒 U 形曲线，过胖或过瘦都会对生殖健康造成负面影响。

身体质量指数（BMI），简称体质指数，是用体重（以千克为单位）除以身高（以米为单位）的平方，即 BMI = 体重 / 身高的平方（kg/m^2）。BMI 是目前国际上常用的衡量人体胖瘦程度以及是否健康的一个标准（见表 11-1）。当需要比较和分析体重对不同身高的人所带来的健康影响时，BMI 是一个中立而可靠的指标。

表 11-1　BMI 参考标准

单位：kg/m^2

分类	WHO 标准	亚洲标准	中国标准
偏瘦	< 18.5		
正常	18.5～24.9	18.5～22.9	18.5～23.9
超重	≥ 25	≥ 23	≥ 24
偏胖	25.0～29.9	23～24.9	24～27.9
肥胖	30.0～34.9	25～29.9	≥ 28
重度肥胖	35.0～39.9	≥ 30	—
极重度肥胖	≥ 40.0		

不过，BMI 并不适用于对所有人评价是否超重或肥胖。BMI 对以下几种人群不适用。

1. 运动员，比如健美运动员和拳击手等，身体肌肉比例很高，脂肪很少。因为肌肉要比脂肪重得多，所以仅看 BMI 很可能将他们归为超重或肥胖，实际上他们很健康。但是，只有不到 1% 的人是这种专业运动员身材，绝大多数人没必要担心这个问题。

2. 有时候 BMI 在正常范围内也并不一定真的代表健康。随着年龄的增长，人们会失去一些肌肉，导致体重下降，可能被归为"健康体重"范围。事实上，他们不胖却可能携带多余的脂肪。吸烟者尤其如此。

3. 孕妇（BMI 水平较低但是健康风险较高）。

二、腰　围

腰围（waist circumference）是经脐部中心的腰部水平围长，是反映脂肪总量和脂肪分布的综合指标。

2006 年《中国成人超重和肥胖症预防与控制指南》提出：当腰围 ≥ 85/80 厘米（男 / 女）时，肥胖相关疾病的风险将增加；腰围 ≥ 95/90 厘米（男 / 女）时，肥胖相关疾病的风险将进一步升高。

腰围不仅事关体形，也事关健康。研究表明，脂肪大量囤积在腰部的人比脂肪囤积在大腿和臀部的人更容易出现健康问题。腰腹部脂肪堆积的人，重要脏器往往也被脂肪包裹，患心脏病、脑卒中和 2 型糖尿病的风险会增加。因此，也有些人认为腰围可能比 BMI 能更好地反映健康状况。对于由于肌肉比例高而导致 BMI 高的运动员，他们的腰围应该远远低于同样 BMI 的普通人。BMI 相同时，肥胖与否，腰围上见分晓。

三、腰臀比

腰臀比（waist to hip ratio，WHR）是腰围与臀围的比值，可反映身体脂肪分布情况，是判定中心性肥胖的重要指标。当男性的腰臀比大于 0.9，女性的腰臀比大于 0.8 时，可视为中心性肥胖。腰臀比反映了冠心病、高血压和 2 型糖尿病等疾病的发生危险。

四、体脂率

体脂率（body fat ratio，BFR）是人体脂肪含量占体重的百分比。一般通过人体成分分析仪、皮脂厚度计等仪器来分析测量（见表 11-2）。

表 11-2　体脂率参考标准

分类	男性	女性
偏瘦	5%～10%	5%～20%
标准	11%～21%	21%～34%
超重	22%～26%	35%～39%
肥胖	27%～45%	40%～45%

第二节 肥胖、超重与生殖健康

一、肥胖与超重

(一)定 义

肥胖(obesity)与超重(overweight)是指一定程度的明显超重与脂肪层过厚,是体内脂肪积聚过多而导致的一种状态,是由于食物摄入过多或机体代谢的改变而导致体内脂肪积聚过多,造成体重过度增长,并引起人体病理、生理改变。

根据世界卫生组织 2016 年更新的《肥胖与超重情况说明书》,18 岁及以上的成年人中逾 19 亿人超重,其中超过 6.5 亿人肥胖。在占据世界 65% 人口的国家中,死于超重和肥胖的人数大于死于体重不足的人数。2016 年,3.4 亿多名 5～19 岁儿童和青少年超重或肥胖。全球成年人约 39% 超重,13% 肥胖。全球肥胖流行率从 1975 年至 2016 年增长近 3 倍。

(二)原 因

肥胖和超重的根本原因是摄入能量与消耗能量之间不平衡。当身体摄入的能量多于消耗的能量时,多余热量会以脂肪的形式储存在体内。总的来说,肥胖和超重的发生与遗传和环境等方面的因素有关。

1. 遗传因素

群体遗传学研究表明,肥胖表型中 25%～40% 是由遗传因素决定的。目前,人们已经确定了许多个与肥胖有关的基因:解偶联蛋白基因(uncoupling protein,UCP)、促黑素受体基因(melanocortin receptor,MCR)、β_3 肾上腺素受体基因(β_3-adrenergic receptor,β_3-AR)、血管紧张素转换酶基因(angiotensin converting enzyme,ACE)和浆细胞膜分化抗原基因(plasma cell antigen,PC-1)等。

肥胖大多被认定为"多因子遗传"。当父母的体质遗传给子女时,并不是由一个遗传因子来决定,而是由多个遗传因子来决定子女的体质,所以称为多因子遗传,例如非胰岛素依赖型糖尿病、肥胖等。父母中有一人肥胖,则子女肥胖的概率有 40%;如果父母双方皆肥胖,则子女肥胖的概率可升高至 70%～80%。真正因为"多因子遗传"的例子并不多见,但"遗传"了父母错误的生活方式和饮食习惯而导致肥胖的例子却屡见不鲜。遗传肥胖者不少为自幼肥胖，常伴有高脂蛋白血症。

2. 疾病因素

某些疾病会使人体发生内分泌紊乱或代谢障碍，出现体内脂肪堆积过多的症状，但还是以原发性疾病的症状为主要表现，肥胖只是疾病的症状之一，可出现于皮质醇增多、甲状腺功能减退、性腺功能减退等多种疾病中。

下丘脑性肥胖是下丘脑腹内侧核损伤而导致生物贪食形成的肥胖。下丘脑是与摄食有关的中枢，其外侧存在摄食中枢，腹内侧存在饱中枢，后者可以抑制前者的活动。可直接破坏下丘脑的疾病有：颅咽管瘤、垂体大腺瘤、胶质瘤、脑膜瘤等肿瘤，肉状瘤病、中枢神经系统结核、蛛网膜炎等炎症性疾病，颅脑外伤，以及针对这些疾病的手术、放疗等操作。

3. 药物因素

某些药物的不良反应之一是可能导致肥胖，比如含有糖皮质激素类的药物。糖皮质激素是机体内极为重要的一类调节分子，是机体应激反应最重要的调节激素，也是临床上使用最为广泛且有效的抗炎和免疫抑制剂。不良反应有水、盐、糖、蛋白质及脂肪代谢紊乱，表现为向心性肥胖（库欣综合征），出现满月脸、水牛背、痤疮、多毛、高钠血症、低钾血症、高血压、水肿、高脂血症，高血糖或使糖尿病加重，肾上腺皮质功能减退甚至萎缩，闭经，肌肉消瘦、无力等症状。再如一些治疗糖尿病、降血压的药物：前者会储存脂肪，并且会增加人的食欲，进而导致肥胖；后者会使人感到疲惫，失去运动锻炼的动力，从而导致肥胖。

4. 社会因素

当今世界，富含脂肪的高能量食品摄入持续增加，越来越多的久坐的工作形式、交通方式的变化以及城市化加剧，均使体力活动缺少的问题加重。饮食及身体活动模式的变化通常是由发展引起的环境及社会变化，以及卫生、农业、交通、城市规划、环境、食品加工、供应、市场及教育等部门缺乏支持性政策的结果。

（三）后　果

身体质量指数升高是罹患非传染性疾病的重大风险因素，如：心血管疾病（主要是心脏病和脑卒中），糖尿病，肌肉骨骼疾患（特别是骨关节炎——关节的一种高度致残退行性疾病），某些癌症（包括子宫内膜、乳腺、卵巢、前列腺、肝脏、胆囊、肾脏和结肠癌等），见图11-1。

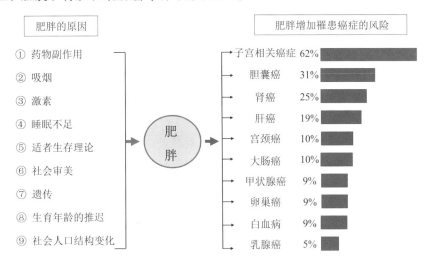

图 11-1　肥胖的原因及危害

《2016美国AACE（ACE）肥胖指南》单独列出的需要采取减重措施的肥胖并发症包括代谢综合征（MS）、2型糖尿病（T2DM）、血脂异常、高血压、非酒精性脂肪性肝病、多囊卵巢综合征、女性不育、男性性腺功能低减、睡眠呼吸暂停综合征、哮喘/气道高反应性、骨性关节炎、压力性尿失禁、胃食管反流病及抑郁症等。

根据脂肪的分布，肥胖通常可被分为腹部脂肪积聚明显的中心性肥胖，及臀部、大腿脂肪积聚较多的外周性肥胖。世界卫生组织以腰围男性≥102厘米，女性≥88厘米，或腰围/臀围男性＞1.0，女性＞0.9，为中心性肥胖，即内脏型肥胖（或腹型肥胖、向心性肥胖）。我国成年人男性肥胖几乎都属中心性肥胖，也就是我们俗称的"将军肚"；而中年女性肥胖大多也以腰腹部脂肪堆积为主，被冠以"苹果腰"的"美称"。中心性肥胖过多的脂肪不仅堆积在皮下，更重要的是堆积在内脏，更具病理意义，发生胰岛素抵抗和代谢性综合征的风险性较高。

关于肥胖、超重与生殖健康的MOOC课程可扫二维码11-1进入学习。

二维码11-1

二、肥胖、超重对生殖健康的影响

(一)病理生理

下丘脑-垂体-卵巢轴(hypothalamic-pituitary-ovarian axis, HPOA)是一个完整而协调的神经内分泌系统。下丘脑通过分泌促性腺激素释放激素(gonadotropin-releasing hormone, GnRH)调节垂体促黄体生成素(luteinizing hormone, LH)和促卵泡激素(follicle-stimulating hormone, FSH)的释放,从而控制性腺发育和性激素的分泌。卵巢在促性腺激素的作用下,发生周期性排卵并伴有卵巢性激素分泌的周期性变化;而卵巢激素对中枢生殖调节激素的合成和分泌又有反馈调节作用,从而使循环中 LH 和 FSH 呈现密切相关的周期性变化。

1. 胰岛素抵抗

人体内的脂肪组织除是能量的来源之一外,还是一种重要的内分泌器官。它能分泌 100 种以上的激素和细胞因子,如雌激素、瘦素、抵抗素、肿瘤坏死因子等。脂肪内分泌的生物学效应之一是胰岛素抵抗(insulin resistance, IR)。胰岛素抵抗是指各种原因使胰岛素促进葡萄糖摄取和利用的效率下降,机体代偿性地分泌过多胰岛素而造成高胰岛素血症,以维持血糖的稳定。20 世纪 50 年代,Yallow 等应用放射免疫分析技术测定血浆胰岛素浓度,发现血浆胰岛素水平较低的患者胰岛素敏感性较高,而血浆胰岛素水平较高的患者对胰岛素不敏感,由此提出了胰岛素抵抗的概念。肥胖是胰岛素抵抗的主要原因之一。脂肪组织数量的增多,使一些代谢产物的利用率(如游离脂肪酸和乳酸酯)增加,这些代谢产物可影响胰岛素的分泌、代谢及其外周活性(见图 11-2)。胰岛素抵抗易导致代谢综合征和 2 型糖尿病(见图 11-3)。

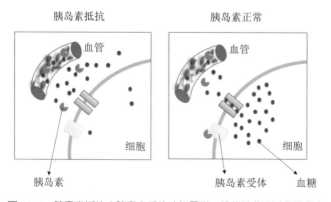

图 11-2 胰岛素抵抗中胰岛素受体功能异常,代偿性分泌过多胰岛素

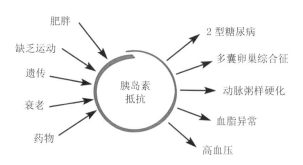

图 11-3 胰岛素抵抗可导致 2 型糖尿病、多囊卵巢综合征等多种疾病

代偿性胰岛素过剩会使卵巢类固醇激素合成和雄激素合成增加,从而导致未成熟卵泡闭锁、不排卵。肥胖会影响胰岛素、瘦素、甾体激素等激素的分泌,使下丘脑 – 垂体 – 卵巢轴调控异常,造成排卵障碍、月经异常,进而导致生育障碍。

2. 瘦素

瘦素(leptin,LP)是由脂肪组织分泌的一种具有生物活性的多肽激素。它进入血液循环后会参与糖、脂肪及能量代谢的调节,促使机体减少摄食,增加能量释放,抑制脂肪细胞的合成,进而使体重减轻(见图 11-4)。

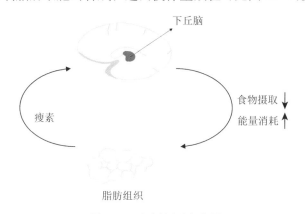

图 11-4 瘦素的产生与作用

瘦素与下丘脑 – 垂体 – 性腺轴功能维持、卵泡发育密切相关。有研究发现,瘦素水平与身体质量指数呈正相关,与身体脂肪含量呈正相关,故肥胖者易出现高瘦素水平和瘦素抵抗。高瘦素水平通过下列原因可导致不孕:① 高瘦素水平直接抑制促性腺激素的释放,影响卵巢功能。高瘦素水平直接抑制雌二

醇及孕酮的产生,并减弱颗粒细胞对 FSH 的敏感性,使睾酮水平升高,从而导致排卵障碍。②有研究表明,瘦素对卵泡的发育起调节作用。生理浓度的 FSH 不足以促进卵泡发育、排卵,而优势卵泡产生的一些因子(如 IGF-1)可增强 FSH 的作用,并在大量的卵泡中获得选择性的优先发育。高瘦素能阻碍 FSH 与这些因子间的相互作用,抑制卵泡发育、排卵,导致不孕。③瘦素水平对受精卵着床也有一定影响。而高瘦素水平是卵细胞缺氧的标志,可使卵细胞质量下降,早期胚胎发育不良,影响着床,从而导致不孕。

拓展阅读: 瘦素的发现

2009 年 10 月 13 日,据香港《文汇报》报道,肥胖往往被认定为是由人意志不坚、饮食过量所致的,但其实一种叫做"瘦素"的人体激素才是导致部分人体重问题的罪魁祸首。美国科学家 Douglas Coleman 和 Jeffery Friedman 在 20 世纪 60—80 年代先后致力于有关方面的研究,最后成功揭开这一科学谜底,两人亦因此成为邵逸夫生命科学与医学奖得奖者,共获得 100 万美元奖金。

早在 20 世纪 60 年代,当时于美国缅因州杰克逊实验室工作的 Coleman,在参与关于糖尿病和体重问题的老鼠实验后,提出一个科学猜想——体重与生物本身基因有密切关联。他在受访时忆述,随后开始了关于两种因基因突变而出现严重肥胖的老鼠的研究,结果成功地发现,部分老鼠因无法产生某种抑制食欲的激素而致肥,另一部分则制造过量相关激素,但因身体缺乏接收有关激素讯息的受体而出现肥胖问题。

Coleman 设立的体重与激素及基因之间的假设,在 80 年代被纽约洛克菲勒大学的 Friedman 重拾,他在长达 10 年的试验研究中,终于定位了一种导致老鼠体重问题的基因,并将其命名为"瘦素"。他证实了某些人的确是在激素信号传递失衡的情况下出现肥胖,甚至因此胰岛素失衡而导致糖尿病。

这项"接力式"的合作科学成果为肥胖问题研究带来革命性的改变,而 Friedman 亦继续尝试从中寻找可完全治疗肥胖的有效方式。

3. 代谢综合征

代谢综合征(metabolic syndrome, MS)是以中心性肥胖、糖代谢或糖调节受损、高血压、血脂异常为主要特征,以胰岛素抵抗为共同的病理生理基础,多种代谢性疾病同时出现在同一个体中的一组复杂的代谢紊乱症候群,严重影响人体的健康。

（二）肥胖、超重对女性生殖健康影响的表现

对于育龄期女性，肥胖可导致月经失调、排卵障碍、高雄激素血症、胰岛素抵抗、卵子质量下降、子宫内膜容受性降低等不良后果，从而最终损伤生育能力。与正常体重女性相比，肥胖女性自然受孕率或接受辅助生殖技术（assisted reproductive technology，ART）治疗后的受孕率低，受孕后自然流产率增加。另外，肥胖也是女性多囊卵巢综合征的常见表现。

1. 对女性月经的影响

适当的体重和体脂含量是保障青春期女性性发育正常的必要条件。肥胖对生殖功能的不利影响在生命早期就已开始。儿童和青少年肥胖可能调节青春期和生殖成熟的时间，肥胖或超重的女孩性发育及初潮年龄相对会提前。BMI 高的女孩月经初潮时间通常早于同年龄 BMI 较低的女孩，性发育年龄提前的女孩 BMI 值也偏高，同时在青春晚期或者成人期发展至超重的危险性也更高。肥胖通过胰岛素抵抗以及雄激素作用也会对生殖内分泌系统造成不良影响，从而导致月经紊乱，包括无排卵型功血、月经稀发甚至闭经。

研究显示，青春期和育龄期女性肥胖的发病年龄与月经紊乱的发病年龄显著相关，月经紊乱在肥胖女性中的发生率比正常体重的女性明显增高。对 2628 例 20～40 岁女性的一项调查发现，肥胖女性月经周期紊乱的发生率比正常者高 3 倍，月经周期普遍超过 36 日。另外，肥胖程度与性激素结合球蛋白（sex hormone binding globin，SHBG）水平呈负相关，肥胖女性 FSH 和雌二醇（E_2）水平相对较低，影响生殖细胞成熟。

2. 对卵子质量和排卵的影响

肥胖女性出现的高雄激素、胰岛素抵抗以及其他内分泌紊乱对卵子质量和排卵均有不利影响。卵母细胞的质量与卵母细胞的大小有关，卵母细胞变小是卵母细胞质量下降的重要标志。研究发现，多囊卵巢综合征肥胖女性或者超重、肥胖者的卵母细胞体积比正常体重者小。动物研究也显示，胰岛素抵抗小鼠和肥胖小鼠的卵母细胞体积小，延迟成熟，颗粒细胞凋亡增加。这些发现与不良胚胎和胎儿结局相关，包括胚胎发育迟缓、生长受限、解剖学缺陷和较小胎儿。随着 BMI 的增加，卵泡液中甘油三酯、游离雄激素和 C 反应蛋白水平增加，炎症状态和氧化应激增强，而 SHBG 水平下降，影响生殖细胞的成熟和胚胎发育。

肥胖又致使性激素的合成代谢发生改变，导致类固醇激素水平较高，进一步导致卵泡发育障碍。

3. 对子宫内膜容受性的影响

子宫内膜容受性（endometrial receptivity，ER）是指子宫内膜接纳胚胎的能力。容受性好的子宫内膜存在良好的信号通路，促进胚胎细胞和子宫内膜基质之间的相互作用，促进胚胎种植。胰岛素抵抗和高胰岛素可减少子宫内膜细胞葡萄糖的供应，使子宫内膜蜕膜化形成障碍，使子宫内膜容受性下降，干扰胚胎的着床和发育。另外，子宫内膜息肉通过某种方式影响胚胎着床，而肥胖是子宫内膜息肉发生的易发因素。

4. 对妊娠的影响

妊娠期糖代谢异常、妊娠期高血压与孕前超重或肥胖以及孕期体重增长过快密切相关，同时，巨大儿、胎儿生长受限、死胎、胎儿窘迫、孕产期深静脉血栓、糖尿病酮症酸中毒、子痫、心脑血管意外、HELLP综合征的发生率也随之增加，对母胎造成不良影响。女性肥胖可能影响胚胎发育，导致发生神经管畸形等先天畸形的风险增加。母亲在妊娠期间出现肥胖，子代在成年期发生肥胖和代谢综合征的风险也增高。

5. 对分娩的影响

肥胖妇女盆腔脂肪组织堆积，腹肌及膈肌力量差，使得头盆不称的概率增加，造成产程进展缓慢或者停滞，易发生肩难产，产钳助产损伤，同时因合并巨大儿、胎儿窘迫等并发症导致手术产增加，产后出血发生率增加。肥胖剖宫产患者，因脂肪增多，腹壁组织增厚，导致麻醉及手术难度增加，麻醉风险增加，术后腹部刀口易发生脂肪液化、愈合不良等。肥胖妇女分娩的新生儿病理性黄疸、死产和新生儿死亡的风险增高。

6. 对子代的远期影响

子宫内事件会对日后子代发生疾病的风险有长期影响，这个现象被称为"早期生命编程"。目前，母体肥胖和营养过剩被公认为"编程"因素。肥胖母亲怀孕，循环中炎性细胞因子水平增加，胰岛素抵抗加重，血糖和血脂增高，发育中的胎儿潜在的能量供给增加。由此形成"发育营养过剩假说"，这个假说是由母体肥胖或营养过剩给胎儿增加了能量供给，从而导致后代成年后代谢、行为和食欲调节的永久性改变，以及由此产生的肥胖、代谢和行为问题。母体肥胖可能通过遗传因素及宫内环境等"早期生命编程"机制增加后代患以下胚胎源性疾病的风险。①内分泌系统异常：如肥胖；②代谢性疾病：代谢障碍、肥胖、胰岛素抵抗、糖尿病、血脂异常等；③心血管疾病：如高血压；④大脑发育及行为改变：自闭症、发育迟缓、注意力缺陷多动障碍（attention deficit and hyperactivity disorder，ADHD）等；⑤哮喘。

三、多囊卵巢综合征

多囊卵巢综合征女性易发生肥胖。肥胖同样可影响多囊卵巢综合征的发生。肥胖型多囊卵巢综合征女性存在更为严重的内分泌激素紊乱和代谢功能异常。肥胖诱发的代谢紊乱，包括胰岛素抵抗和高胰岛素血症，脂肪酸分泌引起的脂毒性，脂肪因子和慢性炎症反应，可通过影响下丘脑－垂体－卵巢轴功能，参与多囊卵巢综合征的发生、发展。

（一）定　义

多囊卵巢综合征（polycystic ovarian syndrome，PCOS）是在生育年龄妇女中常见的一种复杂的内分泌及代谢异常所致的疾病，以慢性无排卵（排卵功能紊乱）和高雄激素血症（妇女体内男性激素产生过剩）为特征，主要临床表现为月经周期不规律、不孕、多毛和（或）痤疮等，是最常见的女性内分泌疾病。

（二）病理生理

PCOS患者在LH水平增高及卵泡膜细胞的高反应下，卵巢分泌雄激素增多。一方面，高雄激素水平可抑制甾体激素对下丘脑的负反馈，导致LH分泌频度变快。雄激素增高还与肥胖、内脏脂肪堆积、血脂异常相关，进一步诱发胰岛素抵抗。另一方面，高雄激素血症、肥胖和高胰岛素血症会降低性激素结合球蛋白的数量，进而增加有生理活性的游离睾酮水平。最终，高雄激素直接影响卵巢，使小卵泡数目增加。LH高峰缺乏导致排卵障碍（见图11-5）。

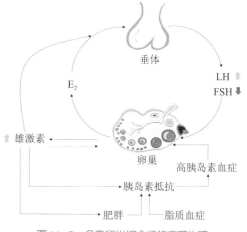

图11-5　多囊卵巢综合征的病理生理

（三）临床表现

1. 月经紊乱

PCOS 导致患者无排卵或稀发排卵，约 70% 伴有月经紊乱，主要的临床表现形式为闭经、月经稀发和功血，占月经异常妇女的 70%～80%，占继发性闭经的 30%，占无排卵型功血的 85%。由于 PCOS 患者排卵功能障碍，缺乏周期性孕激素分泌，子宫内膜长期处于单纯高雌激素刺激下，内膜持续增生易发生子宫内膜单纯性增生、非典型增生甚至子宫内膜癌。

2. 高雄激素相关的临床表现

（1）多毛：是雄激素增高的重要表现之一，临床上评定多毛的方法有很多，其中世界卫生组织推荐的评定方法是 Ferriman-Gallway 毛发评分标准。我国 PCOS 患者的多毛现象多不严重。大规模社区人群流行病学调查结果显示，mFG 评分＞5 分，可以诊断为多毛，过多的体毛主要分布在上唇、下腹和大腿内侧。

（2）高雄激素性痤疮：PCOS 患者的痤疮多为成年女性痤疮，伴有皮肤粗糙、毛孔粗大，与青春期痤疮不同，具有症状重、持续时间长、顽固难愈、治疗反应差的特点。

（3）女性型脱发（female pattern hair loss, FPHL）：PCOS 患者在 20 岁左右即开始脱发。其主要发生在头顶部，向前可延伸到前头部（但不侵犯发际），向后可延伸到后头部（但不侵犯后枕部），只是头顶部毛发弥散性稀少、脱落，它既不侵犯发际线，也不会造成光头。

（4）皮脂溢出：PCOS 患者产生过量的雄激素，发生高雄激素血症，使皮脂分泌增加，导致患者头面部油脂过多，毛孔增大，鼻唇沟两侧皮肤稍发红、油腻，头皮鳞屑多、头皮痒，胸、背部油脂分泌也增多。

（5）男性化表现：主要表现为有男性型阴毛分布，一般不出现明显男性化表现，如阴蒂肥大、乳腺萎缩、声音低沉及其他外生殖器发育异常。PCOS 患者如有典型男性化表现，应注意与先天性肾上腺皮质增生、肾上腺肿瘤及分泌雄激素的肿瘤等相鉴别。

3. 卵巢多囊样改变（polycystic ovary，PCO）

关于 PCO 的超声诊断标准，虽然有了大量的研究，但仍众说纷纭，加上人种的差异，其诊断标准还难以统一。2003 年鹿特丹的 PCO 超声标准是：单侧或双侧卵巢内卵泡≥12 个，直径在 2～9 毫米，和（或）卵巢体积（长 × 宽 ×

厚÷2）＞10mL。同时可表现为髓质回声增强。

4. 其他

（1）肥胖：占PCOS患者的30%～60%，其发生率因种族和饮食习惯不同而不同。在美国，约50%的PCOS患者存在超重或肥胖，而其他国家报道的肥胖型PCOS患者相对要少得多。PCOS患者的肥胖表现为向心性肥胖，甚至非肥胖的PCOS患者也表现为血管周围或网膜脂肪分布比例增加。

（2）不孕：排卵功能障碍使PCOS患者受孕率降低，且流产率增高。但PCOS患者的流产率增加是否为超重的结果，目前还不清楚。

（3）阻塞性睡眠窒息：在PCOS患者中常见，且不能单纯用肥胖解释，胰岛素抵抗对睡眠中呼吸困难的预测作用较年龄、BMI或循环睾酮水平更大。

（4）抑郁：PCOS患者抑郁发病率增加，且与高体质指数和胰岛素抵抗有关，患者生活质量和性满意度明显下降。

（四）诊　断

2003年鹿特丹PCOS国际诊断标准：①稀发排卵或无排卵；②高雄激素的临床表现和（或）高雄激素血症；③卵巢多囊性改变，即一侧或双侧卵巢直径在2～9mm的卵泡≥12个和（或）卵巢体积≥10mL。上述3条中符合2条，并排除其他高雄激素病因，如先天性肾上腺皮质增生、库欣综合征、分泌雄激素的肿瘤等，即可诊断为PCOS。

（五）治　疗

1. 药物治疗

目前，药物治疗已取代手术治疗作为PCOS的一线治疗方法，治疗的目的主要与患者的生育要求相关。

（1）降低雄激素水平的药物治疗：口服避孕药（OCP）已作为PCOS妇女的一种传统的可长期应用的治疗方法，主要用于保护子宫内膜、调整月经周期，通过降低卵巢产生的雄激素水平改善多毛和（或）痤疮。

（2）促排卵药物治疗：有生育要求的PCOS患者多需要应用促排卵治疗才能妊娠，PCOS的促排卵药物治疗在近50年有了很大进展，但部分患者应用常规方法疗效较差，故选择合适的方案是促排卵治疗的关键。常见的促排卵药物包括氯米芬（CC）、促性腺激素（Gn）、来曲唑等。

（3）胰岛素增敏剂（insulin sensitizing drugs，ISD）治疗。

（4）其他：糖皮质激素、螺内酯、氟化酰胺（flutamide）等。

2. 手术治疗

PCOS 患者的治疗一直是临床治疗中的难点问题。最早的有效治疗方法是 1935 年 Stein 和 Leventhal 报道的双侧卵巢楔形切除术（bilateral ovarian wedge resection，BOWR），这种方法开创了手术治疗不孕的时代。手术治疗可以减少卵巢中部分颗粒细胞，卵巢间质产生雄激素减少，从而使循环中的雄激素水平降低，进而使 GnRH 水平降低，引起血清雄激素浓度进一步降低，这也说明卵巢间质亦受垂体-卵巢轴调控。由于雄激素水平降低，所以术后大部分患者可恢复自发排卵和月经，有部分可能自然怀孕，但大部分妊娠发生在术后 6 个月左右。手术治疗根据方法不同分为双侧卵巢楔形切除术（BOWR）、腹腔镜下卵巢电灼或激光打孔治疗（laparoscopic ovarian drilling，LOD）、经阴道注水腹腔镜（transvaginal hydrolaparoscopy，THL）等。

3. 辅助生殖技术

对于应用 6 个月以上的标准的促排卵周期治疗后有排卵但仍未妊娠的 PCOS 患者，或多种药物促排卵治疗及辅助治疗无排卵并急待妊娠的患者，可以选择辅助生殖技术，如体外受精技术-胚胎移植（*in vitro* fertilization，IVF-ET）、卵母细胞体外成熟技术（*in vitro* maturation，IVM）等。

关于肥胖、超重对生殖健康的影响的 MOOC 课程可扫二维码 11-2 进入学习。

第三节 体重过低与生殖健康

虽然肥胖与超重会损害生殖健康，但是体重过低也会对生殖健康造成不利影响。如果 BMI $< 18.5 \text{kg/m}^2$，一般可以认为是偏瘦。其实，脂肪也是身体中不可或缺的一部分。卵巢组织有直接摄取胆固醇合成性激素的酶系，由胆固醇合成的孕烯醇酮是合成所有性激素的前体物质。脂肪组织将肾上腺皮质提供的原材料加工转变为雌激素，是体内除卵巢外制造雌激素的重要部位。一定脂肪含量是女性生殖功能发育的前提，机体需要临界或适当的脂肪量才能启动青春期

发育、维持排卵和承担妊娠。很多学者认为，体重总量和体脂是规则月经和生育力的关键和决定性因素。

体重过低可能导致青春期启动受限，卵泡生长发育障碍，排卵抑制，月经失调，不孕。病理生理机制为：一方面，体重过低导致瘦素水平下降，使下丘脑神经肽Y（neuropeptide，NPY）水平升高，对下丘脑GnRH分泌的抑制作用增强，造成闭经和不孕。另一方面，瘦素缺乏造成HPO轴下调，从而降低循环中甾体激素水平，进而对生殖功能造成负面影响。体重过低、过于消瘦是指体重下降超过原有体重的25%，或比标准体重低15%以上。脂肪比例低于维持排卵的临界量，导致无排卵而不孕。中枢神经对体重急剧下降极敏感，1年内体重下降10%左右，即使仍在正常范围内也可引发闭经。若体重减轻10%～15%或体脂丢失30%，也可发生闭经。

据估计，若体脂率低于22%，大多数女性会出现月经不规则的现象。女性体脂率需达到约17%，才能维持正常的月经周期和性欲水平，这也是健康怀孕、分娩和哺乳的最低脂肪标准。极端的体重易通过增加无排卵的可能性而影响生育力。

体重过低还可能造成子宫脱垂。子宫没有足够的脂肪保护，会从正常位置沿着阴道下降，子宫颈下垂，甚至脱到阴道口外，严重者还会导致子宫颈口感染，甚至子宫颈炎。因阴道前后壁与膀胱、直肠相邻，还可能伴有膀胱尿道和直肠膨出。

妊娠期营养不良还会对后代造成不良影响。近期影响可能造成胎儿生长受限。远期影响可能增加以下胚胎源性成人疾病的风险。①代谢综合征：糖耐量受损、2型糖尿病、心血管疾病、向心性肥胖、脂代谢异常。②影响免疫功能：易引起自身免疫性疾病。③凝血功能差。目前，关于胎儿期营养状况与成年人发生代谢性疾病之间的相互关系，主要存在两个方面的理论解释。①基因可塑性（phenotypic plasticity）：同一种基因型会在不同环境条件的影响下表现为多种形态学或生理学的改变。这种基因与环境的相互作用在一切生物领域都起作用。20世纪90年代初，由Hales和Barker提出的节约基因假说（thrifty phenotype hypothesis）就是其中比较具有影响力的一个。该假说指出，孕期宫内营养环境与2型糖尿病等一系列代谢综合征的发生相关。它强调了胎儿期的营养状况决定个体成年后对这类疾病的易感性。如果胎儿在宫内处于营养缺乏的状态，那么胎儿机体就会建立起适应此代谢状态的生理机制以利于存活。②发育的补偿作用（compensatory growth）：宫内营养状况受限的胎儿出生后在营养条件改善的情况下开始加速生长发育，但这种细胞分裂的突然加速会缩短染色体的端粒，加快细胞凋亡速度，从而导致器官的功能退化。

体重过低的可能原因有以下几个方面。

一、神经性厌食

神经性厌食（anorexia nervosa，AN）指个体通过节食等手段，以有意造成并维持体重明显低于正常标准为特征的一种进食障碍，属于精神科领域中"与心理因素相关的生理障碍"一类。神经性厌食患者以强烈害怕体重增加和发胖为特点，对体重和体型极度关注，盲目追求苗条，体重显著减轻，常有营养不良、代谢和内分泌紊乱，如女性出现闭经。严重患者可因极度营养不良而出现恶病质状态、机体衰竭，从而危及生命，5%～15%的患者最后死于心脏并发症、多器官功能衰竭、继发感染或自杀等。

神经性厌食的发病年龄及性别特征国内外相仿。主要见于13～20岁的年轻女性，其发病的两个高峰为13～14岁和17～18，30岁后发病者少见，围绝经期女性偶可罹及；神经性厌食患者中，男性仅占5%～10%，男女比例为1：10。在欧美国家，女性神经性厌食的终生患病率为0.5%～3.7%；神经性厌食的年发病率为3.70‰～4.06‰。神经性厌食的发病率，发达国家高于发展中国家，城市高于农村。

1. 诊断依据

（1）明显的体重减轻，比正常平均体重减轻15%以上，或者BMI（身体质量指数=体重千克数/身高米数的平方）为17.5或更低，或在青春前期不能达到所期望的躯体增长标准，并有发育延迟或停止。

（2）自己故意造成体重减轻，至少有下列1项：①回避"导致发胖的食物"；②自我诱发呕吐；③自我引发排便；④过度运动；⑤服用厌食剂或利尿剂等。

（3）常可有病理性怕胖，异乎寻常地害怕发胖，患者给自己制订一个过低的体重界限，这个界值远远低于患病前医生认为是适度的或健康的体重。

（4）常可有下丘脑-垂体-性腺轴的广泛内分泌紊乱。女性表现为闭经（停经至少已连续3个月经周期，但妇女如用激素替代治疗可出现持续阴道流血，最常见的是用避孕药），男性表现为性兴趣丧失或性功能低下。

（5）症状至少已有3个月。

（6）可有间歇发作的暴饮暴食。

（7）排除躯体疾病所致的体重减轻[如脑瘤、肠道疾病例（如克罗恩病或吸收不良综合征等）]。

正常体重期望值可用身高厘米数减105，得正常平均体重千克数；或用BMI进行评估。

2. 治疗原则

对神经性厌食患者的良好治疗需要多学科专业人员之间密切合作，包括营养科医生、内科医生、儿科医生、精神科医生、心理治疗师及社工等，也需要与患者和家庭之间的紧密合作。具体如下。

（1）激发并维持患者的治疗动机。

（2）恢复患者体重，逆转营养不良。门诊、日间医院和住院都能使患者体重恢复，凡符合入院指征的患者需入住综合性医院或精神科病房，住院治疗后应继续门诊治疗。

（3）采用不同治疗方式相结合的综合性治疗，并采用个体化治疗方案：针对患者对体形和体重的过度评价、饮食习惯和一般的心理社会功能进行治疗，包括心理教育、支持治疗、营养治疗、药物治疗、心理治疗（包括认知行为治疗、精神动力性心理治疗、家庭治疗）、自我关怀小组和支持性小组等。

（4）采用强制性治疗，但仅用于极少数病例，当患者的精神病性或躯体状况对生命造成威胁，而患者又拒绝住院治疗时，必须首先考虑强制性治疗。

二、过量运动

长期剧烈运动或芭蕾舞、现代舞等训练易致运动性闭经，与患者的心理背景、应激反应程度及体脂下降有关。初潮发生和月经维持有赖于一定比例（17%～22%）的机体脂肪，肌肉/脂肪比率增加或总体脂肪减少，均可使月经异常。运动剧增后，GnRH释放受抑制，使LH释放受抑制，也可引起闭经。目前认为体内脂肪减少和营养不良引起瘦素水平下降，是生殖轴功能受抑制的机制之一。

月经失调在体重低的运动员中很常见，比如耐力运动员和舞蹈家。在一项对394名参加1979年纽约市马拉松比赛的妇女的调查中，训练期间月经过少/闭经的发生率为24%，训练前为19%。受访者中不孕不育的发病率为10%。在2005年挪威对1276名运动员进行的调查研究中发现，与普通人相比，女运动员人群的平均月经初潮年龄更大，原发性闭经的患病率更高。与非运动女生相比，芭蕾舞演员月经初潮年龄大，体脂率低。约20%的芭蕾舞演员闭经，10%的芭蕾舞演员月经过少。此外，在芭蕾舞演员中发现月经周期持续时间与体脂率之间存在显著的负相关。

三、肾上腺功能不全

肾上腺功能不全为各种原因导致的肾上腺皮质组织破坏及萎缩，糖皮质激素的降低使患者因糖、蛋白质和脂肪过度分解而消瘦。肾上腺分泌性激素异常，因而导致性欲下降、闭经、不孕。

四、甲状腺功能亢进

甲状腺功能亢进（简称甲亢）的高代谢使人消瘦。甲亢时，甾体激素分泌与释放增多，临床会表现为月经过多、过频。随着甲亢的加重，生殖内分泌系统功能受到抑制，性腺激素的分泌、释放及代谢都受到阻滞，临床表现为月经稀少，月经量减少，甚至出现闭经、无排卵，最终导致不孕。

关于体重过低对生殖健康的影响的MOOC课程可扫二维码11-3进入学习。

二维码11-3

第四节　体重管理

为了将体重维持在健康的范围，需要进行科学的体重管理。体重管理是专业医师或营养师根据患者体质特征，给出综合营养、运动、生活方式等要素的个性化方案，并实时监测记录当天食物、水分及运动量的新型体重解决方式。

一、基本原则

（一）科学体重管理的主要原则

1.科学饮食

每种天然食物均有独特的营养成分，科学饮食即帮助人们正确认识食物营养素，养成良好的饮食习惯及饮食方法，摒弃通过抑制食欲、拒绝食物、单一饮食等多种方式达到减肥效果的旧式的错误的饮食方式，科学地摄取食物的营养成分，从而保证健康的身体素质。

2. 均衡营养

均衡的营养是成就健康体魄的基础，中国居民膳食指南要求人体每日需摄入30余种不同健康食材，以保证身体的营养充足。但随着社会生活节奏的加快，大多数人远远无法达到该标准，长此以往，会影响身体健康，大大增加罹患各种疾病的概率。均衡营养即建立在此基础之上，推荐人们根据个体营养需求，合理选择优质健康的营养补充品，以达到维系健康、预防疾病、增强体质的作用。国务院发布的《中国妇女发展纲要（2021－2030年）》提出，要提高妇女营养水平。持续开展营养健康科普宣传教育，因地制宜开展营养和膳食指导，提高妇女对营养标签的知晓率，促进妇女学习掌握营养知识，均衡饮食、吃动平衡，预防控制营养不良和肥胖。

3. 适量运动

人类每天应坚持60分钟左右的低强度、有节奏的有氧运动。氧气的参与能最大限度地消耗能量、加速代谢、燃烧脂肪。科学研究表明，长期坚持适量的有氧运动，能够缓解压力、减轻体重、预防心脑血管疾病、防止骨质疏松、加强心肺功能等。但应注意过量有氧运动则易使肌肉过度劳累，影响人体健康。

《中国妇女发展纲要（2021－2030年）》提出主要目标之一：提高妇女经常参加体育锻炼的人数比例，提高妇女体质测定标准合格比例。达成这一目标的举措有：引导妇女积极参与全民健身行动；完善全民健身公共服务体系；引导妇女有效利用全民健身场地设施，积极参加全民健身赛事活动，加入各类健身组织等。

（二）《中国居民膳食指南（2016）》核心推荐

1. 食物多样，谷类为主。

2. 吃动平衡，健康体重。

3. 多吃蔬果、奶类、大豆。

4. 适量吃鱼、禽、蛋、瘦肉。

5. 少盐少油，控糖限酒。

6. 杜绝浪费，兴新食尚。

二、体重偏重人群的体重管理

（一）一级预防为主

一级预防，即防止肥胖要早发现、早预防、早治疗。发现身体超重，则要及早预防发展为肥胖，及早防止肥胖程度加重。有肥胖家族史者更应注意及早预防，初发胖者比久发胖者的防治效果好。尤其要注意在特定年龄阶段的体重控制，在胎儿期至出生后1岁，脂肪细胞处于活跃的增殖期，这段时间如营养过度则会导致脂肪细胞数目增多，成年后容易发生肥胖。胎儿期营养不良、出生时低体重也是成年后肥胖的高危因素。儿童时期和青年时期也应该注意防止发生肥胖。女性孕前、孕期和产后也需要做好营养及体重管理，以防不良妊娠结局、子代以及自身肥胖的发生。

（二）适当控制饮食

限制热量摄入，减少高热量、高脂肪食物的摄入，包括限制烹调油、坚果等。增加膳食纤维，既有饱腹感，又不增加热量，还可以带走吃进去的脂肪，达到辅助减重的功效。适当地使用一些特定配方的代餐在减重饮食控制中有良好效果，代餐成分稳定，可以按照治疗需求改变营养成分数量和种类配比，使用方便。根据《中国超重／肥胖医学营养治疗专家共识（2016年版）》，在营养专科的指导下，根据自身超重、肥胖程度、身体健康和代谢情况、生活方式等，可以科学地、个体化地选择限能量平衡膳食（calorie destrict diet，CRD）、低能量膳食（low calorie diet，LCD）、极低能量膳食（very low calorie diet，VLCD）、高蛋白质膳食（high protein diet，HPD）、轻断食模式（也称间歇式断食模式）等进行营养治疗。另外，近年来兴起的生酮饮食模式在糖尿病、心血管病、肥胖等慢性病中也有应用，但是对于肥胖女性生殖功能改善的研究较少，尚在探索阶段。

（三）加强运动，促进能量消耗

《中国超重／肥胖医学营养治疗专家共识（2016年版）》运动治疗推荐意见要点是：运动对减肥的影响取决于运动方式、强度、时间、频率和总量；推荐采用有氧运动结合抗阻运动的模式预防与治疗超重或肥胖；与单纯饮食或运动相比，饮食结合运动的减重效果更加显著；针对儿童肥胖，采用饮食结合运动短期和长期干预均能达到减重和代谢改善的效果；针对孕期体重管理，饮食或结合运动干预是有效的干预方式。对于减肥来说，抵抗运动比有氧运动和伸展运动更重要，通过抵抗力运动能增加肌肉量（见表11-3）。

表11-3 有氧运动与无氧运动

	有氧运动	无氧运动
定义	人体在氧气充分供应情况下进行的体育锻炼	肌肉在"缺氧"状态下进行的高速剧烈的运动
特点	强度低，有节奏感，运动持续时间比较长；增强和改善心肺功能	运动时氧气的摄取量非常低；运动完成后常感到肌肉酸痛；有利于增加肌肉的强度和密度，降低骨质疏松的发生风险
举例	慢跑、快步走、骑车、上下楼梯、爬山、跳绳、长距离游泳	器械练习、举重投掷、短跑、跳远、跳高、拔河、肌肉力量训练
适合人群	想要减肥或者增加心肺功能的人	身体比较瘦弱，想要让自己变得强壮和塑形的人

（四）其他治疗

改变肥胖者对肥胖和体重控制的观点和认识，例如了解减重对肥胖相关疾病的改善效果（见表11-4），学习控制热量摄入和进餐过程的技巧，同时鼓励采取有效减轻并维持体重的行为措施（例如记饮食日记等），这些认知行为干预和精神心理支持也很重要。对于生活方式干预无效、肥胖严重以及有疾病并发症者，也可考虑药物和手术治疗。奥利司他作用于胃肠道，可使膳食脂肪吸收减少33%，未吸收的和胆固醇随大便排出，从而达到减重目的。抑制食欲和诱导饱腹感的药物有盐酸芬特明、盐酸安非拉酮、盐酸氯卡色林、利拉鲁肽。兼有减重作用的降糖药物如二甲双胍，但是没有作为单纯减肥作用药物注册。按照原理，减重手术可分为减少吸收型手术和限制摄入型手术。前者包括胆胰旷置术、小肠绕道术、十二指肠转位术和回肠转位术等；后者包括垂直绑带式胃减容术、袖状胃切除术、胃球囊术和可调节胃绑带术等。此外，还有兼具减少吸收和限制摄入的混合型手术，如胃分流术及Roux-en-Y胃旁路手术。

表 11-4 减重对于肥胖相关疾病的改善效果

疾病	减重比例	效果
代谢综合征	10%	预防 T2DM
前期糖尿病	10%	预防 T2DM
T2DM	≥5%～15%	降低糖化血红蛋白；减少降糖药物使用量；糖尿病环节（病程短）
血脂异常	≥5%～15%	降低甘油三酯、非 HDL-C；升高 HDL-C
高血压	≥5%～15%	降低收缩压和舒张压，减少降压药物的数量和剂量
NAFLD：脂肪变性	≥5%	降低肝细胞内的脂质
NAFLD：脂肪性肝炎	10%～40%	减轻炎症和纤维化
多囊卵巢综合征	≥5%～15%	排卵；月经正常；降低多毛症；增强胰岛素敏感性；降低血清雄激素水平
女性不孕	≥10%	排卵；怀孕
男性性腺功能低下	≥5%～15%	增加血清睾酮水平
阻塞性睡眠呼吸暂停	≥7%～8%	改善症状；减少呼吸暂停通气指数
哮喘/气道反应病	≥7%～8%	改善1秒用力呼气量；改善症状
骨性关节炎	＞10%	改善症状；增强功能
压力性尿失禁	≥5%～10%	降低失禁的频率
胃食管反流病	≥10%	降低症状发生频率和严重程度
抑郁	不确定	改善抑郁症状；改善抑郁评分

三、体重偏轻人群的体重管理

1. 去除病因。

2. 调整饮食，补充优质蛋白质。食物蛋白质的氨基酸模式越接近人体蛋白质的氨基酸模式，则这种蛋白质越容易被人体吸收利用，称为优质蛋白质，如蛋、奶、肉、鱼、大豆蛋白质。

3. 调整不良饮食习惯，定时定量进餐，同时进行加餐。

4. 增加运动。

5. 充足睡眠。

6. 平衡情绪。

关于体重过低对生殖健康的影响的 MOOC 课程可扫二维码 11-4 进入学习。

••••• 回顾和小结 •••••

二维码 11-4

1. 身体质量指数（body mass index，BMI）是常用的衡量人体肥胖程度和是否健康的重要标准。根据中国参考标准，BMI 正常范围为 18.5～23.9kg/m²。

2. 肥胖和超重可导致性发育提前、月经失调、排卵障碍、高雄激素血症、胰岛素抵抗、卵子质量下降、子宫内膜容受性降低等不良后果，从而最终损伤生育能力，还可能对子代健康造成不良影响。

3. 一定脂肪含量是女性生殖功能发育的前提，机体需要适当的脂肪量才能启动青春期发育、维持排卵和承担妊娠。体重过低可能导致青春期启动受限，卵泡生长发育障碍，排卵抑制，月经失调，不孕。

4. 需要通过科学的体重管理将体重维持在健康范围内，主要原则有科学饮食、均衡营养、适量运动。

••••• 练习题 •••••

一、单选题

A1 型题

1. 以下不属于多囊卵巢综合征的基本特征的是（　　）

　　A. 肥胖　　　　　　B. 排卵功能异常

　　C. 雄激素过多　　　D. 卵巢多囊改变

2. 如果小明的身高为 170 厘米，体重为 52 千克，那么根据中国标准，他的体型属于（　　）

　　A. 偏瘦　　　　　　B. 正常

　　C. 偏胖　　　　　　D. 肥胖

3. 如果小丽的身高为 155 厘米，体重为 69.5 千克，那么根据中国标准，她的体型属于（　　）

   A. 偏瘦　　　　　　B. 正常

   C. 偏胖　　　　　　D. 肥胖

二、判断题

1. 在世界多数人口居住的国家，死于超重和肥胖的人数少于死于体重不足的人数。（　　）
2. BMI，即身体质量指数，简称体质指数，是由用体重千克数除以身高米数平方得出的，是目前国际上常用的衡量人体胖瘦程度以及是否健康的一个指标。（　　）
3. 肥胖和超重与遗传无关。（　　）
4. 瘦素是由脂肪组织分泌的一种激素。它进入血液循环后会参与糖、脂肪及能量代谢的调节，促使机体减少摄食，增加能量释放，抑制脂肪细胞的合成，进而使体重减轻。（　　）
5. 一定脂肪含量是女性生殖功能发育的前提。（　　）

三、填空题

1. 肥胖与超重是指一定程度的明显超重与脂肪层过厚，是体内_____而导致的一种状态。
2. 肥胖和超重的根本原因是摄入的能量与消耗的能量之间_____。
3. 胰岛素抵抗是指胰岛素作用的靶器官对胰岛素作用的_____，机体代偿性地分泌过多胰岛素产生高胰岛素血症，以维持血糖的稳定。
4. 科学的体重管理的三大原则：_____、_____、_____。
5. 体重过低可能通过下丘脑 – 垂体 – _____轴（HPOA）影响排卵。

参考文献

[1]　谢幸，孔北华，段涛. 妇产科学 [M]. 9 版. 北京：人民卫生出版社，2018.

[2] Jerome F, Strauss Ⅲ, Robert L. Barbieri. Yen & Jeff's Reproductive Endocrinology[M]. Seven edition. New York: Elsevier, 2018.

[3] Bhaskaran K, Dos-Santos-Silva I, Leon DA, et al. Association of BMI with overall and cause-specific mortality: a population-based cohort study of 3.6 million adults in the UK[J]. Lancet Diabetes Endocrinol, 2018, 6(12): 944-953.

[4] 陈艳, 张智峰, 张亚杰, 等. 肥胖对女性生殖功能的影响及其防治[J]. 中国计划生育学杂志, 2018, 26(8): 759-761.

[5] Zhang D, Zhu Y, Gao H, et al. Overweight and obesity negatively affect the outcomes of ovarian stimulation and *in vitro* fertilisation: a cohort study of 2628 Chinese women[J]. Gynecol Endocrinol, 2010, 26(5): 325-332.

[6] Kerri L, Marquard MD, Sahar M, et al. Polycystie ovary syndrome and maternal obesity affect oocyte size in *in vitro* fertilization/intracytoplasmic sperm injection cycles[J]. Fertility and Sterility, 2011, 95(6): 2146-2148.

[7] Rebecca LR, Lisa KA, Brenton DB, et al. Obese women exhibit differences in ovarian metabolites, hormones, and gene expression compared with moderate-weight women[J]. J Clin Endocrinol Metab, 2009, 94(5): 1533-1540.

[8] Azziz R. Reproductive endocrinologic alterations in female asymptomatic obesity[J]. Fertil Steril, 1989, 52(5): 703-725.

第十二章

体重管理与生殖健康案例

案例一

体重与月经

小丽，26 岁，是一名女白领。3 年前大学毕业时，她进入了一家网络公司工作，日常的工作是坐在电脑前码代码，又被朋友戏称为"程序媛"。她上班的作息是"996"，每天结束工作都累得倒头就睡。到了终于可以放松的周日，小丽喜欢躺在床上边刷剧边吃零食，她喜欢吃炸鸡、薯片，爱喝"肥宅快乐水"——可乐。

1 年前开始，小丽发现自己的月经有时会推迟，周期逐渐延长。最近 6 个月，小丽的月经基本上是 2 个月左右来一次。但是因为自己没男朋友，觉得反正暂时不准备怀孕，所以小丽也不是很在意。

最近，在毕业两年的同学聚会上，同学们看到小丽，第一反应都是惊呼"你怎么胖了这么多！"小丽有点懵，当时只能尴尬地敷衍过去。小丽郁闷地回到家，找出积了厚厚的一层灰的体重秤，站上去一看，发现自己现在的体重是 71 千克，好像比两年前重了十几公斤。她又站到镜子前，发现身高 163 厘米的自己整个人好像都圆了，她才开始对自己的身体和健康有一些关注和担忧。顿时，小丽焦虑了起来。

讨　论

1. 请分析小丽月经失调的可能原因。
2. 你对小丽的情况有何建议。

3. 小丽到医院就诊，B 超结果显示"左侧卵巢多囊样改变"，可以诊断为多囊卵巢综合征吗？为什么？

参考答案

1. BMI ＝体重（kg）/ 身高的平方（m²）＝ 71÷1.63² ＝ 26.72 kg/m²。小丽的 BMI ＞ 24kg/m²，体型属于偏胖，所以肥胖可能是她月经失调的原因。体内脂肪过多使胰岛素、瘦素（甾体激素、HPO 轴）调控异常，造成排卵障碍、月经异常，甚至可导致生育障碍。小丽还可能患有多囊卵巢综合征而导致排卵功能障碍。

2. 减轻体重至正常 BMI 范围（18.5 ～ 23.9kg/m²），小丽的体重目标为减轻至 63.5 千克以下。适当控制饮食，限制热量摄入，包括：减少高热量食物的摄入，增加膳食纤维的摄入。加强运动，促进能量消耗。推荐采用有氧运动结合无氧运动的模式。

必要时到医院妇产科或生殖内分泌科就诊，根据医生意见完善相关检查，进行对症治疗。

3. 不能。多囊卵巢是 B 超检查过程中发现卵巢多囊样改变，仅以此作为定性依据。可能引发卵巢多囊样改变的因素很多，包括但不限于皮质醇增高、催乳素分泌增高等药物、生理性改变，其实只要是正常的育龄期妇女就有 20% 左右的概率检出多囊卵巢，只需要排除其他因素的影响，其实并不需要过度担忧。但是如果检出 PCO 的同时伴随有雄激素水平增高或者月经异常，那就要考虑 PCOS 的可能性。因此，小丽的情况不能排除 PCOS 的可能性。因此，小丽的情况不能排除 PCOS 的可能性，需要到医院进行进一步排查以明确诊断。

案例二

肥胖与不孕

小兰，27 岁，结婚 3 年了，与丈夫感情和睦，有规律的性生活，婚后一直备孕，没有采取避孕措施，但却没有怀孕。她和丈夫都有些着急，来到医院妇产科就诊和咨询。

经过医生仔细询问，小兰说自己从小时候起一直比较胖，现在身高 160 厘米，体重 73 千克。小兰说她从 12 岁第一次来月经开始月经周期就不太规律，从 1 个月到 3 个月不等，而且近几年月经周期逐渐延长，最近已半年没来月经。医生观察小兰的面部上唇、下颌周围有较多毛发，额头、双侧面颊有一些痤疮。经过体格检查，医生发现小兰的胸背部和会阴部毛发旺盛，前胸和后背有一些痤疮。妇科体格检查没有发现其他明显异常。

讨 论

1. 小兰需要首先进行的主要检查是什么？

2. 检查结果：血清性激素：促黄体生成素 LH 13.2U/L，促卵泡生成素（FSH）2.9U/L，雌二醇（E_2）66pmol/L，孕酮（P）1.6nmol/L，睾酮（T）2.4nmol/L，催乳素（PRL）244.8mU/L；B 超：左侧卵巢多囊样改变。小兰的主要诊断是什么？诊断依据是什么？

3. 主要治疗方法有哪些？

参考答案

1. 血清性激素、生殖系统 B 超检查等。

2. 诊断：原发性不孕、多囊卵巢综合征、肥胖。

诊断依据如下。

（1）原发性不孕：未避孕未孕 3 年，无妊娠史。

（2）多囊卵巢综合征。诊断依据：①稀发排卵或无排卵：闭经。②有高雄激素的临床表现：面部多毛，有痤疮；高雄激素血症：睾酮偏高。③卵巢多囊性改变：根据 B 超检查结果。

（3）肥胖：BMI 为 28.5kg/m^2，大于 28kg/m^2。

3. 主要治疗方法如下。

（1）药物治疗：①降低高雄激素水平的治疗药物有口服避孕药、糖皮质激素、螺内酯、氟化酰胺等。②促排卵药物治疗。③胰岛素增敏剂（ISD）治疗。

（2）手术治疗：双侧卵巢楔形切除术（BOWR），腹腔镜下卵巢电灼或激光打孔治疗（LOD），经阴道水腹腔镜（THL）等。

（3）辅助生育技术：对于应用 6 个月以上标准的促排卵周期治疗后有排卵但仍未妊娠的 PCOS 患者，或多种药物促排卵治疗及辅助治疗无排卵并急待妊娠的患者，可以选择人类辅助生育技术，如体外受精-胚胎移植（IVF-ET）、卵母细胞体外成熟技术（IVM）等。

案例三

骨感的不安

小红，20岁，是一名大学生，她特别喜欢一个韩国女团，也很羡慕她们的"完美"身材，因此打算减肥，几个月前开始服用网售减肥药，体重下降了10千克。现在身高166厘米，体重41千克。她对自己越来越苗条的身材感到很满意，但发现自己已经很久没有来月经了，算一算时间，有快半年了。小红感到有些不安，到医院就诊。

经医生询问，小红否认性生活史，既往月经规律，15岁初潮，月经5日/30日，量中。辅助检查：血清性激素检查：E_2 13.07pg/mL，P 1.6nmol/L，FSH 0.705mU/mL，T 1.11nmol/L，LH 0.10mU/mL，PRL 18.65mU/mL。B超提示：子宫4.8cm×4.5cm×4.0cm，内膜0.3cm。

讨　论

1. 请分析小红月经异常的可能原因。
2. 小红还可能出现哪些症状？
3. 请对小红的健康情况改善提出建议。
4. 经过仔细询问，发现小红每天都要称几次体重，生怕自己胖了，在进餐时间经常表示不饿不想吃饭，你怀疑小红可能患有何种疾病，请简述该疾病的治疗措施。

参考答案

1. 小红目前BMI为$14.88kg/m^2$，低于正常范围的下限$18.5kg/m^2$。可以推测，小红闭经是由体重过轻所致的。女性激素来源于胆固醇，当体重太轻、脂肪含量太少时，仅存的能量用于大脑、心脏、肾脏等重要脏器的最基本的新陈代谢，同时关闭一些功能，其中，就把有关生育的性腺轴给关闭了。当脂肪含量太少时，患者处于应激状态，此时可以促使下丘脑－垂体－肾上腺轴功能活跃，导致高皮质醇血症，促肾上腺皮质激素释放激素可直接抑制促性腺激素释放激素（GnRH）的释放，导致月经紊乱或闭经。

2. 小红还可能出现以下症状：畏寒、便秘、胃胀、恶心、呕吐、嗳气等胃肠道症状，疲乏无力、眩晕、晕厥、心慌、心悸、气短、胸痛、头昏眼花，子宫脱垂、性欲减低、不孕，睡眠质量下降、早醒，脱发，记忆衰退，贫血，骨质疏松症，胃下垂，胆结石，血尿，十二指肠瘀滞等。

3. 建议如下。

（1）首先停止服用减肥药。

（2）最主要的治疗方案是增加体重。调整饮食，补充优质蛋白质；调整不良饮食习惯，定时定量进餐，同时进行加餐；适当运动，保持充足的睡眠，并平衡情绪。

（3）小红为低促性腺激素性闭经，缺乏雌激素、孕激素，需要人工周期治疗。治疗方案有两个：雌孕激素周期序贯治疗，雌孕激素连续序贯治疗。复方制剂如雌二醇片、雌二醇地屈孕酮片。

（4）在补充激素时，还要及时补充钙及维生素D，把骨质疏松症、骨量低下的风险降到最低。

4. 神经性厌食。

治疗：①激发并维持患者的治疗动机。②恢复体重，逆转营养不良。③采用不同治疗方式相结合的综合性治疗，并采用个体化治疗方案。④必要时采用强制性治疗方式。

第十三章

避孕和人工流产

案例导入——我明明避孕了,却还是怀孕了

某大学校医院的消化内科来了一位女生。这位女生名叫美美,今年刚 20 岁,未婚,是这所大学的一名大三学生。最近这一周,美美常感到恶心,美美担心自己得了胃病,于是到校医院的消化内科就诊。医生详细询问之后,发现美美平时的月经周期比较规律,一般在 28 日左右,但是这两个月的月经却迟迟不来。美美回忆了以后发现,距离上次月经已经过了快 50 日。美美还提到,虽然自己最近胃口不太好,但还是胖了 2 斤。

当问及性生活史时,美美觉得有点不好意思:"我来看的是胃病,和这个有什么关系,医生还是帮我看看胃吧。"但是在医生的坚持询问下,美美松口了:"我和男朋友已经发生过亲密行为了,但是我们都是对方的初恋,肯定不会因为这个得病。"而当医生提到美美可能怀孕时,美美却坚决地说:"我们每次都注意避孕,怎么可能怀孕呢!"医生询问美美的避孕方式,美美表示自己和男友虽然没有使用避孕套,但是每次都是在安全期内发生亲密行为,并且男友还采取体外射精,以保证万无一失。

医生建议美美做妊娠检查,虽然美美有些抗拒,但还是接受了。最终检查结果显示:尿妊娠试验阳性,B 超提示宫内早孕。拿到检查结果的美美不敢置信:"为什么我们采取了避孕措施却还是怀孕了?"

根据上述病例，回答以下问题。
1. 为什么美美避孕失败了？她现在应该怎么办？
2. 你还知道哪些避孕措施，他们的优缺点是什么？
3. 如果你是医生，你想告诉美美什么？

第一节　避孕的历史和发展

在人类早期的历史中，避孕所发挥的作用非常有限。杀婴是控制后代数量的主要方法。人们盲目地认为，利用某些物品、药草、植物的根或汁液可以避免怀孕。在人们认识到性行为、男性射精与怀孕之间的联系后，才开始逐步采取避孕措施。

一、最初的摸索

公元前 1850 年，根据古埃及纸莎草的记录，女性为了防止怀孕将各种物质放入阴道，如：蜂蜜、苏打和鳄鱼粪便混合制作成的"塞子"；将草药和脂肪烹煮加工成膏体塞入阴道；利用金合欢树胶制作成具有杀精避孕作用的"阴道栓"。此外，还有记载使用熏香、蜡烛和木炭产生的烟雾熏烤阴道的方法。

公元前 7 世纪，中国唐代名医孙思邈在《千金方》中记录服用重金属水银以避孕的方法——"油煎水银，一日方息，空心，服如枣大一丸，永断不损人"，即"用油煎水银一日，之后口服如红枣般大小的一粒，就能达到永久避孕的效果，并对人体无损害"。而今，水银早已被证实具有剧毒，并会引起女性皮肤黏膜损害、大脑损伤、肾功能衰竭等。可想而知，这种避孕方法是不可行的。

公元前 5 世纪，古希腊医生建议女性在性交结束后，手动将精液排出阴道以避孕。而后，亚里士多德提出可以将橄榄油和蜂蜜混合，涂抹在子宫颈口处，防止精液的进入。这是早期的一种屏障避孕法——用某种物质或某样物体覆盖住子宫颈口。其他社会文明中的妇女会将酸性水果切半（如柠檬）或使用串叶松香草浸泡的羊毛，对子宫颈口进行物理覆盖。而柠檬汁也是一种有效的化学避孕物质，其酸性可以对精子造成破坏。该方法经过进一步发展，演变成了阴道隔膜、子宫帽等现代避孕法。

公元前 4 世纪，亚历山大帝国所出现的饥荒无法支撑人口的大量增长。因此，旨在繁衍大量后代的一夫多妻制被禁止了。相应地，避孕获得了准许，一对夫妇最多只能生育两个孩子。当时的文件里提到过一种方法，将亚历山大树胶、酊明矾和一个银币重量的藏红花混合后放入一杯啤酒中饮下，用于实现避孕。

公元 1 世纪，希腊医生迪奥斯科里斯的理论深受迷信的影响。他建议女性将经血涂抹在自己身上，并佩戴芦笋制成的护身符，以实现避孕。根据希腊和罗马避孕联盟雄性柳树能够避孕的理论，迪奥斯科里斯还建议服用柳树叶做成的粉末，作为一种避孕的方法。各类柳树的树叶和树皮早在古埃及时期就作为药物使用。到 19 世纪，人们首次从柳树树皮中提取分离了水杨苷，同时，人们继续将柳树树叶和树皮用作退烧的物品。水杨酸是从水杨苷中提取出来的一种物质，现在是一种很重要的原材料，用于生产治疗风湿病、疼痛和发热的药物。

公元 2 世纪，希腊妇科医生索拉努斯制造出 30～40 种用于避孕的药物制品。他认为只有在孕妇的身体健康面临危险时才能进行堕胎；在其他情况下，他建议采用"预防性方法"，即避孕。索拉努斯还是第一个主张在月经前后禁欲的人，他认为月经前后是她们每个月最容易怀孕的时候。大家现在知道，该建议对于避孕并无帮助。但是，这表明索拉努斯已经认识到避孕与女性月经周期之间存在某种联系。

二、寻找更有效的方法

14 世纪，一种被称为撒克逊的避孕方法出现了。据称，这种方法是由撒克逊人首先采用的，即撒克逊式性交或逆行射精法。按照这种方法，女性在男性射精前用手指挤捏阴茎根部的尿道，以阻止精液射出。通过这种方法使精液流回膀胱，随后随尿液排出体外。这个方法在今天仍被广泛使用。但是，其风险与体外射精法相当，因为仍然会有少量的精液留在尿道中，无意中可能会被射出。这些少量的精液也会导致怀孕。

16 世纪后期，梅毒肆虐欧洲，意大利医生和解剖学家加布里瓦·法罗皮奥首次书面记录了一种用亚麻布做成的避孕套，以防止梅毒等性传播疾病。"……男性在性交之前，应当用布清洗或擦拭其生殖器。然后，用一块尺寸足够覆盖龟头的亚麻，顺着包皮将阴茎套住，然后可以用唾液润湿保护套……"他还建议，在使用之前用矿物盐（如汞盐）和木炭灰溶液浸泡亚麻保护套。此后，这种亚麻布避孕套使用了300多年。现在已经知道，这种方法并不会真正防止性传播疾病传染，相反，它还可能造成黏膜发炎或受伤，反而增加性传播疾病传染的风险。值得一提的是，法罗皮奥还是输卵管的发现者。因此，输卵管也称法罗皮奥氏管。

众所周知，荷兰的博物学家列文虎克是显微镜的发明者。16世纪70年代，在显微镜的帮助下，他首次发现了单细胞生物体结构和细菌。在1677年，列文虎克在精液中首次发现了精子，这是对人类生殖认识的一次重大进步。在这之前，虽然人们不断猜测精液与怀孕之间存在某种联系，但对精液的理论及其在受精过程中作用的认识依然非常模糊。

17世纪，为了保护英国国王查理二世免受梅毒侵袭，他的御医康德姆发明了第一种有效的男用避孕套，并且此后的避孕套也都以他的名字命名（Condom）。康德姆还凭这项发明获得了爵位，英国也从中赚取了大量的外汇，因此羊肠避孕套在当时也被称为"英式外套"。不过，当时避孕套的发明和使用更多的是出于对性传播疾病的恐惧。1785年，在伦敦出版的《标准俚语词典》就将避孕套定义为"干燥的羊肠，供男子在性交过程中使用，预防性病"。该词条下的几个例句无一提到避孕的问题。20世纪，青霉素的出现终于消除了男性对梅毒的恐惧。这时，避孕套才逐渐被人们用作避孕工具。而在古代中国和世界各地，羊肠、鱼鳔、鱼皮和猪膀胱等动物内脏都曾作为天然避孕套而被使用。

19世纪，人们首次制造出了能够防水、抗侵蚀且不易破损的橡胶，使批量生产乳胶避孕套成为可能，这种避孕套轻薄、耐用、价格相对低廉。但是由于当时的法律禁止宣传避孕，所以安全套生产商们总会在它们的产品上添加一条说明，如"仅供药店出售，用于防止传染性疾病"。直到20世纪中叶，美国政府才突破道德和法律的障碍，开始在全国范围内推广使用避孕套。当时，美国15个最大的避孕套制造商避孕套生产量达每日150万个。

发明避孕套的最直接的结果是人类生育率下降。在1800年，一个典型的美国白人妇女通常会生育7次；但是在1900年，其平均水平降到了3.5次。一方面，人们可以尽情地享受生活而不用担心怀孕；另一方面，人们又可以有计划地安排生育的数量及时间，控制了人口的无序增加。

此外，杀精剂和宫内节育器也相继被发明。19世纪末，女性开始使用杀精剂进行避孕。在性交前后，使用肥皂水、醋和其他化学制剂冲洗阴道。女性还使用一种用奎宁和可可油制作的混合物进行避孕。其中非常著名的是伦德尔的奎宁栓剂。伦德尔于 1880 年在英国发明这种栓剂，并与药店经营商研发出一种含有奎宁的可溶性子宫帽。1929 年，第一种宫内节育器在德国研制成功。德国妇科医生格拉齐拍试验了多种不同形式和材料的宫内节育器，其中包括桑蚕的肠子。他最终设计出一种用银制作的螺旋环式结构，称为格拉齐拍环或"节育器"。

在 1881 年，第一例有记载的女性绝育手术在北美洲进行，手术内容包括将输卵管在距离子宫 2.5 厘米处切断，并用丝线缝合。这可以阻断卵细胞在自然排卵过程中进入子宫。

三、激素与避孕

20 世纪，随着内分泌研究的发展，大量性激素被发现和分离。研究人员发现孕激素可以帮助动物受孕和维持妊娠，并抑制卵巢排卵，而后发现雌激素和孕激素连续的、周期性的使用可以调节月经周期。此后，下丘脑、脑垂体和卵巢之间的激素管理系统一步步被人类所揭示。科学家们发现，在月经周期中间时段，血液中含有的大量雌激素会使脑垂体释放出促黄体生成素。促黄体生成素的分泌会导致排卵的发生，那么通过抑制促黄体生成素的分泌就可以抑制排卵，这为激素避孕的研究开辟道路。

先灵公司作为一家研发和生产并重的医药公司，先后推出了全球第一款天然雌激素药品、第一款天然孕激素药品和第一款天然雄激素药品，并且在此后确定了雌激素和孕激素的结构，实现了性激素的人工合成。这为避孕药物的研发奠定了重要基础，也使先灵公司成为激素类避孕药领域和女性更年期及男性睾酮缺乏的激素替代治疗领域的顶尖公司。

1950 年，美国生殖生物学家平卡斯和妇科医生约翰洛克合作研发避孕产品。两人借调查生殖能力之名，对美国马萨诸塞州的 50 名女性进行试验。这项试验虽然很成功，但他们无法获得美国食品与药品管理局（FDA）批准。之后，他们前往波多黎各、墨西哥、海地进行大规模的临床试验。1956 年，两人研发了异炔诺酮 – 炔雌醇甲醚片（Enovid），并且该片剂获得了 FDA 的批准，成为了第一批避孕药。但由于当时美国有 30 个州禁止生育控制，所以 FDA 批准的 Enovid 上注明的功效是治疗月经严重失调；并要求在药物包装上注明此药会阻止排卵。Enovid 上市之后，大量美国女性以"月经失调"之名服用此药物。1959

年，西尔公司向 FDA 提出申请，请 FDA 允许 Enovid 作为避孕药出售。次年，FDA 正式批准了这一请求。从此之后，避孕药引发了继避孕套之后又一次避孕革命。次年开始，美国生育率再次下降，从之前平均一个妇女会生育 3～4 个孩子，到了 20 世纪 70 年代不足 2 个孩子（见图 13-1）。

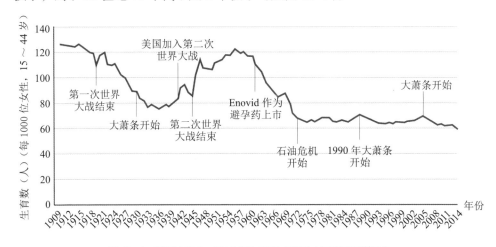

图 13-1　美国 1906—2016 年生育率（美国人口研究所数据）

在随后的几十年中，口服避孕药获得了较大改进，激素含量不断降低，适用于不同阶段的多种药物被研发出来，以适应体内激素水平的自然波动情况。其他的激素也相继被研制出来。其中某些激素除避孕外，还有一些其他疗效，如能够减轻痤疮和经前期综合征的症状。

避孕药被认为是"影响人类历史进程的 100 项重大发明之一"，虽然长期有效的避孕方法的使用目前正在增多，但口服避孕药仍然是主流（见表 13-1）。目前，全球每日有 1 亿以上的女性正在服用口服避孕药。西方国家的口服避孕药使用比例高达 30%～50%，90% 的瑞典女性使用过口服避孕药，88.9% 的德国年轻女性使用过口服避孕药。不过，在中国，口服避孕药的使用率不足 3%。

1997 年，先灵公司上市曼月乐。曼月乐作为一种含有激素的宫内节育器，可以直接植入子宫内，然后缓慢而持续地释放激素。它可以在子宫中使用 5 年。对于希望采取可靠、长效、低激素剂量的避孕方法的妇女来说，曼月乐是一种较为理想的选择。

表 13-1　美国不同时期避孕方式选择

	1982年		1988年		1995年		2008年	
	所占百分比(%)	人数	所占百分比(%)	人数	所占百分比(%)	人数	所占百分比(%)	人数
绝育	34.1	10295	39.2	13686	38.6	14942	37.0	14200
女性	23.2	6998	27.5	9614	27.7	10727	27.1	10400
男性	10.9	3298	11.7	4069	10.9	4215	9.9	3800
避孕药	28.0	8431	30.7	10734	26.9	10410	28.0	10700
皮下埋置剂	—	—	—	—	1.3	515	1.1	400
避孕针剂	—	—	—	—	3.0	1146	3.2	1200
宫内节育器	7.1	2153	2.0	703	0.8	310	5.5	2100
阴道隔膜	8.1	2436	5.7	2000	1.9	720	—	—
男用避孕套	12.0	3608	14.6	5093	20.4	7889	16.1	6200
杀精剂	2.4	711	1.1	371	0.4	161	—	—
安全期避孕	3.9	1166	2.3	806	2.3	883	0.9	300
体外射精	2.0	588	2.2	778	3.0	1178	5.2	2000
其他	2.5	754	2.1	733	1.3	508	0.4	200
总计	100	30142	100	34912	100	38663	100	38241

第二节　避孕的概念和方法

避孕（contraception）是指采用药物、器具或自然避孕法达到避免怀孕的目的。据统计，全球有性伴侣的育龄期女性的避孕率为63%。然而，意外妊娠仍是一个常见问题。2006年，在美国的670万例妊娠中有49%为意外妊娠，43%的意外妊娠被终止。其中有1/3的人并未意识到自己处于发生妊娠的风险中，另有一部分人虽然采取了避孕措施，但由于不坚持或不正确使用，避孕的实际效果通常较低，与完美应用（理论效果）存在差距（见表13-2）。以上数据都说明正确的避孕方法的教育与使用很重要。因此，本章节将对各种避孕方法的特点和使用方法进行介绍，以便更好地选择和使用。

表 13-2 各种避孕方式意外怀孕率和坚持使用率

避孕方法		使用第1年意外怀孕百分比（%）		在1年中坚持持续使用的百分比（%）
		实际使用	完美使用	
不进行避孕		85	85	—
杀精剂		28	18	42
安全期避孕法		24		47
日历法			5	
基础体温测量法			0.4	
子宫颈黏液观察法			3	
体外射精法		22	4	46
避孕棉	经产妇	24	20	36
	未产妇	12	9	—
避孕套	女用	21	5	41
	男用	18	2	43
阴道隔膜		12	6	57
避孕药		9	0.3	67
避孕贴片		9	0.3	67
避孕针		6	0.2	56
宫内节育器	含铜宫内节育器	0.8	0.6	78
	左炔诺孕酮宫内节育器	0.2	0.2	80
皮下埋植剂		0.05	0.05	84
女性绝育		0.5	0.5	100
男性绝育		0.15	0.10	100

一、短效避孕方法

（一）避孕套

男用避孕套（male condom），也称阴茎套，是由乳胶或其他材料制成的袋状男用避孕工具，也是全球最常用、最无害的男用避孕法。除此之外，避孕套也是唯一能够预防性传播疾病的避孕方法。总的来说，避孕套是防止体液感染性病（如衣原体感染、淋病、艾滋病等）的最有效方法，也可以降低通过皮肤接触感染性病（如疱疹、人乳头瘤病等）的风险。但是，只有这些病原体存在于避孕套能覆盖到的区域时，避孕套才能起到预防疾病传播的作用。

避孕套的避孕原理是通过套住释放出的精子并阻止其进入阴道，男用避孕套的尖端有一个小囊就是用来收集精子的。它的使用方法也很简单，只需在性行为之前将其拆开，然后套在勃起的阴茎上，就可以了。射精后，应在阴茎变软之前，立即用手捏住阴茎底部以确保避孕套不会滑落，同时要防止在抽出阴茎时有任何精液漏出（见图13-2）。

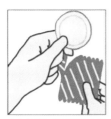
小心打开包装袋并取出男性避孕套

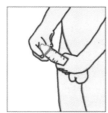
把避孕套放在硬的阴茎头端（如果没有割过包皮，请先拉回包皮）

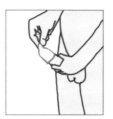
挤出避孕套尖端的空气

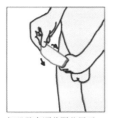
把避孕套顺着阴茎展开

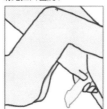
性交后，在退出阴茎之前，应抓住避孕套的底部，再拔出，保证避孕套没有滑落

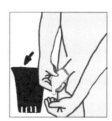
小心地取下避孕套并扔进垃圾桶

图 13-2 男用避孕套使用方法

除常见的男用避孕套以外，女性也有女用避孕套（female condom），也称为阴道套。男用避孕套和女用避孕套的避孕原理是一样的，女用避孕套能够同时包裹女性的部分外阴和男性阴茎的根部，由此提供额外的保护。女用避孕套需要在性行为开始之前将其放入阴道内，具体步骤如下：取出女用避孕套，找到封口一端的橡胶环（用来固定住避孕套在阴道内的位置），将这个有弹性的橡胶环挤压在一起，然后像塞入卫生棉条一样将其插入阴道，直到覆盖住子宫颈，

开口一端要留在阴道入口外约一英寸。性行为结束后,你要抓住开口一端旋转几圈,然后慢慢拽出来且不要溢出任何东西(见图13-3)。

小心打开包装袋并取出女性避孕套

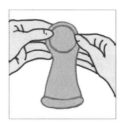

厚的、封闭的内环用于放置在阴道内,并将避孕套固定在适当的位置。薄薄的外环留在身体外面,覆盖在阴道口

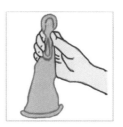

找一个舒服的姿势;用拇指和食指夹紧避孕套外侧,插入阴道(这类似于插入卫生棉条)

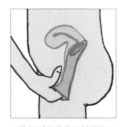

用你的手指将内环尽量往上推,直到它紧贴宫颈。避孕套会自然膨胀

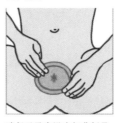

确保避孕套没有扭曲折叠。薄的外圈应该保持在阴道外面

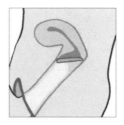

引导伴侣的阴茎打开女性避孕套。如果感到阴茎在避孕套与阴道壁之间滑动,或者外圈被推入阴道,请停止性交

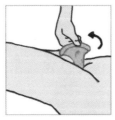

取出时,轻轻扭动外圈,将女性避孕套从阴道中拉出

女性避孕套使用一次后,应扔到垃圾桶里。不可重复使用

图13-3 女用避孕套使用方法

虽然避孕套的使用非常普遍并且简易,但依然需要注意以下几点。

(1)在每次性行为时都需要使用新的避孕套,并保证提前全程佩戴。

(2)不同材质的避孕套适合不同材质的润滑剂,因为有些润滑剂可能会与避孕套产生不良反应,例如:油性润滑剂不适合乳胶材质的避孕套,两者一同使用会使避孕套破裂或滑落。

（3）有些人会对乳胶材质的避孕套过敏，如果引起刺激或过敏反应，可以尝试聚氨酯材料的避孕套。

（4）不推荐同时使用两个避孕套。有些人认为同时使用两个避孕套更为保险。事实上，无论是同时使用两个男用避孕套，还是同时使用一个男用避孕套和一个女用避孕套，其中一个或两个会因为性交时的摩擦而破裂。

（5）如果想要有额外的避孕保护措施，建议在使用避孕套的同时，配合使用其他避孕方法（如短效口服避孕药、避孕贴片、宫内节育系统或宫内节育器），这样既可以获得双重避孕保护，又可防止性传播疾病感染。但是请避免同时使用杀精剂，因为这可能引起刺激反应。

（二）短效口服避孕药和避孕贴片

短效口服避孕药（short-acting oral contraceptive）和避孕贴片（contraceptive patch）都是激素避孕方法。激素避孕可以通过干扰下丘脑-垂体-卵巢轴的生理功能，达到抑制排卵的作用。此外，它可以改变子宫颈黏液和子宫内膜性状，影响输卵管的功能，从而影响精子的穿透和受精卵的着床。

大多数短效口服避孕药是含雌、孕激素的复方制剂。除此之外，还有一种单孕激素避孕药，只含有孕激素，它主要为不适合使用雌激素的女性提供避孕选择。大多数短效口服避孕药的用药周期是28日，每周期使用一盒药。有些需要每日服用；有些则需要服用21日/24日/26日，剩余的7日/4日/2日是激素休息期，不需要继续服用或可服用不含激素的安慰片（激素休息期，仍处于高效避孕保护之中，并伴随月经出血）（见表13-3）。

表13-3 常见短效口服避孕药的类别、名称、成分

类别	名称	成分	
		雌激素（mg）	孕激素（mg）
单相片	复方炔诺酮片（口服避孕片1号）	炔雌醇 0.035	炔诺酮 0.6
	复方甲地孕酮片（口服避孕片2号）	炔雌醇 0.035	甲地孕酮 1.0
	复方左炔诺酮片	炔雌醇 0.03	左炔诺孕酮 0.15
	妈富隆	炔雌醇 0.03	去氧孕烯 0.15
	敏定偶	炔雌醇 0.03	孕二烯酮 0.075
	美欣乐	炔雌醇 0.02	去氧孕烯 0.15
	优思明	炔雌醇 0.03	屈螺酮 3.0

续表

类别	名称	成分	
		雌激素（mg）	孕激素（mg）
双相片	去氧孕烯双相片		
	第一相（第1～7片）	炔雌醇 0.04	去氧孕烯 0.025
	第二相（第8～21片）	炔雌醇 0.03	去氧孕烯 0.125
三相片	左炔诺酮三相片		
	第一相（第1～6片）	炔雌醇 0.03	左炔诺孕酮 0.05
	第二相（第7～11片）	炔雌醇 0.04	左炔诺孕酮 0.075
	第三相（第12～21片）	炔雌醇 0.03	左炔诺孕酮 0.125

在正确使用的前提下，短效口服避孕药是相比于避孕套更为高效的避孕方法。但是无论是否要进行性行为，短效口服避孕药都需要每日按时服用1片，因此服用的女性需要有很高的依从性。如果延迟服用或漏服，则会降低避孕效果，且有可能发生意外怀孕，因此错过计划用药时间，就需要及时评估和处理（见图13-4）。

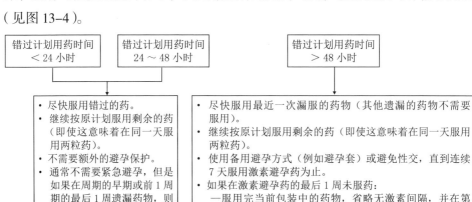

图13-4 错过计划用药时间的补救措施

口服避孕药存在一定的副作用，如类早孕反应、阴道流血、月经过少、色素沉着等，有的可以随着坚持服药减轻或消失，有的需要寻求医生的帮助，调整避孕方案（见表13-4）。

表 13-4 激素类避孕法对代谢的影响

激素	影响对象	生化影响	临床影响
雌激素	白蛋白	↓	无
	氨基酸	↓	无
	球蛋白	↑	无
	血管紧张素	↑	血压升高
	凝血因子	↑	血液高凝状态
	血浆胰岛素	↑	无
	糖耐量	↓	无
	胆固醇	↑	无
	高密度脂蛋白胆固醇	↑	心血管疾病风险下降
	低密度脂蛋白胆固醇	↓	心血管疾病风险下降
	甘油三酯	↑	无
	钠排泄	↓	水钠潴留，水肿
	维生素 B	↓	无
	维生素 C	↓	无
	维生素 A	↓	无
	乳腺		胸部压痛、乳腺胀痛
	子宫内膜类固醇受体	↑	子宫内膜增生
	皮肤		皮脂分泌，色素沉着
孕激素	蛋白质	↓	无
	血浆胰岛素	↑	无
	糖耐量	↓	无
	胆固醇	↓	无
	高密度脂蛋白胆固醇	↓	心血管疾病风险上升
	低密度脂蛋白胆固醇	↑	心血管疾病风险上升
	甘油三酯	↓	无
	氮潴留	↑	体重增加
	皮肤皮脂分泌	↑	痤疮
	中枢神经系统影响	↑	焦虑，疲劳，失落
	子宫内膜类固醇受体	↓	无撤退性出血

目前，对口服避孕药的长期安全性仍然存在质疑。但是国内外大量研究已经表明，长期连续服用（5年以上）短效或长效口服避孕药不会增加子宫内膜癌、子宫颈癌和乳腺癌的发病率，反而还可能存在避孕以外的一定益处。雌激素和孕激素避孕药的潜在非避孕益处有：① 减轻痛经；② 减轻与子宫内膜异位症相关的疼痛；③ 改善月经过多，改善与失血有关的缺铁性贫血；④ 减少与经前综合征和经前烦躁不安有关的症状；⑤ 调节不规律的月经周期；⑥ 减轻中度痤疮；⑦ 减轻多毛症；⑧ 降低发生异位妊娠的风险；⑨ 降低发生卵巢囊肿的风险；⑩ 降低发生乳腺良性疾病的风险；⑪ 降低发生卵巢癌的风险；⑫ 降低发生结直肠癌的风险；⑬ 降低发生子宫内膜癌的风险。而关于长期连续服用对生育能力的影响，一般停药后3个月内有80%的人可以恢复排卵，95%～98%的人在停药后1年内恢复排卵。总的来说，连续两年服用短效口服避孕药不会对生育能力产生影响。雌激素可以使凝血因子增高，使用较大剂量雌激素有增加发生血栓性疾病的风险。

避孕贴片作为一种新型激素避孕方式，看着像一片会发光的膏药贴片，粘贴在皮肤上后，可以不断释放雌激素和孕激素通过皮肤被人体吸收。它的避孕原理、避孕效果、副作用和安全性都与口服避孕药基本一致。但相比于口服避孕药，它的优势在于只需要每周更换一次，大大提高了依从性。此外，通过皮肤持续给药可以保持血浆激素水平的相对恒定，并且避免了口服药经过肝脏和胃肠道的代谢，药物剂量更低。当然，贴片存在脱落的风险。

（三）阴道隔膜、子宫帽和避孕棉

阴道隔膜（contraceptive diaphragm）、子宫帽（cervical cap）和避孕棉（contraceptive sponge）都属于屏障避孕法。而单独使用屏障避孕工具一般很难达到理想的避孕效果，因此一般推荐其与杀精剂共同使用。并且，分娩后或者体重变化较大时，需要及时调整避孕工具的大小以适应阴道和子宫颈的变化（见图13-5）。

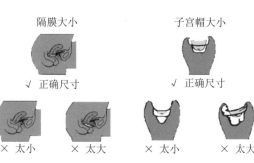

图13-5 阴道隔膜和子宫帽的大小选择

阴道隔膜看起来像一顶小帽子，能阻止任何精子接近子宫。将其放置到阴道内，能在精子和子宫入口之间形成一道隔膜（见图13-5）。阴道隔膜的放置时间较为灵活，可以在性交之前或将要进行性交时将其放入。阴道隔膜可以在体内放置24小时。性行为结束后，阴道隔膜要在体内放置至少6小时，但不能超过24小时。

子宫帽是由柔软的乳胶和硅胶制成的，有一个圆边，比阴道隔膜小且只能盖住子宫颈。它被推入阴道直到覆盖住子宫颈，这样精子就不能进入子宫内（见图13-5）。在初次使用前，需要由医护人员对盆腔进行检查，并且根据妊娠史等帮助选择合适尺寸的子宫帽。虽然子宫帽有不同尺寸，但是对已分娩过的女性可能作用不大，因为分娩会撑大阴道和子宫颈，以至于使子宫帽大小不适合。子宫帽应在性交后的6~48小时取出，如果在此期间再次发生性行为，应继续将子宫帽留在阴道内，并添加额外的杀精剂。

避孕棉本质上是一块小型盘状海绵，和子宫帽一样放置于子宫颈处起屏障作用。但是不同的是，在使用前，避孕棉需要弄湿和挤压，才能让内含的杀精剂开始起作用；如果未弄湿或挤压，那么避孕棉可能就发挥不了应有的避孕作用（见图13-6）。每次进行性行为时，不需额外添加杀精剂。性行为结束后，确保避孕棉在体内放置至少6小时，但不得超过30小时。

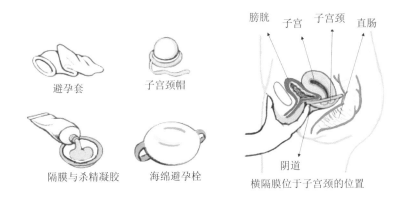

图13-6 阴道隔膜、子宫帽和避孕棉的使用方法

总的来说，屏障避孕工具需要医护人员配置，并且需要专门学习和掌握使用方法。而其避孕效果一般，需要杀精剂配合使用来提升避孕效果，并且对已分娩的女性不太合适。还需要记录其放入阴道的时间，并可能影响性体验。不

当使用还可能引起刺激、过敏和尿路感染。因此，屏障避孕工具并不是非常推荐的避孕方法。

（四）杀精剂

杀精剂（spermicide）本身没有什么避孕效果，而且不能把其当做避孕方法单独使用。杀精剂有各种各样的形式，如膏剂、泡沫、膜剂等，但是它们的作用都是制造一种令精子难以四处自由移动的环境。因此，杀精剂是辅助避孕的方法。如前文所述，杀精剂如果与阴道隔膜、子宫帽或避孕套一同使用，避孕效果会有显著提升。

如何使用杀精剂，取决于与其一同使用的另一种避孕方法。不同类型的杀精剂，使用说明也不同。不管使用的是子宫帽、阴道隔膜、男用或女用避孕套还是其他方法，在使用前都要仔细阅读说明书并注意其有效期。一般来说，女性需要在性行为开始前5～90分钟将杀精剂放入阴道内。通常在性行为结束后仍需将其留在阴道内6～8小时；性行为结束后至少6小时内不能灌洗或冲洗阴道。

二、长效避孕方法

（一）宫内节育器

宫内节育器（intrauterine device，IUD）是放置于子宫中，通过对局部组织产生各种反应而达到避孕效果的避孕器具，是一种安全有效、简便经济的避孕方法，也是长效可逆避孕的最常用方法，也是中国妇女最常见的避孕方式之一（见表13-5）。

表13-5　不同国家或地区宫内节育器使用情况

国家或地区	宫内节育器的使用百分比（%）	
	在所有妇女中	在所有避孕方式中
中国	40.6	48.0
美国	7.6	11.8
墨西哥	13.1	19.6
日本	0.9	1.7
法国	21.5	25.9
英国	10.0	11.9

续表

国家或地区	宫内节育器的使用百分比（%）	
	在所有妇女中	在所有避孕方式中
欧洲	11.9	17.0
拉丁美洲/加勒比	6.5	8.9
非洲	4.6	14.7
大洋洲	1.8	3.0
发达国家	8.9	12.7
发展中国家	14.7	23.7
世界	13.9	22.3

第一代 IUD 是由惰性原料（如金属、硅胶、塑料等）制成的，现已不再生产。目前，市面上所见的为第二代 IUD，也就是活性 IUD，内含有激素、铜离子、锌等活性物质，以提高避孕效果，减少副作用。不过，最常见的还是带铜 IUD 和左炔诺孕酮 IUD。IUD 的避孕机制有很多，主要有以下几点。

（1）导致子宫颈黏液变化，从而影响精子转运。

（2）造成子宫内膜和输卵管的慢性炎症，具有杀精作用并抑制受精和着床。

（3）诱导子宫内膜变薄和腺体萎缩，抑制着床。

（4）直接胚胎损伤作用。

IUD 的使用时效非常长，IUD 在体内可放置 5～10 年。期间如果不想再继续使用，可随时让医护人员取出，同时避孕效果也会立即消失，受孕速度与没有采取任何避孕方法的女性一样。IUD 的避孕有效率也非常高，高达 99.8%，还具有改善月经过多和痛经症状的附加效果。因此，对于较长时间内不希望怀孕的女性来说，这是一个不错的选择。

此外，宫内节育器还可以作为紧急避孕的一种手段，在没有避孕措施的性行为后 5 日内放入宫内节育器，可以用来防止怀孕。

当然，作为一种放置型避孕器具，IUD 可能会导致子宫疼痛、穿孔、感染等并发症，也可能发生 IUD 脱落。但是一般来说，这种并发症的发生率非常低。

（二）皮下埋植剂和避孕针剂

皮下埋植剂（etonogestrel implant）和避孕针剂（epot medroxyprogesterone

acetate，DMPA，也称为 DepoProvera）都属于长效激素避孕的方法。

皮下埋植剂大约火柴棍大小，是一种置于上臂内侧皮下的棒形孕激素单药避孕药，能向血液不断释放孕激素，抑制卵巢排卵，并使子宫颈黏液变稠，阻止精子进入子宫与卵子相结合。不同类型的皮下埋植剂可实现 3～5 年的避孕效果。因此，皮下埋植剂适用于有长期、高效、可逆避孕需求的女性，从而避免每日、每周或每月都要使用避孕方法的麻烦。另外，皮下埋植剂可以随时取出，只需要做个小手术即可。一旦被取出，避孕效果就会立马消失，受孕速度与没有采取避孕方法的女性一样。

避孕针剂是一种含有激素的注射剂，按激素成分可分为两种类型：仅含有孕激素，或同时含有孕激素和雌激素。两种类型均能抑制卵巢排卵，并使子宫颈黏液变稠。避孕针剂需要由医护人员每 3 个月注射一次，一旦注射，可提供高效、私密且长达 3 个月的可逆避孕作用。但是对于晕针的女性来说，避孕针剂可能不是最好的选择。尽管避孕针剂不会对内分泌功能造成永久性影响，但生育力恢复可能延迟。在为妊娠而停用避孕针剂的女性中，有 50% 在末次注射后的 10 个月内成功受孕。但有少部分女性的生育力在末次注射后 18 个月才恢复正常。

三、其他避孕方法

（一）体外射精法

体外射精法，亦被称为性交中断或抽出法，虽然自古以来就有，但从科学避孕的角度来讲，它没有什么值得推荐的，因为它非常不可靠。体外射精的避孕原理是由男性在射精前将阴茎从阴道抽出，以此来限制精子接触卵子的机会，这需要非常强的自制力、经验、信任。如果不能把控好时机，那么体外射精就不能达到预期效果。同时专家认为，射精前释放的尿道球腺液或分泌物均携有足够的精子，足以使女性怀孕。因此，不推荐体外射精法。

（二）自然避孕法

自然避孕法，又称安全期避孕法（fertility awareness-based methods，FAB 法），是指不用任何药物、工具或手术方法，顺应自然的生理规律，利用女性月经周期中生理上产生的不同自然信号来识别其处于月经周期的"易受孕期"或"不易受孕期"，选择性交日期，以达到避孕的目的。

标准日期法、哺乳期闭经避孕法、基础体温测量法、子宫颈黏液观察法

（如 Billings 法和 Creighton 法）均属自然避孕法（见表 13-6）。自然避孕法的原理是通过各种方法确定安全期并在安全期进行性生活。排卵后，卵子可存活 1～2 日，而受精的最佳时间是排卵后 24 小时内；精子进入女性生殖道后可存活 3～5 日。因此，排卵前后 4～5 日内为易孕期，其余时间不易受孕可视为安全期。

表 13-6　自然避孕法的种类和具体方法

分类	具体方法
标准日期法	适用于月经周期通常为 26～32 日的女性。在月经周期第 8～19 日避免无保护性交，在月经周期的其他时间可进行无保护性交
二日法	女性需要监测自己的阴道分泌物，如果连续两日没有分泌物，那么当日受孕的概率很低，可以进行无保护性交
Billings 法和 Creighton 法	要求女性按照多特征量表观察、记录并解读子宫颈分泌物，特别是关注其颜色、弹性、量和黏度，并对其进行评分，以判断月经期、分泌物期（包括分泌物特征）和易受孕期
基础体温测量法	要求女性每日按时测量体温，数次观察并评估子宫颈黏液，并根据这些结果判断当日是否易受孕。总的来说，出现湿润、滑溜、透明或拉丝度好的子宫颈分泌物是月经周期中易受孕期开始的主要指标，而基础体温升高是易受孕期结束的主要指标
计算机和手机应用软件	本质上是可支持女性使用既存自然避孕法的数字平台
哺乳期闭经	产后最长达 6 个月的时间内通过完全母乳喂养来实现闭经

然而每种自然避孕法都比较复杂，且结果的准确性还取决于对月经周期的了解程度或对子宫颈黏液的认识程度。由于妇女排卵过程可受生活、情绪、活动、健康状况和外界环境等因素影响而推迟或提前，还可能发生额外排卵，所以安全期避孕法并不十分可靠。并且伴侣之间必须高度自律，且经过不断训练，从而保证无保护性行为发生在不易受孕期。

不过，即使经过正确的计算和严格的执行，每 100 名完美实施自然避孕法的女性中依然有 5 名意外怀孕。当然，对于想怀孕的女性，安全期计算可以帮助确定容易怀孕的时期。

第三节 避孕失败的补救措施

无论何种避孕措施，都有一定的失败率。避孕失败的补救措施主要用于预防妊娠以及避孕失败后妊娠，亦可用于母亲患严重疾病不宜继续妊娠，或检查发现胚胎异常而需终止妊娠的情况。避孕失败后预防妊娠的方法为紧急避孕，避孕失败后妊娠的补救方法是人工终止妊娠。

一、紧急避孕

紧急避孕（emergency contraception）是指在无保护性生活或避孕失败（避孕套破裂、滑脱等）后5日内，女性为防止非意愿妊娠而采用的补救避孕方法。

紧急避孕方法的选择有：无保护性交（unprotected intercourse，UPI）后3日内，可服用左炔诺孕酮片等；5日内，可服用米非司酮片或放置带铜IUD。最有效的紧急避孕选择是含铜IUD，其次是中等剂量米非司酮，再次是左炔诺孕酮。对于BMI大于$30kg/m^2$的女性，口服紧急避孕药的有效性可能进一步降低。因此，对于肥胖女性，含铜IUD可能是更具有保障的选择（见表13-7）。另外，含铜IUD还可作为常规避孕方法持续使用。

紧急避孕药的副作用类似于口服避孕药，包括恶心、呕吐、轻微的不规则阴道流血和疲劳。通常来说，恶心、呕吐程度轻微，但是如果服药2小时内出现呕吐，则应该重新服用。

虽然服用紧急避孕药可能会导致月经延迟，但如果在预计时间后的3～4周内仍没有来月经，则应进行妊娠试验。一方面，因为紧急避孕药虽然可以通过抑制黄体生成素的释放来抑制排卵，但若在排卵后使用紧急避孕药，少数人仍然有可能怀孕。另一方面，由于紧急避孕药破坏了子宫内膜的微环境，阻止正常的胚胎植入，同时使得体内孕激素水平发生急剧波动，所以当子宫内膜无孕激素支持时，就会剥脱出血，以致胚胎无法着床甚至着床于宫腔以外，从而可能发生异位妊娠。

因此，综合考虑其意外妊娠的风险、副作用和经济成本，紧急避孕药仅适用于一次无保护性生活，不能代替常规避孕方法。

表 13-7　三种常见紧急避孕措施比较

比较项目	含铜 IUD	米非司酮（30 毫克）	左炔诺孕酮（1.5 毫克）
怀孕风险	0.1%	1.2%～1.8%	1.7%～2.6%
基于 UPI 的有效的服药时间	尿液妊娠试验阴性时，在月经周期中的任何时候都可能有效	UPI 后最多 5 日	UPI 后最多 3 日
基于排卵周期的有效的服药时间	在周期中的任何时间都非常有效	在 LH 峰值前有效	在 LH 激增前有效
可及性	需要临床植入	需要处方	非处方药
价格	较高	中等	较低
肥胖人群怀孕风险	对任何 BMI 女性均高效	① BMI 在 25～29.9kg/m^2，意外妊娠概率为 1.1% ② BMI ≥ 30kg/m^2，意外妊娠概率为 2.6%	① BMI 在 25～29.9kg/m^2，意外妊娠概率为 2.5% ② BMI ≥ 30kg/m^2，意外妊娠概率为 5.8%
对于使用周期内额外的 UPI 是否有效	有效	无效	无效

二、人工流产

人工流产是指因意外妊娠、疾病等而采取的终止妊娠的方法。人工流产分为手术流产和药物流产两种方法。手术流产会根据妊娠周数选择负压吸引术或钳刮术，首先会用药物或器具扩张子宫颈，利用狭长的吸管或者组织钳把怀孕组织吸出或清除。而药物流产则是通过服用促使胚胎死亡、子宫蜕膜变性坏死、子宫收缩的药物（如米非司酮和米索前列醇）把怀孕组织排出体外。但是药物流产发生妊娠物残留的可能性比清宫术更高，因此可能需要补充施行清宫术来完成整个流产程序。

全球平均每年人工流产 5600 万例，每 1000 名 15～44 岁妊娠女性中有 35 例人工流产。而在中国，每年有 1300 万的人流手术量，居全球第一。其中，47.5% 的女性年龄小于 25 岁。并且，55.9% 的女性不是第一次经历人流手术，45% 的重复流产时间间隔仅为 0.5～1.5 年，13.5% 的人经历过的流产超过 3 次。

即使是安全合法的流产手术，也可能出现各种并发症，如：药物的不良反应，子宫颈撕裂，不完全流产，流血，子宫穿孔、黏连或感染。若出现感染和粘连，则可能影响其未来的生育能力。未来怀孕，子宫颈可能会因过度松弛而不能保存胎儿，导致流产或早产。刮宫流产与胎盘植入相关，使胎盘难以娩出，同时可能导致宫颈功能不全，致早产、流产。一般而言，怀孕周数越大，所冒的风险也愈高。

而世界卫生组织（WHO）的数据显示，全球每年有 800 万例人工流产在不安全的条件下进行，并且一半以上的不安全人工流产发生在亚洲。每年不安全人工流产造成约 4.7%～13.2% 的孕产妇死亡，其所致的主要并发症的治疗费用估计达 5.53 亿美元。

因此，采取有效的避孕措施（包括事后避孕）是预防人工流产引起的并发症和损失的最佳方法。WHO 表示，有明显的证据表明，投资于避孕能挽救生命、促进两性平等和提升经济发展。每投资 1 美元用于现代避孕以及高质量孕产妇和新生儿保健，就会带来约 120 美元的回报。而我国国务院于 2021 年 9 月 27 日印发的《中国妇女发展纲要（2021－2030 年）》中也要求："保障妇女享有避孕节育知情自主选择权。落实基本避孕服务项目，加强产后和流产后避孕节育服务，提高服务可及性，预防非意愿妊娠。减少非医学需要的人工流产。"

回顾和小结

在本章中，大家了解了人类漫长历史中为避孕所做的努力和对人类生殖秘密的探索，也学习了现今流行的几种避孕方式以及避孕失败的补救措施。现将各种避孕方式的特点总结如下，供同学们进一步比较和学习（见表 13-8）。

表 13-8　各种避孕方式汇总

	有效性	使用方法	优点	缺点
短效口服避孕药	91%～99%	激素避孕法；需要每日在同一时间服用	①高效；②容易获得；③使用方便；④不影响性体验	①需要每日服用；②需要记录服用日数；③可能会改变月经出血模式

续表

	有效性	使用方法	优点	缺点
男用避孕套	82%～99%	屏障避孕法；在性交过程中套在阴茎上	①防止性传播感染；②低成本；③使用方便；④便于携带；⑤不受其他药物影响；⑥不含激素	①使用不正确可能会破裂或脱落；②可能会引起刺激或过敏反应
女用避孕套	79%～95%	屏障避孕法；在性交过程中放置在阴道内	①防止性传播感染；②低成本；③不含激素	①可靠性低；②需练习以掌握其使用方法；③可能会引起刺激或过敏反应
避孕贴片	91%～99%	激素避孕法；贴在女性身体上的小型贴片	①高效；②容易获得；③使用方便	①贴片在体表可见；②可能会松动或掉落；③粘贴的部位可能会出现瘙痒和红肿
阴道隔膜/子宫帽/避孕棉	88%～94%/84%～91%/76%～80%	屏障避孕法；放置在子宫入口处	①低成本；②不含激素	①需慢慢练习以掌握其使用方法；②需要记录使用时间；③不适合已分娩过的女性；④需要杀精剂提升避孕效果；⑤影响性体验
杀精剂	72%～82%	化学法；与其他避孕用具搭配使用	①低成本；②不含激素；	①可靠性低；②需要记录放入的时间；③不能单独作为避孕用品
皮下埋植剂	99%～99%	激素避孕法；一种小型硅胶囊管，由医护人员将其置于皮下	①高效；②长效可逆；③隐蔽性好	①最初可能会导致月经出血模式变化；②需要医护人员植入和取出
避孕针剂	94%～99%	激素避孕法；由医护人员将激素注射到肌肉中或皮下	①高效；②容易获得；③隐蔽性好；④适用于不适合雌激素的女性	同皮下埋植剂
宫内节育器	99%～99%	宫内节育方法；T形小装置，需由医护人员放入子宫内	①高效；②长效可逆；③隐蔽性好；	①可能会导致月经出血模式变化；②需要医护人员植入和取出
体外射精	72%～82%	在射精之前将阴茎从阴道抽出	无成本	可靠性低

续表

	有效性	使用方法	优点	缺点
安全期避孕	76%～95%	在月经周期中最不易受孕的期间进行性生活	无成本	可靠性低
紧急避孕药	>58%	激素避孕法；在其他避孕方法失效的情况下提供第二次阻止受孕的机会	①按说明使用有效性高；②用于紧急情况；③容易获得	大剂量的激素不能代替常规避孕方法

有关"避孕的过去、现在和未来"的女性生殖健康 MOOC 课程可扫二维码 13-1 进入学习。

二维码 13-1

● ● ● ● ● ● 练习题 ● ● ● ● ● ●

一、填空题

1. _____第一次在精液中发现了精子。
2. 被认为是影响人类历史进程的 100 项重大发明之一的避孕方式是_____。
3. 大多数短效口服避孕药是含有_____和_____的复方制剂。
4. 避孕失败的补救措施包括_____和_____。

二、选择题

1. 下列哪种古代避孕方法与阴道隔膜、子宫帽采用了同一种避孕原理（　　）

    A. 孙思邈在《千金方》中记录的水银和铅避孕法

    B. 古希腊人利用酸性柠檬或串叶松香草浸泡的羊毛覆盖子宫颈口

    C. 索拉努斯提倡的月经前后避免性行为

    D. 撒克逊人的逆行射精法

2. 西方国家和中国最常见的短效避孕方式分别是（　　）

    A. 避孕套，避孕套

    B. 避孕套，宫内节育器

C. 口服避孕药，避孕套

D. 口服避孕药，宫内节育器

3. 以下属于屏障避孕法的是（　　）

　　A. 避孕贴片　　　　　　　　B. 杀精剂

　　C. 短效口服避孕药　　　　　D. 阴道隔膜

4. 以下属于激素避孕法的是（　　）

　　A. 男用避孕套　　　　　　　B. 避孕棉

　　C. 长效避孕针　　　　　　　B. 宫内节育器

5. 宫内节育器可在体内放置（　　）

　　A. 1～2 年　　　　　　　　B. 3～5 年

　　C. 5～10 年　　　　　　　 D. 10～15 年

6. 下列不属于自然避孕法的是（　　）

　　A. 标准日期法　　　　　　　B. 三日法

　　C. 基础体温法　　　　　　　D. 哺乳期闭经

三、简答题

1. 使用避孕套的要点有哪些？
2. 请简要阐述 IUD 的避孕机制。
3. 雌激素-孕激素避孕药的潜在非避孕益处有哪些？

参考文献

[1] Uptodate 临床顾问 https://www.uptodate.cn.

[2] 美国妇产科医师协会网站 https://www.acog.org.

[3] 美国疾病预防控制中心网站 https://www.cdc.gov.

[4] 世界避孕日官方网站 https://www.china-wcd.com.

[5] 谢幸, 孔北华, 段涛. 妇产科学 [M]. 9 版. 北京：人民卫生出版社，2018.

[6] 世界卫生组织组织生殖健康与研究部. 避孕方法选用的医学标准 [M]. 北京：中国人口出版社，2011.

[7] Trussell J, Aiken ARA. Contraceptive efficacy. In: Hatcher RA, Trussell J,

Nelson AL, et al (Eds). Contraceptive Technology[M]. 21st ed. New York: Ayer Company Publishers, 2018.

[8] Strauss JF, Barbieri RL. Yen and Jaffe's Reproductive Endocrinology: Physiology, Pathophysiology and Clinical Management[M]. 7th Edition. Philadelphia: Elsevier Saunders, 2014.

[9] Hubacher D, Kavanaugh M. Historical record-setting trends in IUD use in the USA[J]. Contraception, 2018, 98(6): 467-470.

[10] Division of Reproductive Health, National Center for Chronic Disease Prevention and Health Promotion, Centers for Disease Control and Prevention (CDC). U.S. Selected Practice Recommendations for Contraceptive Use, 2013: adapted from the World Health Organization selected practice recommendations for contraceptive use, 2nd edition[J]. MMWR Recomm Rep, 2013, 62: 1-60.

[11] Woodhams EJ, Gilliam M. Contraception[J]. Ann Intern Med, 2019, 170(3): ITC18-ITC32.

第十四章

避孕和人工流产案例

案例一

第一次是不会怀孕的?

⏰ 第一部分

19岁的丽丽通过自己的努力终于考入了梦寐以求的某著名综合性大学。在学习之余,她也结识了许多新的朋友,加入了两个社团,并在社团中认识了一位令她心动的男生小方。而对方似乎也同样对她有所好感。不久后,小方真的向她表白了,她欣喜地答应了,两人就这样走到了一起。经过几个月愉快的相处,小方在七夕节那天约她一起"去外面住一晚上",丽丽犹豫了片刻后答应了。

浪漫的晚餐过后,两人来到酒店并清洁了身体。气氛正浓时,丽丽要求小方使用男用避孕套。可是,小方却说:"第一次是不会怀孕的,而且你还在安全期,我们不需要用避孕套。"丽丽虽然将信将疑,但是还是选择相信了小方。

讨 论

1. 小方的说法正确吗,为什么?如果不正确,丽丽还有什么补救措施吗?
2. 丽丽如果不采取补救措施,可能会发生什么?

参考答案

1. 不正确。丽丽的生殖器官已经发育成熟，可以正常排卵，即使是第一次，也是有可能怀孕的。此外，安全期避孕法的可靠性并不高，非常容易受外界的干扰发生变化。因此，即使正确推算了安全期，也还是有可能怀孕的。丽丽应该在此次性交后 5 日内采取紧急避孕措施，如宫内节育器或者紧急避孕药物。

2. 有可能怀孕，甚至可能会感染性传播疾病。

第二部分

七夕过后，丽丽上网查询了有关避孕的资料，发现小方所说的"第一次不会怀孕"和"安全期避孕"并不那么可靠。她感到十分担心，不过好在 3 周后，她的月经如期而至，丽丽也放下了担惊受怕的心。不过当小方再次约丽丽出去时，丽丽要求小方一定要做好避孕措施，保证"万无一失"。性行为前，小方戴上了准备好的避孕套，但丽丽还是不放心，叮嘱小方又戴了一个。第二天醒来时，小丽发现避孕套似乎有个破口、有点漏，但她没有多想。

讨 论

1. 丽丽和小方此次的避孕方式正确吗，为什么？如果不正确，正确的方法应该是什么呢？

2. 像丽丽和小方这样的未婚青年，还可以选择什么样的避孕方式呢？

参考答案

1. 不正确。同时戴两个避孕套可能会因为性交时的摩擦而发生破裂，反而导致避孕失败。如果掌握正确使用避孕套的方法，只需要一个避孕套就足够。如果想要有额外的避孕保护措施，建议在使用避孕套的同时，配合使用其他避孕方法（如短效口服避孕药、避孕贴片、宫内节育系统或宫内节育器），获得双重避孕保护。

2. 对未婚青年，推荐短效且可靠的避孕方式，主要是短效口服避孕药、避孕贴片和避孕套。有感染性传播疾病风险的人群，更需要注重避孕套的使用。

案例二

尴尬的新婚夜

🕐 第一部分

今天是个大日子，童童终于和相恋多年的男友步入了婚姻的殿堂。当天晚上，两人开始了他们第一次的亲密接触。由于暂时还不想要孩子，两人决定用男用避孕套先进行避孕。可是没想到两人的性生活才开始十几分钟，童童的新婚丈夫就突然叫停：他感到自己的阴茎出现明显的瘙痒和刺痛，摘下避孕套一看，发现阴茎已经红肿。童童和丈夫两人非常慌张，赶紧来到医院的急诊科就诊。

医生检查之后，确认了童童的丈夫是由于对乳胶避孕套过敏而引起的反应。童童得知后非常绝望：难道今后自己只可以用紧急避孕药进行避孕了吗？

讨 论

1. 童童的想法正确吗？她还可以怎么做？
2. 紧急避孕药有什么副作用呢？

参考答案

1. 不正确。紧急避孕药仅适用于一次无保护性生活，不能代替常规避孕方法。童童和丈夫可以选择非乳胶避孕套或者采用短效口服避孕药。

2. 紧急避孕药的避孕原理是通过大剂量激素（雌/孕激素），抑制卵巢排卵，或改变子宫颈黏液性状、子宫内膜状态，来阻止受精卵着床。一片紧急避孕药中的左炔诺孕酮含量是短效避孕药中的 5～10 倍，因此副作用发生率相比于短效避孕药要高很多。50% 的人会发生恶心，其他常见副作用还包括呕吐、不规则子宫出血、月经改变、乳房胀痛、头痛、头晕、乏力等。此外，服用紧急避孕药后还是有妊娠和异位妊娠的可能。因此，如果月经延迟，应该及时做妊娠试验检查，以明确是否为紧急避孕失败。

第二部分

由于丈夫对乳胶过敏,所以童童在医生的建议下选择服用短效避孕药进行避孕。短效避孕药需要每日按时口服,而童童工作繁忙,经常忘记服药。服药1周后,童童还出现了乳房胀痛,有时还感到恶心,这让她觉得十分害怕。她担心药物会损害她的身体,虽然她现在不想怀孕,可是她可不想以后因为服药而不能怀孕。

讨 论

1. 童童漏服了药会有什么后果吗?她应该怎么办呢?
2. 短效口服避孕套的副作用应该如何应对?
3. 你认为童童的担忧正确吗?为什么?

参考答案

1. 漏服是短效口服避孕药避孕失败的常见原因,特别是在激素休息期之前或之后一段时间未用药。如果发现包装中有1片被漏服,那么被漏服的这片需要在发现时就服用,这意味着在同一日会服用2片药,并且在原计划下次用药时仍继续用药,无需采取另外的避孕措施。如果连续漏服2片或以上的激素避孕药,并且在本周内发生了无保护性交,则可使用紧急避孕措施降低妊娠的概率。如果童童难以提高自己的依从性按时吃药,也可以选择避孕贴片或者非乳胶材质的避孕套来提高避孕效果。

2. 短效口服避孕套的常见副作用包括恶心、乳房压痛、腹胀、情绪变化以及阴道不规则流血等,这些一般会在服药2~3个月后得到改善。如果副作用非常严重且没有减轻,就应该寻求医生的帮助,调整避孕方案。

3. 不完全正确。对于年龄在35岁或以上并且吸烟的患者,含雌激素的激素避孕方法可能会增加心脏病和脑卒中的风险;并且对于怀孕、患有或曾患有乳腺癌的女性也不推荐使用。但是总体来说,短效口服避孕药物的安全性还是很高的,大多数女性可以在一两个周期内恢复正常生育水平,并不会增加不孕的风险。

案例三

新手妈妈的困惑

🕐 第一部分

最近 1 个月可把琪琪给累坏了,但这也是她人生中最激动的 1 个月了。因为她做妈妈了。琪琪在怀孕 9 个多月后,顺利产下一个 4 千克重的女儿。每当看到女儿可爱的笑脸,她就觉得怀孕的艰辛不足为提了。晚上,琪琪和丈夫想要进行亲密行为时,丈夫正要戴男用避孕套,琪琪却说:"我现在是哺乳期,而且我的月经还没有恢复,是不会再次怀孕的。"丈夫却认为如果不做避孕措施,琪琪还是可能怀孕的。琪琪对丈夫的想法感到不解,为什么处于哺乳期且产后月经还未恢复的自己可能怀孕?

讨 论

1. 哺乳期避孕的原理是什么?
2. 哺乳期避孕可靠吗?
3. 琪琪适合什么避孕方法?

参考答案

1. 哺乳确实可以在一定程度上抑制排卵。产后哺乳可以刺激垂体分泌催乳素,它可以抑制下丘脑分泌促性腺激素释放激素的释放,进而抑制垂体前叶分泌滤泡刺激激素,抑制卵巢的功能,达到不排卵而自然避孕的效果。

2. 虽然母乳喂养时,生育能力低下,但是要达到自然避孕的效果,其条件非常严苛:产后 6 个月以内,完全母乳喂养(不给婴儿提供食物或其他液体,并且每次喂养的间隔时间不超过 4 小时),闭经。在满足上述条件时,母乳喂养可预防 98% 的妊娠。如果不满足这些条件,哺乳期意外妊娠的风险仍很高。对于未进行母乳喂养的产后女性,平均在产后 39 日开始恢复排卵(目前报告的最早排卵时间为分娩后 25 日)。并且,完全母乳喂养的女性通常在首次月经后排卵,而非母乳喂养的女性通常在恢复月经前排卵。

此外,据报道,在产后 6 个月内,所有闭经女性中 10% 出现了排卵。在完全母乳喂养的闭经女性中，1%～5%出现了排卵。因此，琪琪也不能将恢复月经作为开始避孕时机的可靠标志。

3. 对于像琪琪这样的哺乳期女性来说，选择避孕方式时，既要考虑避孕效果，又要考虑其对泌乳的影响。屏障避孕方法（如避孕套、阴道隔膜等）完美杜绝了激素的影响，并且只需要在需要时使用，不过阴道隔膜在使用前需与使用者适配，并且在产后6周宫颈恢复后才可进行。长效可逆避孕方法同样值得推荐，它们的避孕效果优于屏障避孕。皮下埋植剂和释放左炔诺孕酮的IUD仅含有孕激素，不影响母乳量、母乳成分，也不会对婴儿产生有害影响。同样，含铜IUD也未对母乳喂养或婴儿生长造成负面影响。不过，对于宫内感染、产后出血或产褥期脓毒症的女性来说，宫内避孕并不是好的选择。而关于短效口服避孕药，对于母乳喂养的女性来说，联合激素避孕的时间不应早于分娩后21日。

第二部分

琪琪和其丈夫最后选择了男用避孕套作为哺乳期避孕的方法，并一直坚持到哺乳期结束以后。女儿也在一家人的呵护下快乐成长。女儿3岁时，琪琪和其丈夫经过深思熟虑后决定不再要孩子，他们来到医院寻求更加长效可靠的避孕方法。医生在了解琪琪夫妻的情况之后，进行了推荐。

讨 论

如果你是医生，你会推荐琪琪夫妻什么避孕方法呢？

参考答案

对于已生育且较长时间不计划生育的女性来说，最为推荐的是长效可逆避孕方法，包括宫内节育器和皮下埋植剂。绝育术（输卵管结扎术或输精管切除术）一般只推荐于希望永久放弃生育者。

第十五章

女性不孕症的防治

案例导入——怀个宝宝有多难?

小丽今年 30 岁。1 年半前,经朋友介绍,认识了现在的丈夫。没多久,两人就结婚了。两家父母都希望能早点抱上孙子,所以一直催夫妻俩尽早要孩子。小丽想着自己的年龄也不小了,和丈夫商量了一下,决定婚后就开始备孕。

小两口努力了一年多,但肚子始终没有动静。小丽的婆婆比她本人还着急,赶紧拉着她去开了点中药,说要好好调理身体,平时还会经常给小丽准备一些大补的药膳或食物,婆婆觉得之前没怀上孩子很可能是小丽身子太虚导致的。但几个月下来,孩子没有怀上,小丽倒是胖了不少。

有一天,小丽跟闺蜜聊起自己的烦恼。闺蜜建议小丽到专门的医院好好检查一下。小丽觉得因为生不出孩子去检查挺难为情的,但考虑到自己年纪也不小了,再拖下去怕真生不了小孩,就回家跟丈夫商量了一下。

过了几天,丈夫陪同小丽到妇产科医院生殖内分泌科。小丽告诉医生自己已经结婚一年多了,一直希望要孩子。医生问小丽平时性生活是否正常、有没有采取什么避孕措施。小丽一开始还有些不好意思,觉得和别人谈论性生活很奇怪,但是出于对医生的信任,并且诊室的隐私保护非常到位,小丽的不安情绪也慢慢缓解了。

小丽告诉医生,她和丈夫感情和睦,性生活正常,以及双方为了生宝宝所付出的各种努力,希望医生能给予专业的帮助。

根据上述案例，回答以下问题。
1. 小丽和其丈夫的情况是否可以诊断为不孕症？
2. 医生在诊断过程中需要进一步了解哪些信息？
3. 小丽夫妇需要进行哪些医学检查以帮助诊断？

第一节　不孕症的概念和流行病学

随着社会发展及经济水平的提升，人们的生活方式和生育观念不断发生改变，全球正面临人口红利丧失的挑战。当下，生殖障碍的发生率居高不下，不孕不育人口持续攀升，已成为影响国计民生的难题。因此，育龄人群生殖健康及生育力维护需要更高水平的保障。

针对健康夫妇生育能力的多项研究发现，在夫妻无保护性生活的最初3个月里受孕概率约为25%，如果前3个月未孕，则其在随后的9个月中能受孕的概率约为11%（见图15-1）。在另一项针对中国新婚人群所开展的调查研究中，518例年龄为20～34岁且计划怀孕的女性在2个月经周期内受孕的人数约占纳入人数的50%，88%的女性可在6个月内受孕。虽然大部分夫妻在试孕1年内可以成功受孕，但从随访结果可见，随着试孕时间的增加，其受孕概率逐步降低，12个月后仍未妊娠的患者如继续尝试自然妊娠，其受孕概率更低。

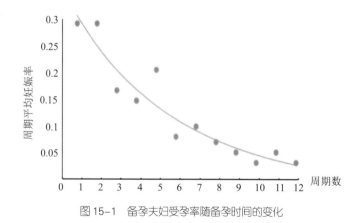

图15-1　备孕夫妇受孕率随备孕时间的变化

不孕症（infertility）指的是女性在未采用任何避孕措施的情况下，正常性生活至少 12 个月而未妊娠。对男性而言，则称为不育症。人们时常将不孕症、不育症合称为不孕不育症，也体现了夫妻规律性生活而没有怀孕往往涉及双方原因。

不孕症分为原发不孕和继发不孕两大类。有性生活、未避孕 12 个月及以上但既往从未怀孕过的，为原发不孕；既往有妊娠史，之后性生活正常且未避孕但超过 12 个月未孕的，为继发不孕。

据世界卫生组织评估，每 7 对夫妇中约有 1 对夫妇存在生殖障碍。预计在 21 世纪，不孕、不育将成为仅次于肿瘤和心脑血管疾病的第三大疾病。不同人种和地区间不孕症的发病率存在一定差异，但一般认为全球的不孕症患病率在 8%～15%。

2009 年《中国不孕不育现状调研报告》显示，我国不孕不育症患者人数已超过 5000 万，累及 10%～15% 的育龄夫妇，已成为影响最大的疾病之一。2013 年，即使像美国这样的发达国家，不孕不育症的患病率也达到 15.5%；而在法国，这一比例是 24%。

值得注意的是，大量数据显示越来越多的家庭在寻求医学咨询及医学干预以解决夫妇不孕不育的问题。2002 年，美国国家科学基金会一项报告显示，2% 的育龄女性因不孕困扰，并有过 1 次或多次到医护人员处就诊的经历，而 10% 的女性在其人生中的某些时候接受过不孕的诊疗服务（见图 15-2）。

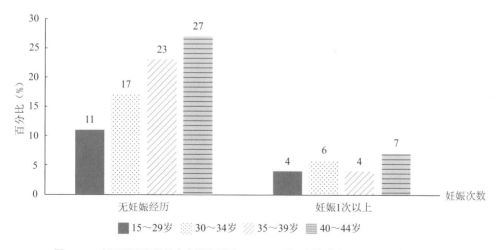

图 15-2　美国国家科学基金会报告显示 15～44 岁已婚妇女备孕 12 个月的不孕比例

近年来，不孕不育症患病率呈现增长趋势，这可能与当下肥胖、性传播疾病及生活压力增加、生育年龄延迟有关。

第二节　不孕症的病因

在前面的章节中，大家已经了解到妊娠是一个复杂的过程。卵子需要在适当的时间遇到精子，完成受精形成胚胎，并且顺利种植在子宫腔内，才算实现妊娠的第一步。

WHO 不孕诊断和治疗工作组曾经对 8500 对不孕夫妻做过一次统计调查。根据 WHO 的多中心调查研究显示，38% 的不孕夫妇为女性因素不孕，20% 为男性因素不孕，27% 同时存在男性和女性因素，15% 的夫妇原因不明。因此，在寻找不孕不育症病因时，需要仔细详尽地考虑夫妇双方在妊娠各环节中存在的不孕因素，怀孕不是一方可以决定的事情。

一、女方因素

在当下社会，许多女性的婚育观念发生变化，晚婚晚育的人口比例逐年上升。但女性的生育能力随着年龄增长会有明显的下降趋势，一方面与卵巢功能衰退、子宫肌瘤、输卵管疾病等妇科疾病的发生增加有关，另一方面也与性交频率随年龄增加而减少、高龄女性更易肥胖等因素相关。

（一）排卵障碍

卵子从卵巢中顺利排出是受精发生的必要前提。因此，排卵障碍是导致不孕症的重要因素，占女性不孕病因的 25%～35%。前文已经介绍过女性卵巢周期性变化的相关知识，卵子的顺利排出受到下丘脑 – 垂体 – 性腺轴的调节，任何一环出现问题都可能导致排卵障碍。常见病因包括以下几个方面。①下丘脑因素：如 Kallmann 综合征、神经性厌食等；②垂体因素：如高催乳素血症、Sheehan 综合征等；③卵巢因素：如多囊卵巢综合征、卵泡未破裂黄素化综合征和先天性性腺发育不全等；④其他内分泌疾病：如先天性肾上腺皮质增生症和甲状腺功能异常等。

（二）卵母细胞老化

随着年龄的增长，女性卵母细胞的数量及质量都会有所下降。有研究发现，女性在35岁后卵泡丢失速率加快。卵巢卵泡池耗竭过快的女性可能仍然会有规律排卵，但因残留在终末卵泡池中的卵母细胞质量不良而出现不孕。不同年龄段女性使用供卵和非供卵进行辅助生殖技术助孕的活产率见图15-3。

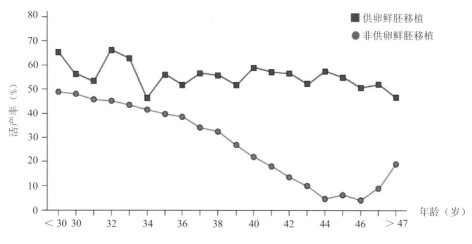

图15-3　不同年龄段女性使用供卵和非供卵进行辅助生殖技术助孕的活产率

（三）输卵管因素

卵子与精子的相遇以及受精卵移动到子宫腔都需要一根通畅有功能的输卵管，任何导致此路不通的因素都会阻碍精卵会面和胚胎种植。输卵管因素是导致女性不孕症的最常见病因。

例如衣原体、淋球菌等病原体感染引起的盆腔炎症或盆腔手术后的粘连，容易导致输卵管梗阻、周围粘连、输卵管积水或功能受损。另外，有些患者本身存在输卵管发育异常，也有患者曾因宫外孕等因素接受过一侧或双侧输卵管手术。

输卵管远端阻塞可导致输卵管积水，这不仅阻碍精子与卵子相遇，而且积水还可能会流入宫腔，形成不利于胚胎着床的环境，从而降低生育力。

（四）子宫因素

子宫是孕育胎儿的温室，健康的子宫是胎儿茁壮成长的保障。

子宫先天发育畸形、较大的子宫肌瘤、子宫腺肌症、宫腔粘连等都会影响胚胎着床和胎儿生长,就像把大树种子种在土壤干结、空间有限的小花盆里。我们常说怀胎十月,随着胎儿的不断长大,子宫与宫颈所要承受的压力也不断增加。因此,宫颈病变、宫颈炎症或宫颈机能不全等也会导致胎儿流产、早产。

子宫肌瘤(uterine myoma)是最常见的女性生殖器良性肿瘤,常见于30～35岁妇女。子宫肌瘤根据其与子宫肌壁的关系可分为肌壁间肌瘤、浆膜下肌瘤和黏膜下肌瘤。如果肌瘤较大使得宫腔变形,可能会导致患者受孕困难,增加自然流产的风险。另外,它还与胎盘早剥、胎儿生长受限、早产等不良妊娠结局相关。

子宫内膜异位症(endometriosis,EM)指的是具有生长功能的子宫内膜组织出现在子宫体以外的其他部位。异位内膜可以侵犯全身各个部位(见图15-4),如膀胱、肾、输尿管、肺、胸膜等,但绝大多数位于盆腔内脏器和腹膜壁,以卵巢、宫骶韧带最为常见。生育期是子宫内膜异位症的高发时段,其中76%患者发病年龄集中在25～45岁,并且25%～35%的不孕患者与子宫内膜异位症相关。可能的致病机制包括盆腔粘连引起的女性生殖系统解剖结构变形,子宫内膜异位囊肿形成和手术切除导致的卵巢组织损伤,产生损害正常排卵、受精及着床过程的细胞因子等物质。

(五)环境因素和生活习惯

有研究发现,女性吸烟与生育力降低有关。并且与不吸烟者相比,吸烟者在通过辅助生殖技术助孕时,其体外受精周期中的受精率明显更低(见图15-5)。许多与吸烟相关的生育力低下可以在戒烟1年内逆转。

超重或体重过低的女性会有不同程度的生育力降低。有研究发现,青春期肥胖者的生育力低下概率是正常体重者的2倍以上,会导致卵巢排卵功能障碍。另有研究表明,即使是排卵规律的女性,

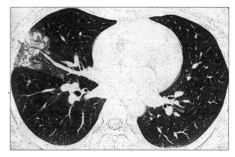

图15-4 子宫内膜异位症患者肺部CT发现异位子宫内膜组织

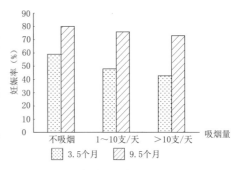

图15-5 吸烟与未吸烟女性在试孕3.5个月及9.5个月时的妊娠率

肥胖程度增加也可导致自然妊娠率下降。

工作或生活环境中的污染物和毒素暴露可对生育力造成不良影响，如干洗溶剂、重金属、杀虫剂、双酚A等。

二、男方因素

男性需要正常的生精过程、正常的精子转运以及正常的附性腺功能，才能使精子顺利进入女性生殖道，通过精卵结合而发育成胚胎。在这些环节中，一旦一个或多个环节发生问题，都可引起不育。

（一）先天性疾病

部分先天性疾病可导致性腺功能低下，影响男性精子生成过程，或因为先天生殖器缺陷或畸形导致无法正常性生活或精子无法有效转运至女方体内。常见的先天性疾病包括 Kallmann 综合征（Kallmann syndrome, KS）、特发性低促性腺激素性性腺功能低下症（idiopathic hypogonadotrophic sexual hypofunction, IHH）、先天性双侧输精管发育不全、先天性性腺发育不全、先天性输精管或精囊缺陷、生殖器畸形等。

Kallmann 综合征及特发性低促性腺激素性性腺功能低下症可表现为常染色体显性遗传、常染色体隐性遗传或X-连锁遗传，男女发病比率约为5:1。在男性患者中，多表现为性成熟障碍、睾丸功能低下，或存在骨骼畸形、唇腭裂及并指（趾）畸形。与特发性低促性腺激素性性腺功能低下症不同，Kallmann 综合征患者常伴有嗅觉障碍。目前认为该类疾病与下丘脑 GnRH 的生成或作用缺陷有关，往往在出生时就表现出异常，比如隐睾或阴茎偏小。通过频繁采集血液样本进行检测可以发现，该类患者完全缺乏内源性 GnRH 诱导的 LH 脉冲式分泌（见图15-6）。如果给予外源性 GnRH 脉冲式药物来模拟内源性 GnRH 分泌，可以观察到其血清 LH 反应可以复现。可见这类患者的促性腺激素细胞和性腺功能是正常的。

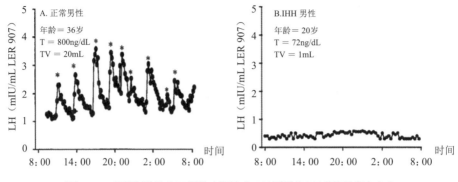

图 15-6　正常男性及 IHH 男性内源性 GnRH 诱导的 LH 分泌及睾丸大小

隐睾指的是睾丸未下降到阴囊，而滞留在下降路径中（如位于腹腔或腹股沟管内），是导致男性不育的常见病因（见图 15-7）。由于隐睾睾丸长期处于温度高于阴囊的腹部腹股沟部，影响睾丸的正常发育，并导致一系列病理变化，所以出现精液异常，如少或弱精子症、无精子症、精子发育停滞、畸形精子症等。如果患者只有一侧睾丸未降，则其精子计数比正常值低 25%～33%；如果两侧睾丸均未降，则精子计数通常严重低于正常值，血清睾酮水平也可能降低。

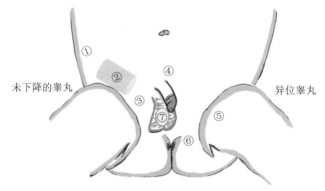

图 15-7　异位睾丸可能存在的位置。①腹部；②腹股沟管；③耻骨上（耻骨前）区域；
④耻骨上（阴茎）区域；⑤股骨区域；⑥会阴区域；⑦对侧阴囊

（二）肿　瘤

造成男性不育的肿瘤因素包括一些与低促性腺激素性性腺功能减退症相关的肿瘤，如催乳素腺瘤、非功能腺瘤等。催乳素腺瘤可造成极高的血清催乳素水平，导致高催乳素血症，可影响男性下丘脑 – 垂体 – 睾丸轴功能，其作用几乎涉及男性生殖的各个环节。

（三）感染性疾病

常见的影响男性生育能力的感染性疾病包括附睾炎、前列腺炎、腮腺炎并发睾丸炎、生殖器结核，及衣原体、支原体感染等。

前列腺炎是男性生殖系统非特异性感染中最常见的炎症，表现为尿路刺激症状、会阴部疼痛、射精痛、性功能障碍及血精等症状。有些患者可能没有任何症状，而是以不育为主诉就诊，通过精液检查可发现精液量减少、精子密度下降、活力减低、畸形精子增多。同时，因男性生殖系统感染，引起输精管道梗阻及炎症而破坏血睾屏障，产生抗精子抗体，也可引起不育。

睾丸炎是流行性腮腺炎最常见的并发症，由腮腺炎病毒侵犯成熟的生殖腺引起，故多发生于青春期后，发生率约为 15%～30%。其症状通常出现在腮腺炎发生后的 5～10 天，包括突发高热和严重的睾丸痛，并伴有阴囊红肿，60%～80% 的患者为单侧受累，可遗留不育症。

（四）创伤与治疗

部分创伤或手术可能会引起继发垂体功能异常、生殖器外伤，从而导致男性不育，例如输精管结扎术可阻断精子的转运。同时，在一些疾病的治疗过程中，许多药物可能会导致精子受损。如在癌症治疗过程中，大多数细胞毒化疗药物会干扰快速分裂的癌细胞中必要的细胞活动过程，但所有快速分裂细胞均易受化疗毒性作用的影响，这也包括参与精子发生的细胞。

（五）环境因素及生活习惯

在全球工业快速发展的同时，环境污染日益加剧，在一定程度上提高了生殖障碍疾病的发生风险。环境中的生殖毒性物质主要包括重金属、农药等有机化合物、高温、电离辐射等。

男性吸烟、酗酒、高糖高脂饮食等生活习惯也会影响精子数量及质量，长期吸烟者的精子密度、活力较低，畸形精子的比率增高。另有研究发现，母亲在妊娠期间吸烟，其男性子代发生少精子症的风险增加。长期有蒸桑拿或使用浴缸习惯的男性不育症发病率更高。相关研究表明，睾丸温度的小幅升高会通过细胞凋亡加速生殖细胞的减少。

此外，工作时久坐、长期从事高温环境工作（如焊接），穿紧身内裤、皮裤等也增加了对睾丸的热量，可能会影响男性生育。

（六）性功能障碍

部分男性虽然能产生数量、质量均达标的精子，但可能存在器质性或心理性原因引起的勃起功能障碍或性唤起障碍，导致性交频率不足。脊髓疾病或创伤、交感神经切除术或糖尿病等都能干扰正常射精功能，常见的包括阳痿、早泄、不射精等。

（七）其　他

如免疫因素。免疫是人体的一种生理防御功能，机体通过免疫系统，可以抵御外来致病因子的侵袭，清除体内衰老死亡的细胞以及识别清除突变的细胞。但如果机体将精子作为防御对象，就容易产生抗精子抗体，而导致不育。

三、不明原因性不孕

有时候，夫妇双方在进行生育力相关的所有检查后依旧无法确定具体的病因，这种情况占不孕症人群的 10%～20%。不明原因性不孕是生育力低下的一种状态，男女双方因素均不能排除，可能是免疫因素导致的，也可能是隐性输卵管因素、潜在的卵母细胞异常、受精障碍、胚胎发育阻滞、胚胎着床失败和遗传缺陷等导致的。但因为目前临床缺乏针对性的检测手段，所以暂时难以确定明确病因。随着医学的发展，相信许多不明原因性不孕会被逐渐揭开神秘面纱。

关于不孕症的病因的 MOOC 课程可扫二维码 15-1 进入学习。

二维码 15-1

第三节　不孕症的诊断

虽然不孕症的定义是女性在未避孕状态下，有规律性生活至少 12 个月而未孕，但在诊断不孕症时，仅仅通过患者自述的不孕年限来判断是远远不够的，医生还需要了解更多信息。

前面大家已经了解到夫妇不孕不育的原因需要同时考虑男女双方因素，因此需要建议夫妇双方同时就诊明确病因。

需要注意的是，在不孕症的就诊和检查过程中，部分夫妇会感到不安、羞涩，有些患者甚至会有比较明显的焦虑情绪。因此，在诊断过程中不能忽视对夫妇双方情绪的关注。

一、女方检查

（一）病史采集

采集病史的首要一步是询问夫妇双方不孕症的持续时间和年龄，需要注意的是这个持续时间指的是夫妇未避孕有规律性生活的时间，部分患者可能由于工作原因，时常不在一起居住，没有规律性生活，或是性生活时常采用相应的避孕手段的，均不记入不孕年限里。因此，在询问时要包括性生活频率、有无避孕和避孕方式等信息。

月经史对于不孕症的诊断是十分关键的，有助于确定女性的排卵状态。要了解女方初潮年龄、周期是否规律、经量与经期长短等信息，以帮助判断是否存在排卵障碍导致的女性不孕。

同时，要了解女方的婚育史，包括是否已婚、结婚时间，及是否有怀孕、流产或分娩史。如女方曾有怀孕史，需要进一步了解是否是与现任丈夫怀的，如果不是，则此次不孕有可能是男方因素导致的。如患者有反复流产史，需要认真记录流产的孕周和具体方式，更要留意是否存在胎儿发育异常及流产胎儿是否进行过相关遗传因素检查等。

此外，还要系统回顾女方既往病史及治疗过程，尤其关注生殖系统相关疾病，如前期已到其他医生处就诊，要详细记录其就诊经过，包括采用何种方式治疗、治疗结局如何等。

家族史也是不可忽视的部分，如家族中有不孕不育、出生缺陷、遗传病病史的成员，则有可能是由遗传因素导致的不孕症，要重点关注家系成员情况，必要时需要请家系其他成员到医院进行相应检查。

应当采集的内容还包括女方是否有吸烟、酗酒、吸毒等不良生活史，以及女方的工作环境、生活环境是否有导致不孕的不良暴露因素等。

（二）体格检查

体格检查可以帮助评估不孕症潜在病因的相关体征。

对患者进行身高、体重测量，计算身体质量指数（BMI），可评估患者是否存在超重或体重过低的情况。除 BMI 之外，现在更加关注另一项指标，即腰臀比。

妇科检查可确定是否有子宫及附件结构异常、子宫是否有异常增大、是否有子宫及附件压痛、是否有异常分泌物等，可辅助提示或排除子宫肌瘤、子宫内膜异位症等疾病。

此外，通过体格检查可以辅助诊断一些具有特殊体征的疾病。如第二性征发育不完全是低促性腺激素性性腺功能减退症的一个体征。月经缺失女性的身材矮壮且呈方形胸，提示 Turner 综合征。甲状腺功能异常、溢乳或出现多毛（见图 15-8）、痤疮、女性男性化等特征均提示存在内分泌疾病，如甲状腺功能亢进或减退、高催乳素血症、多囊卵巢综合征（polycystic ovary syndrome，PCOS）和肾上腺疾病等。

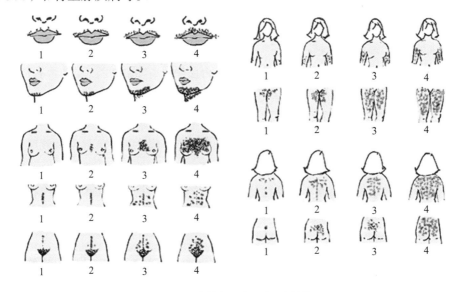

图 15-8 女性多毛症严重程度分级

（三）辅助检查

辅助检查包括激素检测、超声检查、子宫输卵管造影等。

1. 激素检测

月经周期 1～3 日测定雌二醇（estrogen，E_2）、孕酮（progesterone，P）、卵泡刺激素（follicle stimulating hormone，FSH）、黄体生成素（luteinizing hormone，LH）、睾酮（testosterone，T）、催乳素（prolactin，PRL）等，可以判断女方的基础内分泌水平。排卵期测定 LH 可以大致推测排卵时间，也可通过黄体期孕酮测定来协助判断有无排卵。

2. 超声检查

通过经阴道超声检查可以了解子宫位置、子宫内膜厚度和形态分型，同时可以观测卵巢大小、位置、有无卵泡及卵泡大小（见图15-9）、有无异常结节或囊块等，以此评估卵巢储备。但对还没有成功性生活的女性，不可采用经阴道超声检查，可用腹部B超替代。

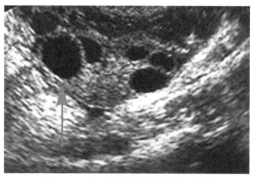

图15-9　超声检查显示的卵巢及卵泡

3. 子宫输卵管造影

可以在月经干净后3～7日，在排除禁忌证的前提下，进行子宫输卵管造影（hysterosalpingogram，HSG）检查，以评估输卵管通畅度并了解是否存在宫腔病变（见图15-10），可识别输卵管梗阻、扩张，以及宫腔粘连、宫腔内病变和纵隔。但HSG对输卵管周围组织粘连或子宫内膜异位症的检查没有作用。

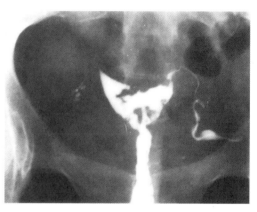

图15-10　子宫输卵管造影显示子宫内膜息肉引起的多个充盈缺损

4. 其他辅助检查

其他辅助检查包括常规生化检查、染色体检查、白带常规等。对于早发性卵巢功能不全或有卵巢功能不全家族史的女性，建议进行染色体核型及脆性X染色体分析。此外，对于出现反复流产的夫妻，也应分析夫妻双方的染色体核型。如果超声检查、子宫输卵管造影检查提示存在相关异常，也可进一步行宫腔镜或腹腔镜检查。

二、男方检查

（一）病史采集

对不育男性进行评估时，也需要详细询问病史，重点关注不育的潜在病因。病史采集应包括既往婚育史，除与妻子的婚育史之外，还应了解是否与其他女性曾有过婚育史，以辅助判断是否可能由男性因素导致不孕不育。

要了解男方性发育史、有无性交或射精障碍，就诊前是否进行过不育相关检查，是否接受过治疗以及具体治疗的经过。性功能障碍患者往往对病史的陈述有一定顾忌，因此在采集病史时更应注意场合与方式。

与女方病史采集相同，对男方也应了解家族中是否有类似不育患者，以排除家族遗传病导致的生育力低下，还要系统回顾其他疾病史和治疗史，例如高血压、糖尿病、泌尿生殖系统外伤史等，应询问是否进行过输精管结扎术或其他泌尿生殖系统手术。

同时要了解是否有高温环境暴露、吸烟、酗酒、吸毒等，这些个人史均可能对精子质量产生一定影响。

（二）体格检查

除一般的身高、体重、血压检查之外，还要关注男性是否有雄激素缺乏、生殖系统发育障碍的相关体征。在对生殖系统进行检查时，应仔细、全面地检查患者的外阴、阴囊、睾丸、附睾、精索、前列腺等。

例如，检查阴茎和睾丸可发现是否有睾丸偏小及其他青春期发育不完全的表现，可帮助判断有无性发育不全；检查阴囊可发现是否存在隐睾、附睾增厚、大精索静脉曲张，可发现有无影响精子成熟和运输的疾病等；检查乳房可发现是否有乳房异常发育。

（三）精液检查

通过精液检查可以判断男方是否有少、弱、畸精子症，或无精子症、精子发育障碍等情况，这对不育原因的判断十分关键。因此，精液检查是就诊过程中的首要检查项目。

精液检查应在禁欲 48 小时后至 7 天内，在医院相关诊室通过手淫收集样本，如果部分患者在医院诊室无法成功采集，也可在家收集样本后于 1 小时内送至医院实验室。目前，对精液的分析多采用 WHO 发布的《人类精液检查与处理实验室手册》中描述的方法。

（四）其他辅助检查

其他辅助检查包括内分泌检查、染色体检查、常规生化检查等。

男性的内分泌检查可帮助判断是否存在下丘脑－垂体－睾丸神经内分泌轴异常，有助于判断引起不育的原因。常测定的指标包括 FSH、LH、T、PRL 等。

如 T 降低、LH 和 FSH 升高，可提示原发性性腺功能减退，可见于 Klinefelter 综合征、严重精索静脉曲张等；如 PRL 升高，常提示高催乳素血症，有垂体腺瘤或微腺瘤的可能。WHO 2010 精液检查标准见表 15-1。

表 15-1　精液检查标准（WHO 2010，第 5 版）

检查内容	推荐的参数
精液体积	1.5～6.8mL
pH	7.2～8.0
精子密度	（15～213）$\times 10^6$/mL
精子总数	（39～802）$\times 10^6$/每次射精
活力	PR ≥ 32%
正常精子	≥ 4%

第四节　不孕症的治疗和预防

在完善相关检查后，需要根据导致不孕症的具体病因给予相对应的治疗。同时要充分考虑患者的生理年龄，因为女性生育力与年龄密切相关。据估计，约 70%～80% 的不孕症患者可通过生活方式指导、药物治疗等干预措施获得妊娠，另有约 20% 的不孕夫妇需要借助人类辅助生殖技术进行治疗。

一、生活方式指导

在治疗过程中，首先要指导患者养成良好的生活习惯，避免一些对生育不利的因素，在一定程度上提升患者的生育能力。

对于肥胖或消瘦的患者，可以通过健康饮食、适度运动来调整体重。夫妇双方要纠正一些不良的生活嗜好，如吸烟、酗酒、吸毒等，男方还要避免蒸桑拿、长期穿紧身裤等习惯。不要使用生棉籽油或其他影响生育力的药物，要尽量避免接触放射线、微波、红外线等。

有些夫妇由于长期受不孕症的困扰，精神过度紧张或焦虑，所以需要指导他们保持良好的心态。同时，性生活频率过低的夫妇应适当增加同房次数，尤其在排卵日前后。

二、治疗器质性病变

通过检查发现有明显器质性病变的患者,应先通过药物或手术方式进行有针对性的纠正或治疗。

(一)输卵管病变

对于子宫输卵管造影显示有输卵管梗阻的患者,可以施行输卵管疏通术,恢复输卵管通畅性。对于有输卵管周围粘连、远端梗阻和轻度积水的患者,也可施行腹腔镜下输卵管造口术、周围粘连松解术和输卵管吻合术等以治疗。

如果输卵管病变较严重,如伴有明显阴道排液的输卵管积水,可以进行输卵管切除或结扎,阻断对宫腔环境的影响,后续可通过辅助生殖技术助孕。

(二)子宫病变

如对有子宫内膜炎的患者,应给予抗炎药物治疗。对于有子宫黏膜下肌瘤、较大的肌壁间肌瘤、子宫内膜息肉、宫腔粘连和纵隔子宫等的患者,若宫腔形态显著受影响,则建议手术治疗。

对于子宫内膜异位症患者,轻症可期待治疗;也可通过腹腔镜进行诊断和治疗,清除病灶,分离粘连,解除或缓解盆腔疼痛。但对于复发性内异症或卵巢功能明显减退的患者,应慎重手术。术后可辅以激素治疗后尝试自然受孕,如仍未妊娠,则需积极行辅助生殖技术助孕。

(三)卵巢病变

对于性质不明的卵巢肿块,应先明确诊断,必要时行手术探查,根据病理结果决定手术方式。对非赘生性卵巢囊肿或良性卵巢肿瘤,有手术指征者,可考虑手术予以剥除或切除。

(四)生殖器结核

应先行规范的抗结核治疗,在药物作用期及药物敏感期需避孕。对于盆腔结核导致的子宫和输卵管后遗症,可在评估子宫内膜情况后决定是否行辅助生殖技术助孕。

三、诱导排卵

对于部分排卵障碍的患者,可以通过药物模拟排卵过程中激素的周期变化,以实现诱导排卵。对于无排卵性不孕症女性,通过诱导排卵治疗可提高其妊娠率(见图 15-11)。

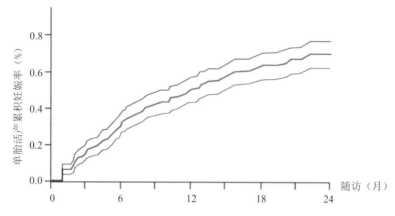

图 15-11 诱导排卵治疗的无排卵性不孕症女性的单胎活产累积妊娠率变化

促排卵治疗的常用药物包括氯米芬（clomiphene）、来曲唑（letrozole）、促性腺激素（gonadotropin，Gn）等。

（一）氯米芬

氯米芬可竞争性结合垂体雌激素受体，模拟低雌激素状态，负反馈调节内源性促性腺激素的分泌，进而促进卵泡生长。其适用于下丘脑-垂体-卵巢轴反馈机制健全且体内有一定雌激素水平者。

（二）来曲唑

来曲唑属于芳香化酶抑制剂，可抑制雄激素向雌激素的转化，减低雌激素水平，负反馈作用于垂体分泌促性腺激素，刺激卵泡发育。

（三）人绝经后尿促性腺激素

20世纪40年代后期，科学家们从绝经后妇女尿液中提取了一种促性腺激素，命名为人绝经后尿促性腺激素（human menopausal gonadotropin，hMG），含有FSH和LH，可用于正常或者低促性腺激素妇女。用药期间必须辅以超声监测卵泡发育，可同时测定血清雌激素水平，待卵泡发育成熟给予hCG促进排卵和黄体形成。

（四）人绒毛膜促性腺激素

人绒毛膜促性腺激素（human choionic gonadotophin，hCG）的α亚单位结构与LH极相似，因此常用于卵泡成熟后模拟内源性LH峰，也可用于黄体支持。其作用持久，用药后产生的效能比生理性的LH峰更高。

四、不明原因性不孕的治疗

面对原因不明的不孕不育夫妇,首先应决定是否进行处理,及处理的时间和方法。同时需要充分考虑患者对治疗的意愿、患者的年龄、对治疗的认识以及经济条件等。

对于年轻、卵巢功能良好的女性,可期待治疗,但一般试孕时间不超过 1 年。而对于年龄超过 35 岁、卵巢储备功能开始减退的患者,可建议考虑辅助生殖技术助孕。

五、辅助生殖技术

辅助生殖技术(assisted reproductive technology,ART)是指在体外对配子、胚胎或者基因物质采用显微操作而获得新生命的技术。辅助生殖技术不仅可以帮助不孕不育夫妇受孕,还可以预防部分遗传性疾病的发生。

辅助生殖技术并不等同于大家常说的试管婴儿,它包括人工授精、体外受精 – 胚胎移植及其衍生技术。

(一)人工授精

人工授精(artificial insemination,AI)指的是将精子通过非性交方式直接或经处理后注入女性生殖道内,使精卵自然结合达到妊娠生育的一种辅助生殖技术。

人工授精按照精液来源分为丈夫精液人工授精(artificial insemination with husband sperm,AIH)和供精者精液人工授精(artificial insemination by donor,AID)。按照国家法规规定,供精的精液仅能从持有卫生部批准证书的人类精子库获得,且每一位供精者的冷冻精液最多只能使 5 名妇女受孕。

人工授精要求女方具备正常发育的卵泡,生殖道结构健全且至少有一条通畅的输卵管。人工授精主要适用于以下几种情况。①男方精液正常,但性交困难或精液不能射入阴道;②精子在女性生殖道中运行障碍,如女方有子宫颈管狭窄、粘连、子宫颈黏液少而黏稠等;③免疫性不孕,如夫妇一方或双方抗精子抗体阳性;④不明原因性不孕;⑤男方有不能治愈的少、弱、畸形精子症,男方携带不良遗传基因,夫妇间特殊血型不相容等情况可考虑用供精。

根据授精部位不同,可以将人工授精分为宫腔内人工授精、子宫颈管内人工授精、阴道内人工授精、输卵管内人工授精及直接经腹腔内人工授精等。目前，以宫腔内人工授精和子宫颈管内人工授精最为常用。宫腔内人工授精常用导管见图15-12。

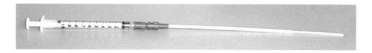

图 15-12 宫腔内人工授精常用导管

（二）体外受精－胚胎移植

体外受精－胚胎移植技术（*in vitro* fertilization and embryo transfer，IVF-ET）指从女性卵巢内取出卵子，在体外与精子发生受精并培养3～5日，再将胚胎移植到宫腔内，使其在子宫着床发育成胎儿，也就是大家熟知的"试管婴儿"。世界上第一例试管婴儿诞生于1978年，而我国第一例试管婴儿诞生于1988年。

IVF-ET适用于输卵管性不孕症、原因不明的不孕症、子宫内膜异位症、排卵异常及子宫颈因素导致的不孕症患者以及男性因素不育症，在通过其他常规治疗无法妊娠时，可考虑IVF-ET助孕。

IVF-ET需要先对女性进行控制性超促排卵以获得一定数量的高质量卵子，同时由丈夫提供精液或使用供精，在模拟输卵管环境的培养液中受精，经体外培养形成胚胎再移植到子宫腔内，同时给予黄体支持。胚胎移植2周后需要到医院抽血检测hCG水平来确定是否妊娠，移植后30～35天要B超监测以确认是否宫内临床妊娠。

IVF-ET有其不良并发症，如卵巢过度刺激综合征，即因诱导排卵药物过度刺激卵巢，导致多个卵泡发育、雌激素水平过高，从而引起全身血管通透性增加，导致腹腔、胸腔积液，电解质紊乱等，严重者可引起死亡。另外，为保证一定的妊娠率，往往一次会移植1～3个胚胎，导致多胎妊娠的概率增大，发生母婴并发症、流产和早产的风险增加。

（三）卵胞浆内单精子注射

卵胞浆内单精子注射（intracytoplasmic sperm injection，ICSI）是基于IVF-ET的衍生技术，不同于IVF-ET将精液和卵子在体外混合使其自行完成受精过程，ICSI则是直接将挑选的精子注射到卵细胞胞浆内，帮助其完成受精过程，也是大家常说的"第二代试管婴儿"。

ICSI 主要适用于男性严重少、弱、畸形精子症，体外受精失败，精子顶体异常以及需要行胚胎植入前遗传学检测的夫妇。

（四）胚胎植入前遗传学检测

胚胎植入前遗传学检测（preimplantation genetic testing，PGT）也是基于 IVF-ET 的衍生技术，当 ICSI 后的胚胎在体外培养到第 3 日或第 5 日时，从胚胎中取 1～2 个卵裂球或部分滋养细胞，进行细胞和分子遗传学检测，检出带有致病基因和（或）异常核型的胚胎，将正常基因和核型的胚胎移植到子宫腔内，可避免一些家族遗传疾病。PGT 也被人们称为"第三代试管婴儿"。

PGT 主要适用于单基因相关遗传病、染色体病、性连锁遗传病及可能生育异常患儿的高风险人群。它将以往的产前诊断提前到了胚胎期，更早一步阻断缺陷儿的出生。

近年来，辅助生殖技术的应用逐渐广泛，每年有大量经辅助生殖技术助孕而出生的子代。但也有相关研究认为，辅助生殖技术助孕的子代发生心血管疾病、代谢性疾病、自闭症等疾病的风险高于自然妊娠子代。因此，辅助生殖技术的应用需要严格管理，其相关伦理、道德和法规问题也是人们十分关心的问题。

●●●●●● 练习题 ●●●●●●

一、填空题

1. 不孕症指的是女性在未避孕状态下，性生活规律至少_____个月而未孕，对男性则称为_____。
2. 常见的女性不孕症辅助检查包括_____、_____、子宫输卵管造影等。
3. 根据授精部位不同，人工授精可分为_____、子宫颈管内人工授精、_____、输卵管内人工授精及直接经腹腔内人工授精。
4. 控制胚胎移植的数量是为了减小_____的发生概率。

二、选择题

1. 女性，30岁，原发不孕3年，月经（5～6）日/（20～50）日，量中等，无痛经。妇科检查未发现特殊体征。进一步检查首选（　　）
   A. 输卵管通液　　　　　　　B. 性交后试验
   C. 腹腔镜　　　　　　　　　D. 基础内分泌测定和排卵监测

2. 以下关于不孕症治疗的说法中，错误的是（　　）
   A. 部分不孕症患者可通过生活方式指导获得妊娠
   B. 在治疗不孕症时需要充分考虑患者的年龄
   C. 如女方的两侧输卵管已结扎，可通过人工授精助孕治疗
   D. 每位供精者的冷冻精液最多只能使5名妇女受孕

3. 在女性不孕因素中，最常见的病因是（　　）
   A. 输卵管因素　　　　　　　B. 子宫内膜异位症
   C. 子宫颈糜烂　　　　　　　D. 子宫肌瘤

4. 以下关于不孕症检查的说法中，错误的是（　　）
   A. 需检查女方生殖器官发育　B. 男方一般不用检查
   C. 需检查女方内分泌水平　　D. 对女方进行子宫及附件的B超检查

5. 以下哪些生活习惯会影响生育力（　　）
   A. 过度节食　　　　　　　　B. 高盐高脂饮食
   C. 吸烟　　　　　　　　　　D. 酗酒
   E. 以上都是

三、简答题

1. 简述导致不孕症的女方因素。
2. 常见的诱导排卵药物有哪些？并简述各药物的作用原理。
3. 简述不同辅助生殖技术的适应证。

参考文献

[1] 谢幸，孔北华，段涛．妇产科学[M]．9版．北京：人民卫生出版社，2018．

[2] 黄荷凤．实用人类辅助生殖技术[M]．北京：人民卫生出版社，2018．

[3] 中华医学会．临床技术操作规范：辅助生殖技术和精子库分册[M]．北京：人民军医出版社，2010．

[4] Wang XB, Chen CZ, Wang LH, et al. Conception, early pregnancy loss, and time to clinical pregnancy: a population-based prospective study[J]. Fertil Steril, 2003, 79(3): 577-584.

[5] American College of Obstetricians and Gynecologists Committee on Gynecologic Practice and Practice Committee.Female age-related fertility decline.Committee Opinion No.589[J]. Fertil Steril, 2014, 101(3): 633-634.

[6] Richardson SJ, Senikas V, Nelson JF. Follicular depletion during the menopausal transition: evidence for accelerated loss and ultimate exhaustion[J]. J Clin Endocrinol Metab, 1987, 65(6): 1231-1237.

[7] Augood C, Duckitt K, Templeton AA. Smoking and female infertility: a systematic review and meta-analysis[J]. Hum Reprod, 1998, 13(6): 1532-1539.

[8] Hviid A, Rubin S, Mühlemann K. Mumps. Lancet, 2008, 371(9616): 932-944.

[9] Orliková H, Malý M, Lexová P, et al. Protective effect of vaccination against mumps complications, Czech Republic, 2007—2012[J]. BMC Public Health, 2016, 16: 293.

[10] Jensen TK, Jørgensen N, Punab M, et al. Association of in utero exposure to maternal smoking with reduced semen quality and testis size in adulthood: a cross-sectional study of 1,770 young men from the general population in five European countries[J]. Am J Epidemiol, 2004, 159(1): 49-58.

[11] Swart P, Mol BW, van der Veen F, et al. The accuracy of hysterosalpingography in the diagnosis of tubal pathology: a meta-analysis[J]. Fertil Steril, 1995, 64(3): 486-491.

[12] Anawalt BD. Approach to male infertility and induction of spermatogenesis[J]. J Clin Endocrinol Metab, 2013, 98(9): 3532-3542.

第十六章

生殖障碍疾病诊治案例

案例一

生不出孩子是谁的问题?

第一部分

小王和小红结婚 3 年了,两人平时没有刻意避孕,但也一直没有怀上孩子。今年他们开始计划要个孩子,但备孕 3 个月了也不见动静,两个人都有些泄气。在婆婆的建议下,小红到医院做了检查,发现双侧输卵管峡部堵塞。医院给小红做了输卵管再通后,多次复查显示输卵管未出现堵塞。大家想着终于解决掉怀孕路上的"绊脚石"了,一家人抓紧催他们生孩子。可是过了半年多,小红还是没有怀上。于是,婆婆陪着夫妻俩再次到医院就诊,质问医生:"不是说输卵管没问题了嘛?怎么还是没有怀上?"

讨 论

1. 通过小王和小红的故事,你认为他们还是不能怀上孩子可能是什么原因导致的?
2. 为帮助诊断,应该进一步了解哪些信息?

参考答案

1. 虽然小王和小红是从今年开始计划生孩子的,但结婚 3 年来他们一直有性生活未避孕,因此不孕年限不止 1 年。根据案例内容,可以了解到小红之前因"输卵管峡部堵塞"行输卵管再通，并且多次复查输卵管无殊。治疗后半年多依旧未怀孕可能是除输卵管堵塞以外的女方因素导致的，如卵巢功能不全、排卵障碍等，也可能是由男方因素导致的。

2. 接下来在完善女方相关检查的同时，需要男方完成不育症相关评估检查。

第二部分

医生为小红做了激素检测、超声检查，复查输卵管情况，结果并没有发现明显的异常。经过进一步沟通，小红告诉医生，丈夫没有什么大病史，但平时经常和朋友在外面吃吃喝喝，经常在醉酒后被人送回家。不应酬时，自己在家也会每餐喝两口白酒。

于是，医生建议小红让丈夫到男科去检查一下。小红回家和家里人商量后，婆婆十分生气，认为不可能是自己儿子的问题，没必要检查，一定是医院没有查出小红不孕的原因。

讨 论

如果你是医生，你会如何与小红及其丈夫沟通？

参考答案

患者有权拒绝医生提出的检查或治疗措施。但作为一名医生，在患者抵触相关检查时，应当要有耐心地向患者解释做各项检查的具体原因，让患者理解检查的必要性以及拒绝检查的可能后果。对于小红夫妇的情况，医生应告诉小王可能导致不孕症的因素不仅只有女方因素，也可能是男方因素，如男方精液质量、逆行射精等性功能障碍也可导致不孕。目前已经完善了针对小红的不孕症检查，未发现可导致不孕结局的相关因素。为确定病因，需要进一步排除男方因素，因此需要丈夫前往男科完成不育症的相关检查。如果男方拒绝检查，可能无法准确确定病因，进而无法给出合适的治疗建议。

⏰ 第三部分

经过一番艰难的沟通,终于说服小王去男科做检查。通过初步检查,小王身高172厘米,体重78千克,体格检查示一般情况好,外生殖器形态无异常。精液检查示精液体积3毫升,呈灰白色、黏稠度适中,pH值7.1,精子总数为10×10^6,正常形态精子占1%,PR(前向运动精子)10%,NP(非前向活动精子)21.5%。

讨 论

根据小王的检查结果,你认为应该建议他们夫妇采用何种治疗方式?

参考答案

虽然小红的一切检查没有发现明显异常,但是其丈夫的精液质量十分不好,精子总数少,正常形态精子仅占1%,PR精子比例低,因此采用人工授精方式助孕成功的可能性小。可以建议夫妻双方行体外受精-胚胎移植方式助孕,由于丈夫精子质量不佳,建议可考虑卵细胞胞浆内单精子注射法助孕,有效提高精卵受精率。

案例二

高龄妈妈的苦恼

⏰ 第一部分

晓琴今年41岁。19年前,她与丈夫结婚,足月顺产一个男孩。生完孩子后,晓琴就放了避孕环进行避孕。去年,儿子到外地去读大学后,晓琴和丈夫觉得家里很冷清,想到现在已经放开三孩了,晓琴有了再生个孩子的念头。在征求儿子意见后,她和丈夫决定试一试。但考虑到自己已经41岁,不知道还能不能怀上孩子。晓琴和丈夫商量后,决定到妇产科医院就诊,希望通过辅助生殖技术助孕。

讨 论

1. 通过晓琴的故事，我们可以获得哪些临床信息？
2. 接下去我们还需要问些什么？

参考答案

1. 通过上述故事，我们已经获知晓琴是 41 岁高龄备孕妇女，曾足月产一儿子，后一直用避孕环进行避孕，目前有生育二孩的意愿，且希望通过辅助生殖技术助孕。

2. 为了进一步判断晓琴夫妇是否有必要通过辅助生殖技术助孕，需要先完善他们的病史信息，包括晓琴的生育史，两人是否有规律性生活，是否采取避孕措施及采取何种避孕方式，是否有不孕症病史及治疗史，是否有其他系统疾病。对于高龄备孕妇女，尤其要着重问她的月经史，辅助判断是否存在明显的卵巢功能衰退。

第二部分

晓琴告诉医生，当年生完儿子后她就放了避孕环，半年前刚把避孕环取出来。半年来，她和丈夫有性生活，但并不规律。除当时足月产下儿子之外，她没有其他妊娠史，也没有流产史。晓琴 14 岁初潮，月经一直比较规律，周期为 30 天，月经一般持续 6 天左右，量正常，也没有痛经。但近 2 年，晓琴的月经延长到 40 天左右，量较之前少了一些。晓琴没有其他方面的疾病，也从来没有因为不孕症接受过任何检查或治疗。

晓琴的丈夫身体一直很健康，平时爱抽烟，但很少喝酒。丈夫之前没有接受过生殖方面的相关检查。

讨 论

1. 根据晓琴进一步补充的病史信息，我们可以获得哪些临床信息？
2. 你认为接下去要对他们安排哪些医学检查？

参考答案

1. 通过上述补充信息，我们了解到晓琴半年前已取出避孕环，但半年来没有规律性生活。她一共怀过生过一个小孩，没有流产史。既往月经规律，但近2年开始经期延长、经量变少，出现了卵巢功能减退的迹象。晓琴和她丈夫都没有进行过任何不孕症相关的检查与治疗。

2. 根据晓琴的描述，当前夫妻双方可有正常性生活。为了判断是否需要通过辅助生殖技术来为晓琴夫妇助孕，我们需要评估夫妻双方当前的生育力。因此，晓琴至少需完善性激素六项检测、AMH检测、超声检查，其丈夫至少需完成精液质量分析，其余检查可根据后续治疗方案的选择进一步补充。

第三部分

体格检查：晓琴目前身高为160厘米，体重为50千克。妇科检查显示：外阴发育正常，阴道通畅，黏膜无充血，分泌物不多，无味；子宫颈轻度糜烂样改变；子宫前位，正常大小，质地中等，活动，无压痛；两侧附件无异常发现。

月经第2天行激素检测，提示FSH值有明显升高，AMH值下降。通过经阴道B超检查，子宫及双侧附件无殊，两侧卵巢窦卵泡数量偏少。

其丈夫至男科检查，外生殖器发育正常，无精索静脉曲张。精液检查：精液量2毫升，密度21×10^6/毫升，正常形态占15%，PR精子45%，NP精子26%。提示精液质量正常。

讨论

根据目前完善的临床检查结果，你认为该如何制定下一步治疗方案？

参考答案

根据上述检查结果，我们了解到晓琴本身卵巢储备功能下降，妇科检查无明显异常，其丈夫精液质量正常。如果通过适当的药物支持，每月固定监测排卵，指导夫妻自行同房，或采用人工授精方式也有受孕的可能，可以免去做"试管婴儿"可能要经历的繁杂过程。但考虑到晓琴已经41岁，目前已存在明显的卵巢储备功能下降，近半年来未避孕未孕；随着时间的推移，其生育力会进一步减退，且她生育二孩意愿强烈。如果尝试自行同房不成功，对她而言会损耗时间，因此可以建议夫妻双方选择体外受精–胚胎移植方案助孕。

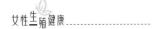

案例三

生男生女一样好

⏰ 第一部分

小吴和小高夫妇两人7年前结婚后生了一个儿子。孩子一直很健康,但最近一次小学入学体检时,发现儿子低密度脂蛋白和胆固醇升高,复查后还是明显升高。小吴想到自己大学开始每次体检也显示血浆低密度脂蛋白和胆固醇明显升高,但他没有太在意。因为儿子的情况,他特地上网查了一下,听说了一种叫家族性高胆固醇血症的遗传病。刚好夫妻两人近期打算生二孩,小吴担心怀上的小孩万一也遗传怎么办。心乱如麻的夫妻两人抓紧到医院找医生咨询。

讨 论

根据上述内容,你认为还需要了解哪些信息来确定小吴和儿子的情况是否是由遗传病导致的?

参考答案

虽然小吴和儿子都有明显的血浆低密度脂蛋白和胆固醇升高症状,但是并不能简单判断就是遗传病。一方面,需要通过小吴进一步了解家族其他人是否有相关的疾病史;另一方面,需要采集亲属的血样进行基因检测。

⏰ 第二部分

医生询问小吴亲戚里是否有类似情况的人,小吴说自己也不太清楚,但他的父亲和他姑姑都被确诊为冠心病,奶奶很早就过世了,具体病因不清楚,听长辈们说是因为心脏病。医生建议采集小吴及其家人的血样进行基因检测,进一步确定是否为遗传性疾病。

通过对家庭多位成员的基因检测,医生发现他们所患的是由 *LDLR* 基因杂合致病性变异引起的杂合型家族性高胆固醇血症。这是一种常染色体显性遗传疾病,主要表现为血浆中低密度脂蛋白和胆固醇水平明显升高，使得其患冠状动脉疾病的风险显著增加。

讨 论

根据小吴的情况，你认为是否可通过辅助生殖技术帮助其避免疾病的遗传？

参考答案

通过资料我们可以知道小吴的家庭存在可遗传的杂合型家族性高胆固醇血症，在生育二孩时有很大概率生出带有致病变异的子代。可以考虑通过胚胎植入前遗传学检测（PGT）帮助他们分娩健康的子代。在移植前从胚胎中取 1～2 个卵裂球或部分滋养细胞，进行细胞和分子遗传学检测，检出带有致病基因和异常核型的胚胎不移植，将正常基因和核型的胚胎移植到子宫腔内，从而出生不带致病基因的宝宝。它可将以往的产前诊断提前到胚胎期，更早一步阻断缺陷儿的出生。

第三部分

医生向小吴介绍了辅助生殖技术中的胚胎植入前遗传学检测（PGT），可以在胚胎植入前评估胚胎是否带有致病基因，筛选正常的胚胎进行移植，可有效阻断遗传病的传递。小吴夫妇听后感觉找到了希望，听医生说胚胎移植前可以进行基因检测，小吴突然想到是不是可以通过基因检测提前知道胚胎的性别。于是小吴告诉医生，希望胚胎检测后把质量好的男性胚胎移进去，女性胚胎就不要了，如果没有合格的男性胚胎，那就再试一个治疗周期。

讨 论

如果你是医生，你是否会同意小吴的要求？

参考答案

PGT 技术可以帮助部分夫妇避免将能致病或致残的遗传变异传给下一代，但是也存在技术被滥用的风险。例如有些人希望通过 PGT 技术选择特定性别，也有人希望能进行身高、智力等体征选择。例如有家庭就要求清除导致亚洲人无法代谢酒精的基因突变，因为这一突变会影响酒桌上的社交能力。

但是辅助生殖技术有其伦理原则，该技术不得滥用。例如不得对不符合国家人口和计划生育法规和条例规定的夫妇和单身妇女实施人类辅助生殖技术；不得实施非医学需要的性别选择；不得实施代孕技术等。因此，医生应当拒绝小吴的要求，并向其解释说明相关伦理问题。

附录

各章练习题参考答案

第一章 案例和练习题参考答案

第一节 案例分析

1. 新闻中的母亲指数让你对现全球的女性生殖健康现状有什么认识?

开放答案,略。

2. 如果要你就女性生殖健康拟定一个"女性生殖健康指数",你会纳入哪些方面?

开放答案,从生殖系统、生殖过程与生殖功能三个方面纳入。

3. 针对新闻中提出的低指数地区母亲生存现状,你认为在医疗保健方面医生可以做些什么?

开放答案,从青春期保健、婚前保健、孕前期保健、产时保健、产褥期保健、哺乳期保健、围绝经期保健和老年期保健角度阐述,首要任务为普查。

练习题

一、单项选择题

1—5. DDBAE

二、判断题

1. 正确。答案解析:女性青春期保健包括养成良好的生活习惯、加强体育锻炼、卫生指导、性教育、定期体格检查等。

2. 错误。答案解析:生殖健康的意义如下。①人们能够过上令人满意和安全的性生活；②拥有生育能力；③并有决定是否、何时和如何生育的自由（附：最后一项意味着男/女性有权了解并选择安全、有效、可承担、可接受的计划生育方法及合法节育方法，并获得合理健康保健服务）。

3. 正确。答案解析：无。

4. 错误。答案解析：痛经的分类：原发性——无盆腔器质性病变的痛经；继发性——盆腔器质性病变的痛经。

5. 错误。答案解析：E_2 和 P 浓度均下降。

6. 正确。答案解析：无。

三、填空题

1. 在与生殖系统及其功能和过程有关的所有事项上，身体、精神和社会的健康状态，而不仅仅是没有疾病或虚弱。

2. 垂体

3. 14

4. 8

四、多选题

1. ACDE

2. ABDE。答案解析：B 超（A 对）能检测子宫大小和形态、子宫内膜的厚度和分型及卵巢的基础状态，监测卵泡发育。月经周期后半期宫颈黏液检查（B 对）可根据结晶的多少及羊齿状的完整与否了解卵巢功能，排卵期的宫颈黏液稀薄而量多，若将黏液作涂片检查，干燥后可见羊齿植物叶状结晶。基础体温测定（D 对）不仅有助于判断有无排卵，还可提示有无黄体功能不足、子宫内膜脱落不全。月经周期后半期子宫内膜活检（E 对）能检测黄体功能及确定卵巢是否排卵。肾上腺功能检测（C 错，为本题正确答案）对于检测不孕患者的排卵功能的诊断意义不大。

3. ABCDE

4. ACD

第三章 案例和练习题参考答案

第一节 案例分析

1.美美的病历中,有哪些影响生殖健康的因素?

美美病历中影响生殖健康的因素有:高龄;常年接触有毒、易挥发试剂;平素月经不规律、质量差;阴道时常瘙痒;流产4次;丈夫有冶游史;有"巧克力囊肿"病史;饮酒史;经常熬夜;有卵巢癌家族史;肥胖;高血压。

2.如果你是美美的主治医师,接下来你将对美美采取什么检查?

主要检查:①在月经的第1~3日左右,检测女性基础性激素,并进行盆腔B超检查、阴道分泌物检查;必要时还要进行子宫内膜活检、子宫颈细胞学检查。②夫妇双方需要进行乙肝、丙肝抗体、艾滋病抗体、梅毒血清学、肝功能、血型等检查。③女方还要进行血沉、血常规、尿常规、凝血功能、心电图、染色体等检查。

3.请为美美制订一份计划以改善生殖健康。

可从以下几个方面入手:①饮食;②运动;③注意阴道卫生;④正确避孕;⑤控制高血压;⑥定期体检;⑦改善生活习惯,如戒酒、不熬夜等。

练习题

一、填空题

1.乳房发育

2.镉

3.每年

4.胎盘

二、选择题

1-6. ADABAC

三、简答题

1.什么是妇女病普查?普查的目的是什么?

①妇科病普查是指根据女性的生理结构,有针对性地对女性进行某些部位的健康检查。世界卫生组织建议,18岁以上,凡是有性生活的女性每年都应

该做妇科病普查。妇科病普查包括妇科专科体检、乳房检查及相关辅助检查。②妇科病普查的目的是早期发现无自觉症状的妇女多发病及常见病，如子宫肌瘤、卵巢肿瘤、子宫癌等，并通过调查，分析其发病因素，掌握发病规律，以制定防治措施，从而降低发病率，提高治愈率。

2.简述避孕套除避孕作用外还有哪些益处。

其他主要的益处：①预防性传播疾病。乳胶安全套可以有效隔离性传播疾病的一些病原体，如艾滋病毒、淋球菌、梅毒、单纯疱疹病毒等。②预防子宫颈癌。子宫颈癌其中一个发病因素可能与丈夫精液中的病毒和皮垢有关，而避孕套能够有效阻止其接触。③预防阴道炎、宫颈炎和盆腔炎。乳胶安全套可以有效隔离这些病菌感染。

3.月经期应该如何保健？

月经期可从以下几个方面保健：①月经期间所用的卫生巾要干净，并经常更换，以防感染；②月经期不可洗盆浴，要洗淋浴，以免不干净的水进入阴道造成感染；③月经期要保持外阴清洁，每天用温开水清洗外阴一次；④月经期禁止性生活，以免造成感染及其他不良后果；⑤月经期间应避免剧烈运动，如长跑、游泳等，也应避免过重的体力劳动；⑥补充营养；⑦保暖。

第五章 案例和练习题参考答案

第一节 案例分析

1.你怎么理解冻卵这个行为？

冻卵是指将适龄女性的卵母细胞经阴道穿刺吸出，保存在液氮中，以供之后使用。

2.冻卵在女性生育力保存方面的意义是什么？

冻卵使长期保存生殖细胞成为可能，还能为肿瘤患者手术、化疗或放疗前以及目前不想生育但担心将来可能因生育能力下降而致不育的正常女性"储备"生育力。

3.冻卵可以解决蕾蕾的困扰吗？

有一定的作用，但存在风险。冻卵后卵细胞成功复苏率为90%，冻卵后做体外受精－胚胎移植后妊娠的成功率为40%～50%，促排及取卵过程均会对女性身体造成损伤。

练习题

一、填空题

1. 促排卵；以后的自然周期或人工周期中；卵巢过度刺激；卵巢功能

2. 三；手术流产；药物流产；负压吸引人工流产术；钳刮人工流产术；药物流产术

二、选择题

1－5. CDCCD

三、简答题

1. 我国目前未开放未婚女性冻卵，因为面临着哪些方面的问题？

我国在涉及体外受精领域都很谨慎，在存在伦理争议、法律空缺、监管不到位等情况下不会放开冷冻卵子，另外还可能存在责任纠纷、不法行为等。

2. 简单谈谈子宫颈癌的三级预防。

子宫颈癌一级预防是指接种HPV疫苗。子宫颈癌二级预防是指子宫颈癌筛查。常用的筛查方法有子宫颈细胞学（TCT）检查与高危型HPV DNA检测。子宫颈细胞学检查包括巴氏涂片和液基细胞学检查。建议女性有性生活后每年进行TCT检查；建议30岁以上的女性同时检查HPV DNA。子宫颈癌三级预防是指子宫颈癌前病变的治疗。目前的治疗方法有冷冻等破坏性治疗，及冷刀锥切（CKC）、子宫颈环形电切术（LEEP）、子宫切除术等切除性治疗。

3. 简单叙述剖宫产对宝宝造成的影响。

正常经产道分娩的胎儿会受到宫缩、产道适度的物理张力改变等，使胎儿的身体、胸腹、头部有节奏地被挤压，而剖宫产宝宝却缺乏这种刺激，容易出现触觉感及前庭平衡感的失调（即"感觉统合失调"），日后可能造成动作不协调。剖宫产的宝宝由于未经产道挤压，不能排出1/3的胎肺液，新生儿窒息、新生儿肺炎发生率显著高于顺产宝宝。剖宫产宝宝未接触母亲阴道菌群，对自身菌群定植产生影响，进而可能出现菌群紊乱、免疫力低下等问题。

第七章 案例和练习题参考答案

第一节 案例分析

1. 董女士的月经存在哪些方面的异常?

董女士的月经周期频率不规律,经期延长,经量增多,符合异常子宫出血的诊断。

2. 董女士现在处于女性一生中的哪个时期?该时期出现月经异常的原因是什么?

董女士目前处于绝经过渡期。

绝经过渡期卵巢功能逐渐衰退,卵泡数明显减少且易发生卵泡发育不全,因而月经不规律,常为无排卵性月经,周期时长时短,出血量时大时小,极易发生"异常子宫出血"。最终由于卵巢内卵泡自然耗竭或剩余的卵泡对垂体促性腺激素丧失反应,导致卵巢功能衰竭。

3. 董女士还应该接受哪些检查以明确病因?

(1)妇科专科体格检查,是否存在腹部包块等体征。

(2)血常规、凝血功能检查,是否存在贫血或其他血液系统的疾病。

(3)性激素6项检查,是否存在排卵障碍等相关疾病。

(4)B超检查,是否存在子宫肌瘤、子宫内膜异位症、子宫腺肌病等结构性病变。

练习题

一、填空题

1. 布洛芬

2. 乳杆菌

3. "草莓样"子宫颈

4. 卵巢

二、选择题

1—5. BCDCD

三、简答题

1.继发性闭经有哪几个方面的病因？

继发性闭经的病因包括下丘脑性闭经、垂体性闭经、卵巢性闭经、子宫性闭经及下生殖道发育异常闭经等。

下丘脑闭经的病因包括精神应激、体重下降、神经性厌食、运动性闭经、药物性闭经和颅咽管瘤。垂体性闭经的病因包括垂体梗死、垂体肿瘤、空蝶鞍综合征等。卵巢性闭经的病因包括卵巢早衰、卵巢功能性肿瘤、多囊卵巢综合征等。子宫性闭经的病因包括 Asherman 综合征、手术切除子宫或放疗等。其他病因如甲状腺、肾上腺等内分泌功能异常。

2.试述外阴阴道假丝酵母菌病的病原体和传播方式。

外阴阴道假丝酵母菌病的病原体是假丝酵母菌。

假丝酵母菌的主要感染方式为内源性感染。假丝酵母菌寄生于人的阴道、口腔和肠道，这 3 个部位的假丝酵母菌可通过接触传染，也可通过性交直接传染。少部分患者通过接触感染的衣物间接传染。

3.试述子宫肌瘤的临床表现。

子宫肌瘤症状多无明显症状。

常见临床表现为经量增多及经期延长、下腹包块、白带增多、压迫症状，以及其他如下腹坠胀、腰酸背痛等症状。

第九章 案例和练习题参考答案

第一节 案例分析

1.接受子宫切除手术后，陈姐为什么还要进行辅助性放疗？

陈姐被确诊为ⅠB2期。对于子宫颈癌ⅠB2期和ⅡA2期患者，可行广泛性子宫切除术及盆腔淋巴切除、腹主动脉旁淋巴结取样；或同步放、化疗后行全子宫切除术。放疗适用于各期子宫颈癌，根据患者临床分期、全身情况，分别可行根治性放疗、辅助放疗和姑息性放疗。

表 1　子宫颈癌合并中危因素者术后盆腔放疗指征

LVSI	间质浸润深度	肿瘤直径（临床查体）
+	外 1/3	任何大小
+	中 1/3	≥ 2 厘米
+	内 1/3	≥ 5 厘米
−	中 1/3 及外 1/3	≥ 4 厘米

LVSI：淋巴脉管间隙浸润。

2.陈姐为什么要带两个女儿去接种 HPV 疫苗？

HPV 感染正常子宫颈鳞状上皮是引发子宫颈癌的始动因素，与子宫颈癌发生最相关的是 16、18 型，其次是 31、45、33、35、39、51、52 和 56 型。阻断 HPV 感染能够有效预防子宫颈癌的发生，推广 HPV 预防性疫苗接种显得尤为重要。

3.陈姐建议她的亲戚朋友们定期接受子宫颈癌癌前病变筛查，这对于预防子宫颈癌有什么作用吗？

在 HPV 持续感染的阶段，女性子宫颈部位有可能检测到癌前病变，而癌前病变的早期发现也是预防子宫颈癌的有效策略。因此，普及、规范子宫颈癌筛查，早期发现鳞状上皮内病变（SIL），及时治疗高级别鳞状上皮内病变（HSIL），阻断子宫颈浸润癌的发生，对于预防子宫颈癌十分有效。世界卫生组织等建议各年龄段的女性应及时接受对应年龄段的子宫颈癌癌前病变筛查，见表 9-6。

练习题

一、填空题

1.子宫肌瘤、子宫内膜癌、卵巢癌和子宫颈癌

2.肌瘤切除术、子宫切除术

3.雌激素依赖型、非雌激素依赖型

4.上皮性癌、恶性生殖细胞肿瘤

5.人乳头瘤病毒或 HPV

6.16、18 型

二、选择题

1－6. DDCCBD

三、简答题

1. 请简要阐述女性子宫颈癌的发病相关因素。

主要包括以下几点：①HPV 感染；②不良性行为；③月经及分娩因素；④吸烟；⑤长期服用口服避孕药。

2. 请简要阐述子宫颈癌的发病机制。

子宫颈癌的发病机制主要包括以下几点：①HPV 感染子宫颈处的鳞状上皮的基底层细胞；②HPV 复制，感染邻近细胞；③病毒 DNA 的一段附加体在整合酶的帮助下插入宿主染色体的损伤部位；④整合进入宿主基因组后，破坏 HPV 反式激活基因 E2，进一步引发宿主细胞基因组的不稳定性，而导致细胞转化与癌变；⑤HPV 增加 E6、E7 基因的表达量，并分别与宿主细胞的抑癌基因 p53 和 pRB 编码蛋白结合，促使 p53 和 pRB 蛋白降解失活，抑制其对细胞周期的负调节作用，而诱导细胞永生化，导致感染细胞发生转化。

3. 请简要阐述子宫肌瘤患者的治疗方式。

主要包括以下几点：①药物治疗，适用于症状轻、近绝经年龄或有手术治疗禁忌证者，也可用于为手术治疗术前准备、术后预防，以及子宫肌瘤患者孕前妊娠准备，药物包括激素避孕药、氨甲环酸、NSAIDs、GnRH-a 和米非司酮等；②手术治疗，主要包括肌瘤切除术与子宫切除术，分别适用于有生育要求的患者和不要求保留生育功能或疑有恶变者；③微创或无创治疗，适用于不能耐受或不愿手术者，治疗方法包括子宫动脉栓塞术、高能聚焦超声、子宫内膜切除术等。

第十一章 案例及习题参考答案

第一节 案例分析

1. BMI＝体重（kg）/身高（m）^{2}＝70÷1.60^2＝27.3kg/m^2。小丽的 BMI＞24kg/m^2，体型属于偏胖，所以肥胖可能是她月经失调的原因。小丽还可能患有多囊卵巢综合征，导致排卵功能障碍。

2. 会。体内脂肪过多使胰岛素瘦素（甾体激素、HPO 轴）调控异常，造成排卵障碍、月经异常，导致生育障碍。

练习题

一、单选题

1－3. AAD

二、判断题

1. ×

2. √

3. ×

4. √

5. √

三、填空题

1. 脂肪积聚过多

2. 不平衡

3. 敏感性下降

4. 科学饮食　均衡营养　适量运动

5. 卵巢

第十三章　案例和练习题参考答案

第一节　案例分析

1. 为什么美美避孕失败了呢？她现在应该怎么办呢？

（1）因为安全期避孕法和体外射精避孕法都不是高效的避孕方法。

（2）美美现在只能采取避孕补救措施——行人工流产。

2. 你还知道哪些避孕措施呢，他们的优缺点是什么？

（1）避孕措施还有口服避孕药、避孕套、宫内节育器等。

（2）略（优缺点可以从避孕有效性、避孕副作用、使用方法的简易性及除避孕外其他益处等入手，言之有理即可）。

3. 如果你是医生，你想告诉美美什么？

（1）采取高效避孕方式。

（2）注意阴道卫生，防范性传播疾病。

（3）监测月经情况。

练习题

一、填空题

1. 列文虎克

2. 激素避孕药

3. 雌激素，孕激素

4. 紧急避孕，人工流产

二、选择题

1－6. BCDCCB

三、简答题

1. 使用避孕套的要点有哪些？

使用避孕套的要点主要如下：①每次都使用新的避孕套，不重复使用避孕套；②性行为全程佩戴避孕套；③选择合适的润滑剂；④不要同时使用多个避孕套。

2. 请简要阐述 IUD 的避孕机制。

IUD 的避孕机制主要包括以下几点：①影响子宫颈黏液，从而影响精子转运；②造成子宫内膜和输卵管的慢性炎症，具有杀精作用并抑制受精和着床；③诱导子宫内膜变薄和腺体萎缩，抑制着床；④直接卵子损伤作用。

3. 雌激素－孕激素避孕药的潜在非避孕益处有哪些？

雌激素－孕激素避孕药的潜在非避孕益处主要包括以下几点：①减轻痛经和与子宫内膜异位症相关的疼痛；②改善月经过多，改善与失血有关的缺铁性贫血；③减少与经前综合征和经前烦躁不安有关的症状；④调节不规律的月经周期；⑤减轻中度痤疮和多毛症；⑥降低异位妊娠的发生风险。

第十五章　案例和练习题参考答案

第一节　案例分析

1. 小丽和丈夫的情况是否可以诊断为不孕症？

根据小丽反映的情况，她和丈夫一年半以来性生活正常，没有采取过任何避孕措施，但一直没有怀孕，可以考虑不孕症诊断。但具体是原发性不孕还是继发性不孕，有待进一步病史采集。

2. 医生在诊断过程中需要进一步了解哪些信息？

医生需要了解小丽和其丈夫的性生活频率，丈夫是否有射精障碍，夫妻双方既往病史，尤其之前有无生殖系统疾病史和治疗史，夫妻双方的身高体重，是否有不良生活嗜好（如吸烟、酗酒、吸毒等），家族中是否有类似不孕症患者。同时要询问小丽的月经史和婚育史，婚后是否有明显的饮食、体重变化等。

3. 小丽夫妇需要进行哪些医学检查以帮助诊断？

为了帮助诊断，建议小丽于月经周期第1～3日测定生殖激素，检查甲状腺功能判断内分泌水平。可以用超声检查评估卵巢储备情况、是否有卵巢病变、子宫内膜厚度及形态分型。还可行子宫输卵管造影，评估宫腔状态及输卵管是否通畅。同时，小丽的丈夫需要进行精液检查以评估精液质量。夫妻双方均要完成染色体核型检查，如有与生育力相关的非生殖系统疾病史且在治疗过程中，需到相关科室复查并评估是否可进行不孕症治疗。

练习题

一、填空题

1. 12，不育症

2. 生殖激素检测、超声检查

3. 宫腔内人工授精、阴道内人工授精

4. 多胎妊娠

二、选择题

1－5. DCABE

三、简答题

1. 简述导致不孕症的女方因素。

①排卵障碍：包括下丘脑、垂体、卵巢病变及其他内分泌疾病。②卵母细胞老化：尤其是年龄因素导致的卵母细胞老化。③输卵管因素：盆腔炎症或盆腔手术后粘连，容易导致输卵管梗阻、周围粘连、输卵管积水或功能受损。部分患者本身存在输卵管发育畸形、输卵管病变或接受过一侧或双侧输卵管切除。④子宫因素：子宫先天发育畸形、较大的子宫肌瘤、子宫腺肌症、宫腔粘连等都会影响胚胎着床和胎儿生长，子宫颈病变、子宫颈炎症或子宫颈松弛等也会导致胎儿流产、早产。⑤环境因素和生活习惯：包括饮食、饮酒、吸烟等生活方式，学习、工作、生活中存在的重金属及农药等有机物暴露。

2. 常见的诱导排卵药物有哪些？并简述各药物的作用原理。

促排卵治疗的常用药物包括氯米芬、促性腺激素、促性腺激素释放激素及其类似物、生殖激素和溴隐亭等。①氯米芬：可竞争性结合垂体雌激素受体，模拟低雌激素状态，负反馈刺激内源性促性腺激素的分泌，进而促进卵泡生长。②来曲唑：属于芳香化酶抑制剂，可抑制雄激素向雌激素的转化，减低雌激素水平，负反馈作用于垂体分泌促性腺激素，刺激卵泡发育。③人绝经后尿促性腺激素：含有 FSH 和 LH，可用于低促性腺激素妇女。用药期间必须辅以超声监测卵泡发育，可同时进行血清雌激素水平测定，待卵泡发育成熟给予 hCG 促进排卵和黄体形成。④人绒毛膜促性腺激素：结构与 LH 极相似，因此常用于卵泡成熟后模拟内源性 LH 峰，也可用于黄体支持。

3. 简述不同辅助生殖技术的适应证。

①人工授精：女方具备正常发育的卵泡，生殖道结构健全且至少有一条通畅的输卵管；男方精液正常，但性交困难或精液不能射入阴道；精子在女性生殖道中运行障碍；免疫性不孕；不明原因性不孕；男方有不能治愈的少、弱、畸形精子症，男方携带不良遗传基因，夫妇间见特殊血型不相容等情况可考虑用供精。②体外受精 – 胚胎移植：适用于输卵管性不孕症、原因不明的不孕症、子宫内膜异位症、排卵异常及子宫颈因素导致的不孕症患者以及男性因素不育症患者，当通过其他常规治疗无法妊娠时，可考虑 IVF-ET 助孕。③卵胞浆内单精子注射：主要适用于男性严重少、弱、畸形精子症，体外受精失败，精子顶体异常以及需要行胚胎植入前遗传学检测的夫妇。④胚胎植入前遗传学检测：主要适用于单基因相关遗传病、染色体病、性连锁遗传病及可能生育异常患儿的高风险人群。